MARTIN AUERSWALD

Der Epigenetik Code

MARTIN AUERSWALD

Der Epigenetik Code

Wie du deine Gene positiv beeinflusst und deine Gesundheit nachhaltig stärkst

Dein Ernährungs- und Lifestyle-Programm: jünger, schlanker, fitter

herbig

Inhaltsverzeichnis

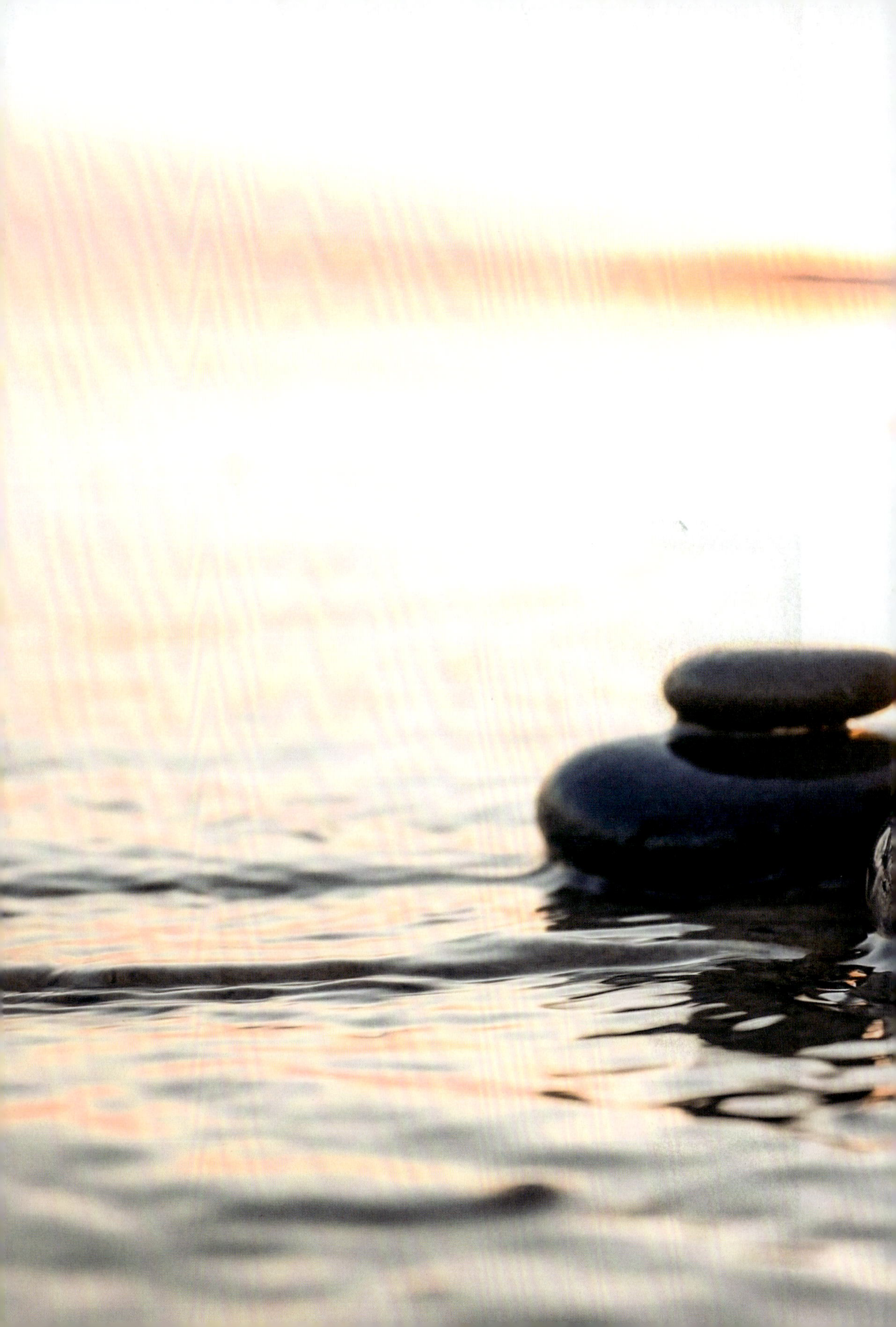

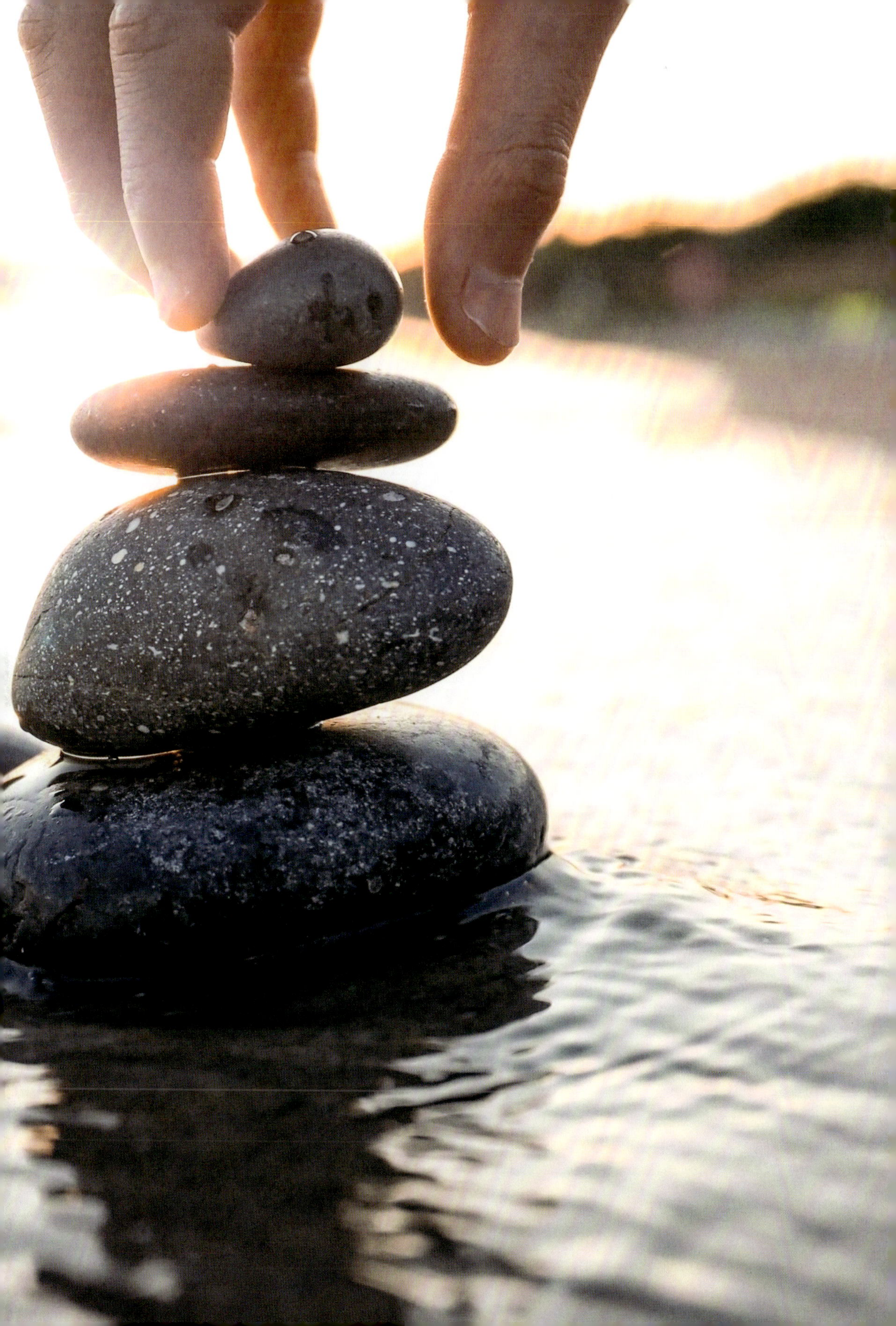

Wie unsere Gene unseren Körper steuern

»Ich habe halt schlechte Gene. Da kann ich nichts machen. Hat der Arzt auch gesagt. Mein Vater hatte das auch schon.«

Solche Sätze höre ich häufig. Menschen mit Gesundheitsproblemen, die ihre eigene Genetik als Ausrede verwenden und sich damit die Chance auf Besserung verwehren – das ist schade, und auch wenn es mich persönlich nicht betrifft, tut es weh, denn es ist schlichtweg nicht mehr als eine Ausrede! Wir sind nicht Opfer unserer Gene, wir sind Schöpfer unserer Gesundheit. Immer und zu jedem Zeitpunkt. Unsere Gesundheit, unsere Lebensqualität und unser Lebensalter werden nicht von unserer Genetik bestimmt – sondern von unserer Epigenetik.

Die Genetik bestimmt unseren DNA-Bauplan und das Potenzial, bestimmte Krankheiten zu entwickeln – aber auch nicht mehr. Ob diese Krankheiten wirklich ausbrechen oder ob wir bis ins hohe Alter ein gesundes, vitales und glückliches Leben führen, bestimmt unsere Epigenetik.

Die Epigenetik wird durch das beeinflusst, was wir täglich so tun – oder eben auch nicht tun: Wie wir mit unserem Körper umgehen; wie der Umgang mit unseren Emotionen ist; wie unsere Anbindung an die Natur sich gestaltet; wie stabil unser soziales Gefüge ist; wie unser Umgang mit Stress ist, ob wir Traumata haben/hatten, oder auch, wie die Entscheidungen aussehen, die wir täglich treffen: All das beeinflusst, ob und wie sich unsere Epigenetik in eine für uns förderliche Richtung verschiebt und uns zu mehr Gesundheit verhilft – oder uns vorzeitig altern und krank werden lässt.

WAS IST EPIGENETIK?

Doch was verbirgt sich eigentlich hinter dem Begriff Epigenetik? Die Epigenetik ist ein neues und sehr spannendes und interessantes Forschungsfeld, das sich aus der Genetik entwickelt hat. Die Epigenetik untersucht, wie genau unsere Gene aktiviert und gesteuert werden und wie äußere Faktoren die Aktivität der Gene beeinflussen. Dies geschieht nämlich durch das Anhängen oder Entfernen von Molekülen, die einzelne Gene damit ab- oder anschalten – doch dazu später mehr ab Seite 14.

Lange Zeit dachten wir, mit der Genetik sind unser Leben und unsere Gesundheit »vorprogrammiert« – und chronische Krankheiten aus diesem Grund unvermeidbar oder nur mit speziellen Gentherapien behandelbar. So erklärt sich auch das Zitat oben. Doch heute wissen wir: Das Ruder für unsere Gesundheit halten immer noch wir in Händen. Das Problem ist nur, dass wir in einer Gesellschaft leben, in der es normal ist, chronische Krankheiten und Wehwehchen zu haben. Und es ist auch normal, damit zum Arzt zu gehen und ein Medikament verschrieben zu bekommen, das uns nicht gesund werden lässt, aber das Leben erträglicher macht.

In der konventionellen Medizin spielen die Epigenetik und unsere Selbstwirksamkeit leider eine untergeordnete Rolle. Für die Medizin der Zukunft – eine ganzheitliche Medizin, die Körper, Geist und Seele verbindet und die Ursachen für unsere Gesundheitsprobleme angeht, statt nur die Symptome zu unterdrücken – ist die Epigenetik das zentrale Element. Denn unsere Gene und unsere Gesundheit sind steuerbar, wir sind es selbst, die das Ruder zu einem gesunden Leben in die Hand nehmen können. Mit diesem Buch steigen Sie also mit ein in die Medizin der Zukunft. Eine Medizin, die unsere Ernährung und Lebensführung als Basis für die Gesundheit ansieht. Die für Eigenverantwortung steht. Für das, was uns wirklich gesund macht.

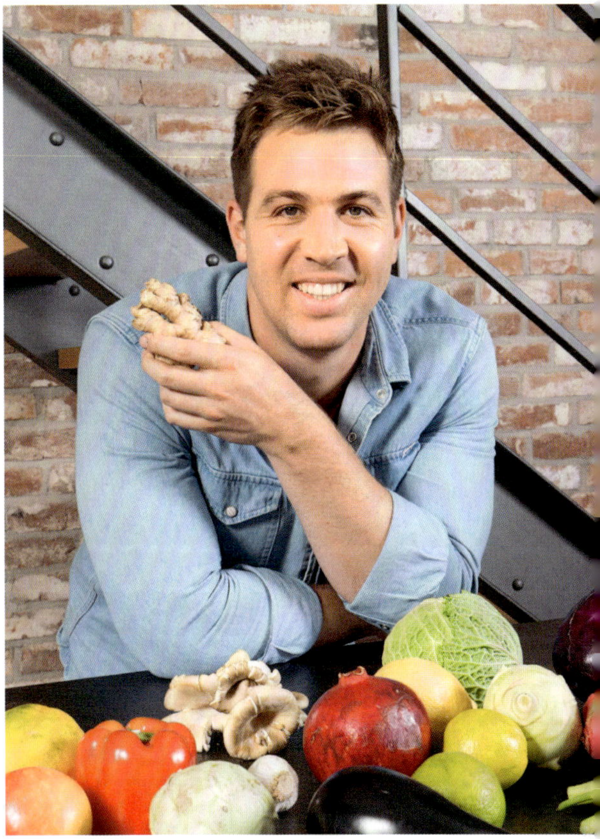

DIE EIGENE SELBSTWIRKSAMKEIT ENTDECKEN

Epigenetik – das klingt nach Transhumanismus und Künstlicher Intelligenz, ist aber eigentlich die Schnittmenge aus uralter Naturheilkunde und den Möglichkeiten, die wir im 21. Jahrhundert haben. Mit diesem Buch werden Sie lernen, was Sie tun können, um mit Ihrer individuellen Genetik das Potenzial der Epigenetik zu nutzen und in eine Richtung zu verändern, die Sie sich wünschen.

Unsere Epigenetik ist verspielt und neugierig und freut sich über Abwechslung – und Abwechslung gibt dem Leben nicht nur mehr Gesundheit, sondern auch mehr Würze. Das Buch zeigt, welche Dinge unserer Epigenetik guttun und welche Dinge uns eher schaden, welche unser genetisches Potenzial unterstützen, welche blockieren. Gesundheit findet immer dann statt, wenn wir unserem Körper das geben, was er braucht, und das weglassen, was ihm nicht guttut.

Dieses Buch soll einen neuen Blick auf unsere Gesundheit vermitteln. Die Epigenetik ist die Brille, durch die wir sehen. Die Inhalte sollen kein »alter Wein in neuen Schläuchen« sein, sondern neue Sichtweisen vermitteln und zeigen, wie alles miteinander in Verbindung steht. Eine Verknüpfung aus Natur und Moderne, aus wissenschaftlicher Theorie und Praxis. Seien Sie neugierig und offen für das, was folgt. Es könnte Ihr Leben schöner und gesünder machen. Epigenetik ist kein kurzfristiger Hype, über den jetzt alle sprechen – sie ist unsere Zukunft.

Die Inhalte in diesem Buch sind wissenschaftlich bestätigt, Sie finden im Quellenverzeichnis viele gute Bücher und Studien zum Weiterlesen. Keine Esoterik, sondern Fakten – nur nicht trocken, sondern anschaulich und unterhaltsam. Irgendwie anders. Irgendwie unnormal – aber mit dem Ziel, unser eigentliches »Normal« als Menschen zu leben. Glücklich und gesund zu sein, robust und fit, neugierig und verspielt, konzentriert und fokussiert, aufmerksam und bewusst, stark und schön. Das ist das »Normal«, das die Natur für uns erdacht hat, das wir aber irgendwie verlernt haben.

Es ist an der Zeit, es wieder zu erlernen. Schreiben Sie den Code Ihres Lebens neu!

Martin Auerswald

Genetik und Epigenetik erklärt

Beginnen wir mit ein wenig Genetik, Epigenetik und Zellbiologie: Welche Informationen tragen wir in unseren Genen, und wie »funktioniert« eigentlich Epigenetik? Wie können wir uns diesem spannenden Thema nähern und Verständnis für die vielen Prozesse, die unbemerkt in uns ablaufen, entwickeln?

Das Zusammenspiel von »innen« und »außen«

In unserer genetischen Ausstattung sind wir Menschen zunächst alle gleich. Das ist unser »Außen«. Doch sobald Einflüsse auf uns wirken, verändert sich unser »Innen«. Schauen wir auf die Tierwelt, entdecken wir Ähnliches, zum Beispiel bei einem Ameisenstaat.

Alle Arbeiterinnen und Drohnen in einem Ameisenstaat haben nur ein Ziel: die Königin zu füttern und zu begatten. Dabei ist eine Ameisenkönigin nicht so viel anders als der Rest des Volkes, genetisch gesehen ist sie mit ihren Arbeiterinnen sogar identisch. Sie beginnt ihr Leben absolut gleich zu allen anderen. Doch irgendwann wird die Ameisenkönigin ausgewählt und bekommt fortan ein spezielles Futter namens »Tropholyt«. Die Tropholyt-Sekretion wird also speziell für die Fütterung der Ameisenkönigin verwendet, und die Arbeiterinnen unterscheiden zwischen Larven, aus denen weitere Arbeiterinnen hervorgehen, und der Königinlarve. Während die Königinlarve bevorzugt mit Tropholyt gefüttert wird, werden die Arbeiterlarven mit anderer Nahrung versorgt, die weniger reich an bestimmten Nährstoffen ist. Erst dieses Sekret macht aus einer gewöhnlichen Ameise eine Königin, lässt sie wachsen und viele Eier produzieren.

Also noch einmal: Die Genetik aller weiblichen Ameisen ist identisch – den entscheidenden Unterschied macht die Epigenetik. Das Futter macht der Unterschied, denn bestimmte Inhaltsstoffe im Tropholyt verändern die Methylierungsmuster in bestimmten Genen und damit deren Aktivität. Die gewöhnliche Ameise wird zur Königin. Das Potenzial zur Königin jedoch trägt jede einzelne weibliche Ameise.

Bei Bienen ist dieses Sekret als »Gelée Royale« bekannt. Alle Larven erhalten in den ersten drei Larvenstadien dieses »Superfood«, später nur noch die Königin. Japanische Forscher konnten 2011 aus dem Gelée Royale ein Protein namens Royalactin isolieren (Kamakura, 2011) und damit bei der Fruchtfliege mit dem schlauen Namen *Drosophila melanogaster* auch königinnenähnliche Superfliegen erzeugen. Es scheint, als wäre Royalactin ein epigenetischer Schalter, der aus gewöhnlichen Insekten Königinnen macht. Die Genetik bleibt, doch die Aktivität der Gene – die Epigenetik – verändert sich.

Im Laufe dieses Buches werden wir auch für den Menschen wichtige sogenannte Epigenetik-Schalter beleuchten, die unsere Gesundheit positiv beeinflussen. Ob Sie selbst damit zum König oder zur Königin werden? Möglicherweise!

UNSERE LEBENSFÜHRUNG ENTSCHEIDET

In der Natur und der Wissenschaft gibt es viele Beispiele dieser Art. In der medizinischen Forschung kommt dabei meist der »Agouti«-Stamm ins Spiel: Agouti-Mäuse sind eine spezielle Zuchtform von Hausmäusen. Diese Zuchtform besitzt das »viable yellow-Allel« (Avy) des Agouti-

Gens. Dieses Gen enthält die Information für das Agouti-Signalprotein, welches unter anderem die Fellpigmentierung der Mäuse reguliert und damit die Fellfarbe verändert. Wird ein bestimmter Bereich des Gens (Promotor) nun mithilfe eines Enzyms namens Methyl-Transferase methyliert, wird das Agouti-Protein weniger gebildet. Je aktiver das Enzym, desto mehr verändert sich das Fell der Mäuse: von gelb bis hin zu braun. Die Aktivität dieses Enzyms wird einzig und allein durch das Futter der Mäuse bestimmt. Futter A »produziert« also gelbe Mäuse, Futter B braune Mäuse. Ein wesentlicher Faktor ist hier der Gehalt an Vitamin B_9 und B_{12} im Futter. Das Agouti-Gen beeinflusst übrigens nicht nur die Fellfarbe, sondern auch die Neigung der Mäuse, später Typ-2-Diabetes oder Krebs zu entwickeln.

Dies ist ein sehr anschauliches Beispiel für Epigenetik, denn nur das Futter entscheidet über die Größe, Gesundheit und z. B. Fellfarbe bei den Mäusen – so zeigt es sich auch bei den Ameisen und Bienen. Bei uns Menschen ist es sehr ähnlich: Unser Körper und unsere DNA reagieren auf alles, was wir tun, unter anderem auf: unser Essen, die Menge an Nährstoffen, die wir aufnehmen, die Menge und Qualität von Ruhe, Erholung und Schlaf, die Liebe, die wir erfahren, die Verbindung mit anderen Menschen sowie die Menge und Intensität von Bewegung und Sport, die wir in unserem Alltag ausüben.

Gut zu wissen

Der Prozess, bei dem aus einer Stamm- oder Vorläuferzelle eine spezialisierte Zelle (z. B. Muskelzelle, B-Lymphozyt) entsteht, wird als Differenzierung bezeichnet. Auf diesen Begriff werden Sie das ein oder andere Mal noch stoßen in diesem Buch.

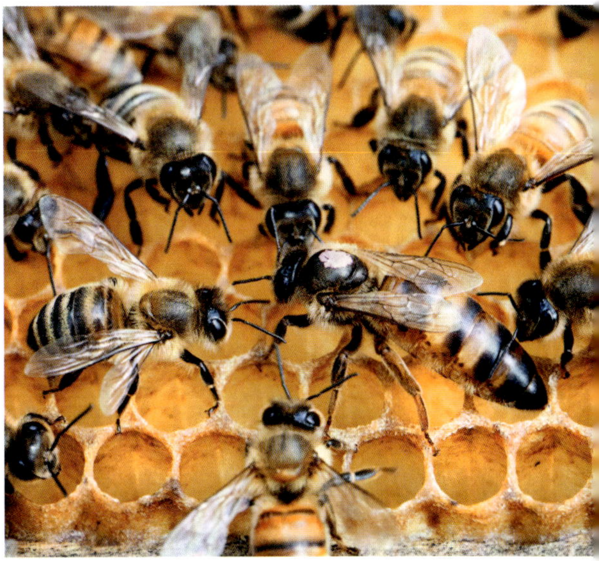

Gelée Royale als Gamechanger

Wir sind den Mäusen und Ameisen also gar nicht so unähnlich. Auch wir können unsere Epigenetik verändern durch die Art und Weise, wie wir leben. Und unsere Lebensführung entscheidet, ob wir unser Leben lang eine Arbeiterbiene bleiben – oder uns zu einer starken und vitalen Königin entwickeln.

Deshalb kann ich auch nur mit dem Kopf schütteln, wenn Ärzte behaupten, die Ernährung habe keinen Einfluss auf unsere Gesundheit. Weit gefehlt. Genetisch gesehen sind alle Zellen Ihres Körpers identisch – doch die Epigenetik entscheidet, ob es eine Nervenzelle, Muskelzelle, eine Zelle in Ihrem Zahnfleisch oder ein weißes Blutkörperchen wird. Die Epigenetik entscheidet auch, wie aktiv und kompetent dieses weiße Blutkörperchen ist: ob es gut darin ist, Krankheitserreger zu erkennen und zu beseitigen, ob es regenerieren kann – oder zerstören. Denn eine ungünstige Epigenetik kann zu chronischen Entzündungsprozessen im Körper und sogar zu Autoimmunerkrankungen führen. Die Epigenetik ist also das Pendel an der Waage, das entscheidet, ob sich unsere Gesundheit zur Sonnenseite des Lebens neigt oder eher nicht.

Crashkurs Genetik – was wir mitbringen

Für alle Nicht-Biologen und Nicht-Genetiker liefert dieses Kapitel wichtige Begriffe zu dem, was uns auf biologischer Ebene ausmacht: unsere DNA.

Unsere DNA ist wie die Tasten eines Klaviers. Setzen wir mal voraus, dass jeder von uns so ein Klavier zu Hause stehen hat. Manche Klaviere sind etwas größer, manche aus einem ganz besonderen Holz gefertigt, doch grundsätzlich besitzt jeder das gleiche Klavier mit der gleichen Klaviatur. Die Klaviatur, das sind unsere Gene. Die Melodie, die aus dem Klavier ertönt, das ist die Epigenetik. Welche Tasten gedrückt werden, wie stark, wie oft, in welcher Reihenfolge. Es kann leise oder laut sein, misstönend oder eine Melodie spielen, die zu Tränen rührt. Die Klaviatur (DNA) steht für das Potenzial. Für das, was sein kann. Die Melodie (Epigenetik) steht für die Melodie unseres Lebens. Unsere Gesundheit. Unsere innere Balance. Jeder Mensch spielt eine andere Melodie, und jeder kann lernen, Klavier zu spielen. Oder anders ausgedrückt: Gene sind einfach nur da, in einem bestimmten Code. Doch diese Gene können an- und abgeschaltet werden. Sie können auch, wie bei einem dimmbaren Licht, hoch- oder herunterreguliert werden. Das ist die Epigenetik – die Art, wie die Aktivität der Gene gesteuert werden kann.

Wir wissen heute, dass unsere Gene nur für einen kleinen Teil unserer Gesundheit verantwortlich sind – für etwa 20 %. Demgegenüber haben wir ganze 80 % unserer Gesundheit selbst in der Hand und können sie steuern und beeinflussen. Daher finde ich Gesundheit auch so großartig: Wir sind die Schöpfer unserer Gesundheit, wir können uns jederzeit positiv beeinflussen.

DIE GENSEQUENZ MACHT DEN UNTERSCHIED

Unser Körper ist ein absolutes Meisterwerk, und ich staune jeden Tag, wie wunderschön und komplex zugleich wir sind. Staunen Sie gerne mit: Zu Beginn Ihres Lebens waren Sie eine befruchtete Eizelle. Die DNA Ihres Vater-Spermiums und der Mutter-Eizelle verschmolzen und bildeten eine Zelle mit einem vollständigen Genom. Diese einzelne Zelle entwickelte sich innerhalb weniger Monate zu einem perfekten menschlichen Lebewesen, bestehend aus 40 Billionen (40.000.000.000.000) Zellen und 200 verschiedenen Zelltypen.

Das, was uns Menschen auf Zellebene von der Ameise unterscheidet, sind abweichende Gensequenzen. So, wie die Informationen in diesem Buch durch 26 Buchstaben und zehn Ziffern codiert werden, wird unsere Erbinformation durch vier verschiedene Buchstaben codiert: A, C, G und T. Jeder dieser vier Buchstaben steht für eine sogenannte DNA-Base. Alles, was uns von einer Ameise unterscheidet, ist also ein unterschiedlicher ACGT-Code.

A = Adenin
C = Cytosin
G = Guanin
T = Thymin

Während Buchstaben für Wörter codieren, codieren die vier DNA-Basen für Proteine. Pro-

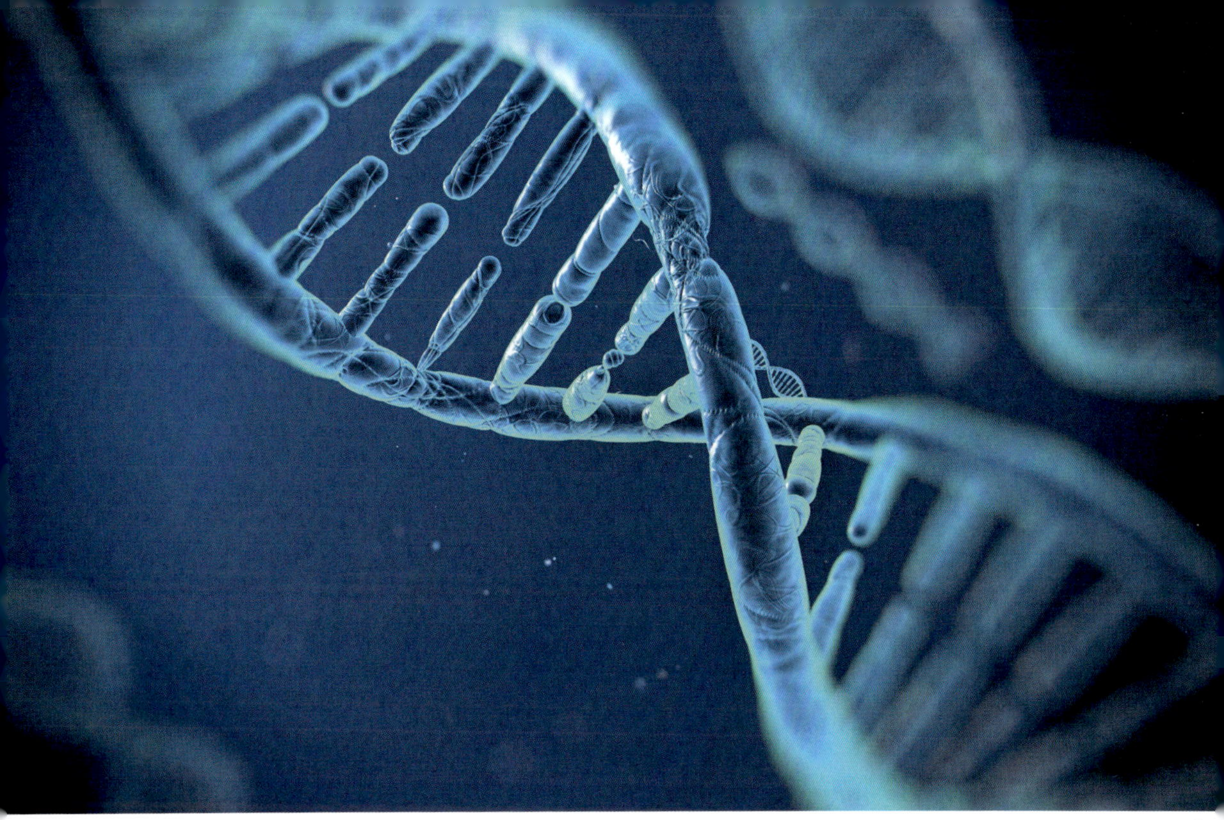

Unsere DNA-Doppelhelix

teine sind lange Aminosäureketten und bestehen aus 21 verschiedenen Aminosäuren. Immer drei DNA-Basen stehen für eine Aminosäure. AUG steht für die Aminosäure Methionin, AAA oder AAG für die Aminosäure Lysin. Da es 64 (4^3) verschiedene Möglichkeiten gibt, die vier DNA-Basen anzuordnen, gibt es Aminosäuren, die mehrere Codes haben, wie z. B. Lysin. Es gibt sogenannte Codons (kleinste Untereinheit der DNA), die für Aminosäuren codieren. Es gibt aber auch Codons, die für keine Aminosäuren codieren, sondern z. B. für das Ende eines Proteins. So gibt es drei Stop-Codons: UAA, UAG, UGA. Manche Codons erfüllen keine wirkliche Funktion und bilden einfach nur den Raum zwischen zwei Genen.

Ein Gen ist ein in sich geschlossener DNA-Abschnitt (mit Start-Codon, Aminosäuresequenz und Stop-Codon), der für ein bestimmtes Protein codiert. Vor jedem Gen ist immer noch eine DNA-Sequenz, die dafür sorgt, dass das Gen auch gefunden und abgelesen werden kann. Dies wird als **Promotor** bezeichnet. Ein starker Promotor (= Gen) wird häufiger abgelesen (auch die Stärke des Promotors ist epigenetisch veränderbar, wie wir am Beispiel der Agouti-Mäuse gesehen haben).

Der Mensch hat etwa 25.000 Gene (bestehend aus einem Code von drei Milliarden Basen). Zum Vergleich: Die Fruchtfliege hat etwa 14.000 Gene, Hunde 20.000 und Fadenwürmer 20.000–25.000.

Da manche Proteine aus verschiedenen Untereinheiten und damit verschiedenen Genen bestehen, gibt es mehr Proteine als Gene im menschlichen Körper. Die Gesamtheit aller Proteine wird auf etwa 300.000 geschätzt.

Die DNA ist also eine lange Kette aus vier verschiedenen Basen. Damit die DNA geschützt wird und stabil ist und sich gleichzeitig bei der Zellteilung schnell verdoppeln kann, ist sie eine Doppelhelix. Die lange Basen-Kette können wir uns also als eine unendlich lange Wendeltreppe (Helix) vorstellen, wobei zwei Wendeltreppen ineinander verschlungen sind.

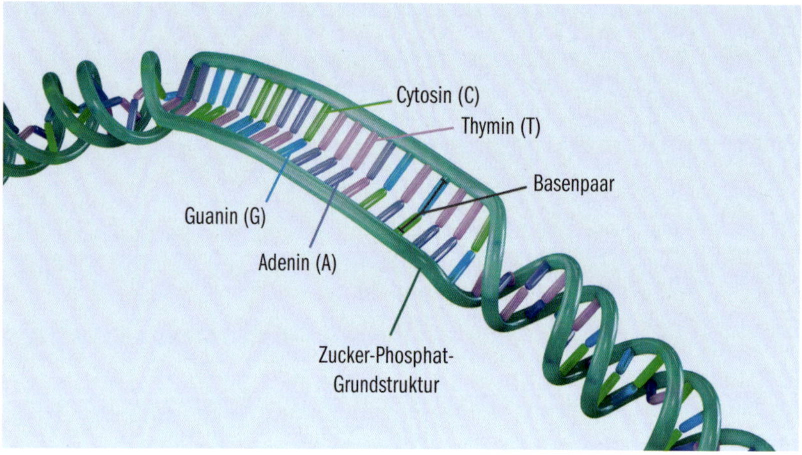

Die Basenpaare der Doppelhelix

Unter den vier Basen gibt es Pärchen: A und T sowie C und G. Wenn also auf dem einen Strang der DNA-Doppelhelix ein A ist, kann auf dem anderen Strang (Komplementärstrang) nur ein T folgen. Ist auf dem einen Strang ein G, kann auf der gegenüberliegenden Seite nur ein C sein. Dies wird als Basenpaar bezeichnet. Zusammen bilden die Basenpaare die Doppelhelix.

RNA UND WEITERE »BOTEN«

Es gibt neben der DNA noch andere Nukleinsäuren, die codieren. Die DNA ist für die Erbinformation verantwortlich. Die RNA ist die Dienstleistungs-Nukleinsäure.

- **mRNA (Messenger-RNA).** Die mRNA ist wie ein Bote, der wichtige Nachrichten von der DNA, die im Zellkern ist, zu den Ribosomen bringt. Die Ribosomen sind wie Fabriken in der Zelle, die Proteine herstellen.
- **rRNA (ribosomale RNA).** Die rRNA ist ein Teil der Ribosomen. Sie hilft dabei, Proteine zu bilden, indem sie die Bausteine zusammenhält.
- **tRNA (transfer-RNA).** Die tRNA bringt spezielle Bausteine, die Aminosäuren genannt werden, zu den Ribosomen. Diese Bausteine werden verwendet, um Proteine zu bilden.
- **snRNA (small nuclear RNA).** Die snRNA hilft dabei, die DNA zu bearbeiten, bevor sie in Proteine umgewandelt wird. Sie sorgt dafür, dass die richtigen Teile der DNA verwendet werden.
- **miRNA (microRNA).** Die miRNA unterstützt, wie aktiv oder inaktiv bestimmte Gene in einer Zelle sein sollen. Sie ist wie ein kleiner Schalter, der die Aktivität von Genen reguliert.
- **siRNA (small interfering RNA).** Die siRNA hilft der Zelle, Viren abzuwehren und Probleme in der Genaktivität zu lösen. Sie funktioniert wie ein Detektiv, der schlechte Dinge in der Zelle findet und sie ausschaltet.

Diese verschiedenen Arten von RNA sind wie spezielle Helfer in der Zelle, die sicherstellen, dass alles reibungslos läuft und die Zelle gesund bleibt.

WIE AUS EINEM GEN EIN PROTEIN ENTSTEHT

Wenn ein Gen »abgelesen« werden soll, muss es epigenetisch aktiviert werden – ausführlich dazu ab S. 44. Nehmen wir zunächst einmal an, dass das Gen aktiv ist – wie läuft der Transformationsprozess vom Gen zum Protein dann genau ab?

Gut zu wissen

Was DNA und RNA unterscheidet, ist zum einen ein unterschiedlicher Zuckerstoff im Kettengerüst (Desoxyribose und Ribose), und so kommen auch die unterschiedlichen Namen zustande (und ja, eigentlich müsste es korrekt auf Deutsch DNS heißen, aber DNA hat sich eingebürgert):

DNA = **D**esoxyribo**n**uklein**s**äure (Auf Englisch Desoxyribonucleic acid)
RNA = **R**ibo**n**uklein**s**äure

Zum anderen unterscheiden sie sich am Code: Während DNA aus ATGC besteht, besteht die RNA aus AUGC - statt Thymin gibt es hier Uracil. RNA bildet in bestimmten Situationen eine Doppelhelix, ist aber auch häufig »solo« unterwegs, während die DNA meist als Doppelhelix zu finden ist. Würde man die DNA einer einzigen Zelle komplett ausrollen, wäre sie zwei Meter lang. Würde man die DNA aller menschlichen Zellen aneinanderketten, hätten wir eine Kette mit einer Länge von 25 Milliarden Kilometern - oder ungefähr zwei Millionen Mal von der Erde zum Mond und zurück. Fantastisch, oder?

Es beginnt mit der **DNA-Transkription:** Ein Enzym namens RNA-Polymerase bindet sich an den Promotor des Gens und löst die beiden Stränge kurz voneinander. Dann bewegt es sich auf der DNA entlang des Codes und bildet komplementär zu einem Strang einen RNA-Strang. Der RNA-Strang ist dann praktisch eine RNA-Kopie des Gens (wobei T mit U vertauscht wurde). Beim Stop-Codon lösen sich das Enzym und der prä-mRNA-Strang schließlich von der DNA.

Dann folgt die **Modifikation:** Der prä-mRNA-Strang wird gekappt und erhält eine Poly-A-Schwanzsequenz, um stabiler zu sein und damit die Proteinbiosynthese reibungsloser zu ermöglichen. Außerdem werden nicht-codierende Abschnitte (sogenannte Introns) aus dem Strang entfernt, was man als Splicing bezeichnet. Die codierenden Abschnitte werden Exons genannt.

Abschließend passiert die sogenannte **DNA-Translation:** Die mRNA wird nun aus dem Zellkern zu den Ribosomen transportiert – das sind Strukturen aus Protein und RNA, die aus dem mRNA-Code ein Protein bilden. Immer drei Basen entsprechen einer Aminosäure – so wird aus einer Basensequenz nun eine Aminosäuresequenz hergestellt, indem in den Ribosomen immer drei Basen abgelesen, einer Aminosäure zugeordnet

Menschlicher Zellkern

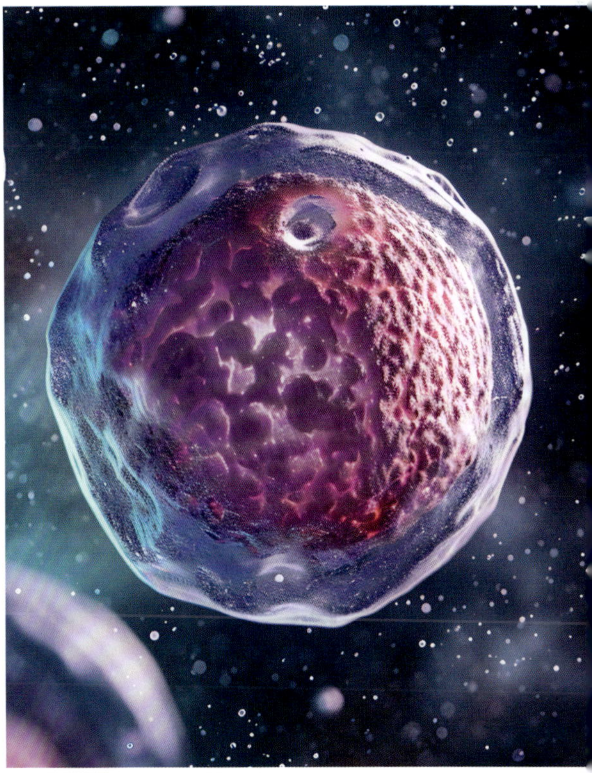

Nicht nur der Zellkern hat eine DNA

In den meisten Ihrer Zellen gibt es Mitochondrien – kleine Zellorganellen, die unter anderem mit der Produktion von Zellenergie (in der Form von ATP) zuständig sind. Da Mitochondrien früher (wahrscheinlich vor 1,5 Milliarden Jahren) eigenständige Lebewesen waren, haben auch sie eine DNA, die mitochondriale DNA (mtDNA). Mutationen in der mtDNA können uns etwa für Stoffwechselerkrankungen empfänglicher machen. Hier sollten wir uns unsere Mütter ganz genau ansehen, denn wir bekommen bis zu 99,9 % unserer Mitochondrien von ihnen (eine Eizelle hat etwa 100.000 Mitochondrien, ein Spermium nur etwa zehn bis 20). Für mehr Informationen über Mitochondrien empfehle ich mein ebenfalls im Herbig-Verlag erschienenes Buch »Zell-Reset«.

und dieser Aminosäure angeklebt werden. Jedes Protein beginnt bei uns Menschen mit dem Start-Codon AUG, das für die Aminosäure Methionin codiert.

Fertig ist die **Aminosäuresequenz**! Der ganze Prozess wird als Gen-Expression, also der Ausdruck einer Gensequenz als Protein, bezeichnet. Die Aminosäuresequenz wird **Primärstruktur** genannt.

Da die unterschiedlichen Aminosäuren untereinander lockere Bindungen eingehen können, ist die Aminosäuresequenz keine lange, langweilige Kette, sondern im Raum gewölbt oder verzwirbelt. Diese Anordnung der Aminosäuresequenz im Raum, wobei die Sequenz in unterschiedliche Unterbereiche (»Arten von Wölbungen«) unterteilt wird, bezeichnet man als **Sekundärstruktur**. Die ganze Aminosäuresequenz mit ihren Wölbungen und Verzwirbelungen wird als **Tertiärstruktur** bezeichnet. Binden unterschiedliche Proteine aneinander, um eine bestimmte Funktion zu erfüllen, spricht man von **Quartärstruktur**.

Ein Protein entsteht.

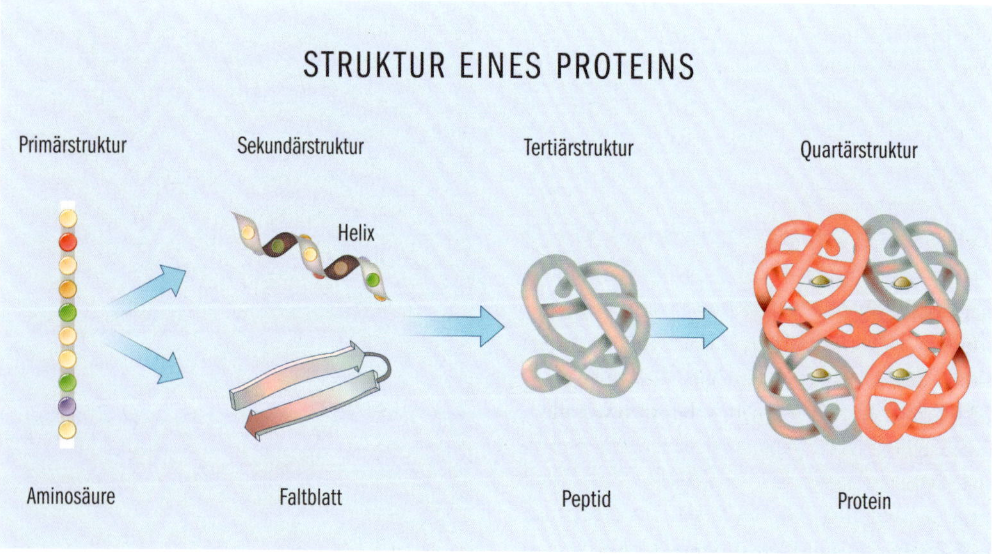

Crashkurs Epigenetik – was auf uns einwirkt

Nachdem Sie bereits so viel über die Epigenetik erfahren und den ersten Crashcurs erfolgreich bestanden haben, wenden wir uns nun der Epigenetik zu: Wie funktioniert diese auf Zell- und DNA-Ebene?

Was zunächst ziemlich kompliziert klingt, ist es nicht wirklich, denn unsere Zellbiologie, unsere Genetik (und manchmal auch unsere Epigenetik) sind vor allem eines: logisch. Ein Grund, warum mich das Biochemie-Studium so begeistert hat. Während für viele Chemie und Biochemie das nackte Grauen war, war es für mich immer logisch und nachvollziehbar. Bestimmt erinnern Sie sich, dass die DNA in einer einzigen Zelle zwei Meter lang ist. Darüber werden wir nun sprechen.

CHROMOSOMEN, REKOMBINATION UND CHROMATIN

Die Erbinformation einer Zelle mag insgesamt zwei Meter lang sein, doch sie ist nicht eine einzige, zwei Meter lange Kette. Vielmehr ist sie in 46 Chromosomen aufgeteilt, die jeweils ein Stück Erbgut in sich tragen.

Dabei enthält jedes der 23 Chromosomenpaare theoretisch dieselben Gene. Sie haben immer ein Chromosom von Ihrem Vater, eins von Ihrer Mutter. 23 Chromosomen enthalten die gesamte Erbinformation eines Menschen, und weil wir 23 Chromosomenpaare haben, besitzen wir alle Gene in doppelter Ausführung. Auch das wird später noch wichtig werden, denn meist ist nur eine Gen-Variante aktiv, nicht beide. Auch das ist Epigenetik. Ob eine Gen-Variante der beiden Part-

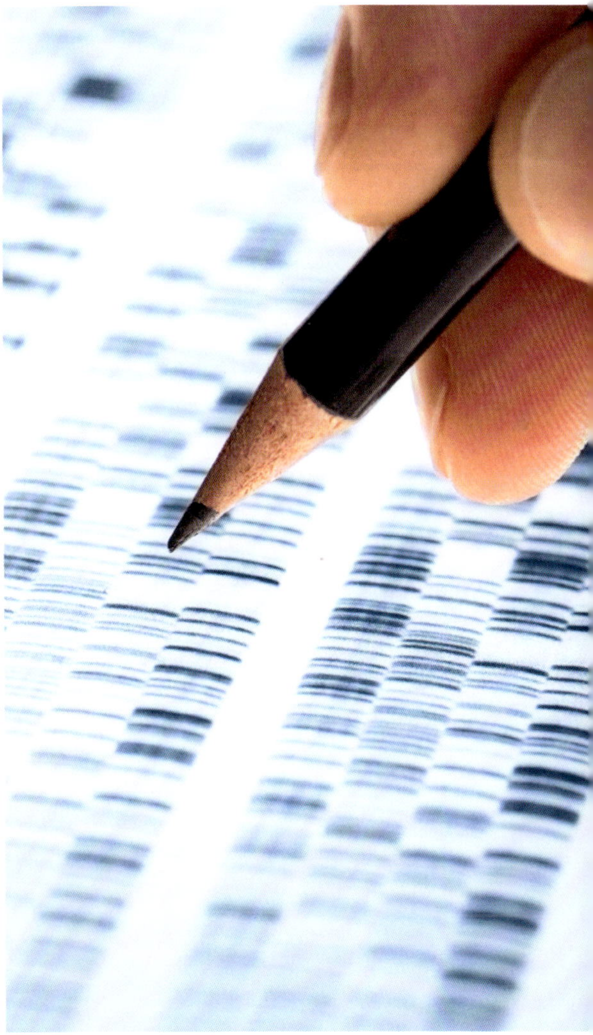

Dechiffrierung eines DNA-Codes

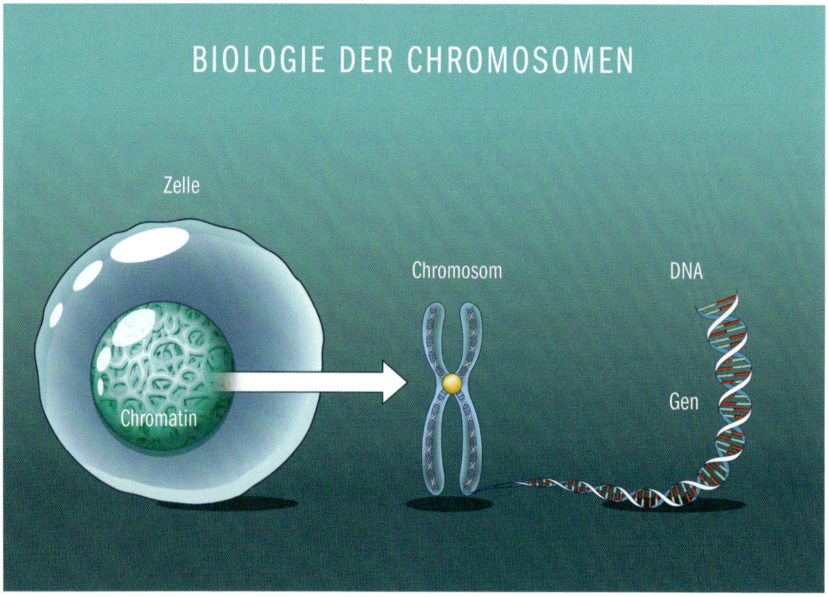

Chromatin & Chromosom

ner ausgeprägt wird oder nicht, wird in »dominant« und »rezessiv« unterteilt.

Wenn sich das Spermium bereit für die Reise zur Eizelle macht, enthält es 23 Chromosomen – welches Chromosom der 23 Chromosomenpaare es in sich trägt, ist dem Zufall geschuldet. Genauso bei der Eizelle. Es gibt also 2^{23} oder 8.388.608 Möglichkeiten, wie sich die Chromosomen zweier Menschen, die ein Kind zeugen, anordnen können. Zugleich tauschen auch die Chromosomenpaare Teile von sich aus. All das wird als Rekombination bezeichnet und stellt sicher, dass sich die Genetik zweier Menschen vermischt und dabei neue Eigenschaften entstehen. Wenn zwei Menschen – genetisch gesehen – sich gut »riechen« können, ist das ein Zeichen, dass ihre Immunsysteme gut zueinander passen und theoretisch robuste und gesunde Nachkommen gezeugt werden können.

Gut, wir haben also 46 Chromosomen. 23 vom Vater, 23 von der Mutter. 44 dieser Chromosomen sind geschlechtsneutral – und dann hätten wir noch das X-Chromosom, das jeder hat, und das für die Geschlechtsausprägung charakteristische Y-Chromosom (bei Männern) und ein zweites X (bei Frauen). Diese 46 Chromosomen enthalten jeweils 1/46 des gesamten Erbguts. Wäre die DNA dieser 46 Chromosomen ein langes Sequenz-Knäuel, hätten wir ein heilloses Durcheinander im Zellkern, es wäre nicht genug Platz, ständig würde sich ein Chromosom irgendwo unwiderruflich verheddern, es würde vielleicht sogar etwas abreißen. Damit das nicht geschieht, sind die Chromosomen im Chromatin organisiert.

Die DNA ist um Proteine, die sogenannten Histone, gewickelt. Die Histone wiederum sind in einer langen Helix organisiert. Und diese Helix würde, wenn wir mal rauszoomen würden, wie ein typisches Chromosom aussehen. Das alles spart Platz und ist schön ordentlich. Wie in einer Bibliothek, wir können genau lokalisieren, wo welches Gen sitzt.

An den vier Enden des Chromosoms sitzen die Telomere – vielleicht haben Sie schon einmal davon gehört. Die stelle ich mir immer vor wie die Kappen an den Schnürsenkeln: Sie sind fest verlötet, damit sich die Schnürsenkel nicht auflösen. Diese Spitzen schützen die DNA – allerdings werden sie bei jeder Zellteilung etwas kürzer. Jedoch: Eine Zelle kann sich nur begrenzt teilen, und so sind irgendwann die Telomere zu kurz und die Zelle geht dann entweder in den kontrollierten Zell-Selbstmord (Apoptose) oder wird zu einer seneszenten Zelle, die auch als »Zombie-Zelle« bezeichnet wird.

Doch die Natur hat alles gut eingerichtet, denn: Es gibt ein Enzym namens Telomerase, welches die Telomere wieder verlängern kann. Super, oder? Nun raten Sie mal, wie die Telomerase aktiviert wird. Richtig, durch Epigenetik! Die Telomerase zu aktivieren, ist eines der Hauptziele der Anti-Aging-Medizin.

Ganz unter uns: Dazu mussten keine superausgeklügelten Therapien oder teure Medikamente entwickelt werden. Ganz einfache Dinge wie Omega-3-Fettsäuren, Vitamin D, Vitamin C, Polyphenole und Sport können das mindestens genauso gut.

MUTATIONEN UND SNPS

Von Mutationen haben Sie sicher ebenfalls schon einmal gehört. Diese geschehen und sind unvermeidbar – doch die Menge an Mutationen, die wir im Laufe eines Lebens erfahren, ist beeinflussbar. Wobei wir wieder bei der Epigenetik sind.

Eine Mutation ist der Austausch eines Basenpaars durch ein anderes. Es gibt sogenannte stille Mutationen, bei denen zwar ein Basenpaar ersetzt wird, es sich aber ohnehin außerhalb eines Gens (schätzungsweise 95 % unserer DNA sind nichtcodierend) oder in einem Intron befindet. Oder es ändert sich zwar der Code, aber es bleibt dieselbe Aminosäure. Und dann gibt es solche Mutationen, die Einfluss nehmen – etwa durch den Austausch einer Aminosäure durch eine andere, wodurch sich die 3D-Struktur und damit die ganze Funktion des späteren Proteins verändert. Oder es wird mitten im Gen ein Stop-Codon platziert und das Protein kann gar nicht mehr gebildet werden. Manche Mutationen machen uns anfälliger für bestimmte Krankheiten, manche lösen konkrete Krankheitsbilder aus (z. B. ist Mukoviszidose genetisch bedingt). Manche Mutationen in bestimmten Proteinen sind nötig, damit Krebs überhaupt erst entstehen kann – und manche Mutationen, etwa während der Embryonalentwicklung, können tödlich sein.

Trotz dieser hohen Genauigkeit können Mutationen auch aus Gründen z. B. unserer Lebensführung auftreten. Nämlich durch Spontanmutationen: Diese können durch chemische Instabilität der Basen oder durch spontane chemische Reaktionen entstehen. Oder durch Umwelteinflüsse: Faktoren wie UV-Strahlung, ionisierende Strahlung und bestimmte Chemikalien können DNA-Schäden verursachen, die zu Mutationen führen können.

Besonders über die (schädlichen) Umwelteinflüsse werden Sie in diesem Buch viel lesen, denn diese sind durch eine gesunde und natürliche Lebensführung größtenteils vermeidbar. Exzessives Sonnenbaden, Strahlung, wie radioaktive Strahlung, Röntgen und womöglich auch Alltagsstrahlung aus WLAN, Mikrowelle, Handy & Co., und Belastung mit Giftstoffen sind hier zu nennen. Werden Punktmutationen (Austausch

Gut zu wissen

Es können Fehler bei der DNA-Vervielfältigung stattfinden oder Fehler in der DNA-Reparatur: Defekte in den DNA-Reparaturmechanismen selbst können zu einer erhöhten Mutationsrate führen. Im Schnitt entstehen bei der DNA-Vervielfältigung 0,3 Mutationen, so präzise sind die DNA-Polymerase und unsere eingebauten Fehler-Reparaturmechanismen!

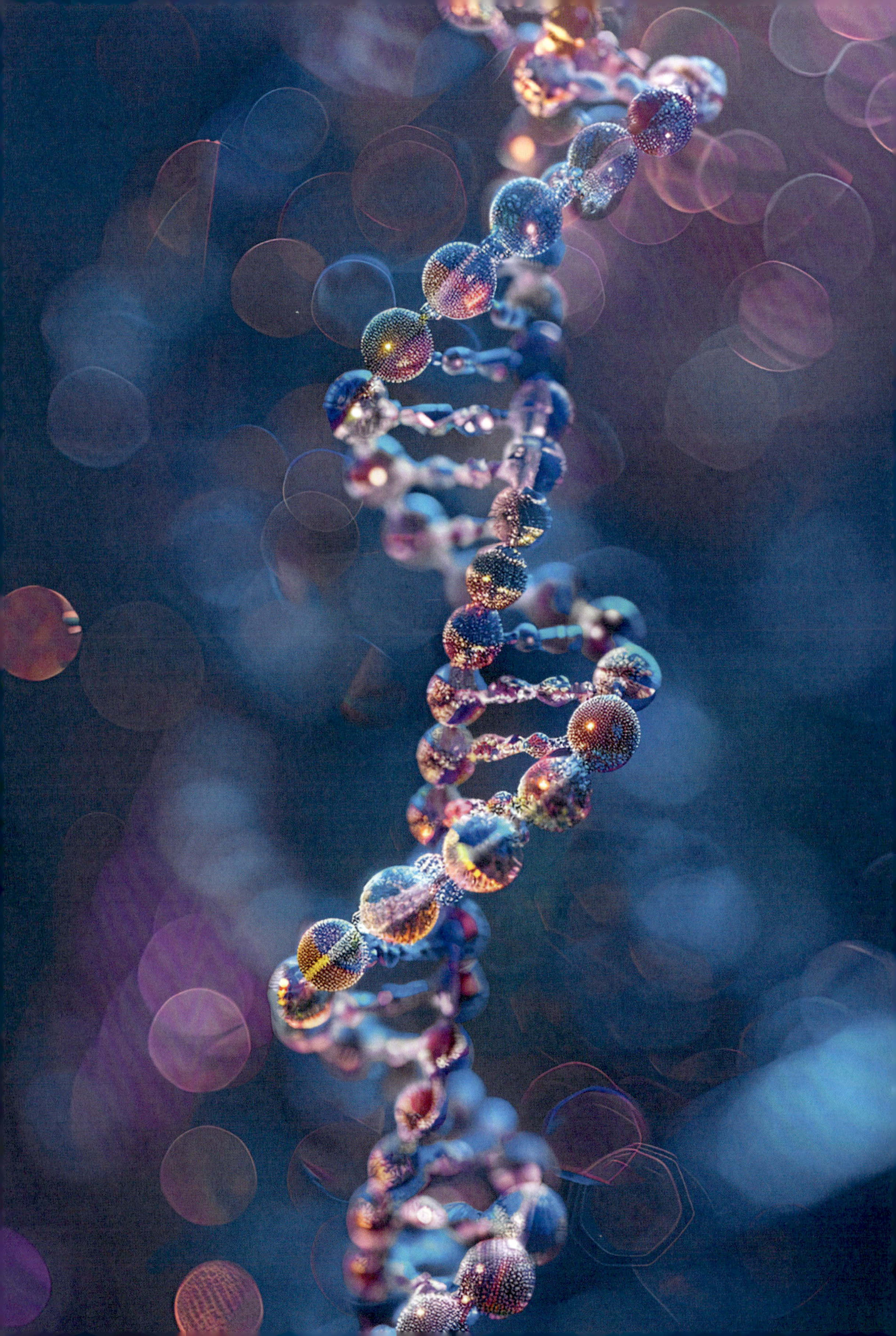

einzelner Basen) vererbt und unterscheiden sich die Sequenzen bestimmter Gene von Mensch zu Mensch, spricht man von **SNPs** (ausgesprochen: Snipps).

Lassen Sie uns eine DNA-Sequenz betrachten, die in zwei verschiedenen Menschen wie folgt aussehen könnte:
Individuum A: ...AAGCT**A**TG...
Individuum B: ...AAGCT**G**TG...

In diesem Beispiel ist der Unterschied das A in Individuum A und das G in Individuum B. Dies ist ein SNP.

Welche Bedeutung haben SNPs?

Genetische Vielfalt: SNPs sind die häufigste Form der genetischen Variation beim Menschen und tragen zur genetischen Vielfalt innerhalb einer Population bei.
Marker für Krankheiten: SNPs können als genetische Marker verwendet werden, um die genetische Basis von Krankheiten zu untersuchen. Einige SNPs sind mit einem erhöhten Risiko für bestimmte Krankheiten verbunden. Manchmal spreche ich in diesem Buch von »genetischen Polymorphismen« oder »genetischer Prädisposition«. Meist sind dafür SNPs verantwortlich. SNPs sind auch der Grund, warum manche Menschen keine synthetische Folsäure aufnehmen oder kein Beta-Carotin in Vitamin A umwandeln können.
Personalisierte Medizin: SNPs können helfen, individuelle Unterschiede in der DNA als Reaktion auf Medikamente zu beeinflussen, was zu maßgeschneiderter Therapie und personalisierter Medizin führen kann. Die Forschung ist bei diesem Punkt sehr aktiv.
Evolution und Anpassung: SNPs spielen eine Rolle bei der Evolution und Anpassung, indem sie genetische Unterschiede schaffen, auf die natürliche Selektion wirken kann.

Jeder Mensch hat 23 Chromosomenpaare.

SNPs sind in der gesamten DNA weit verbreitet und treten durchschnittlich etwa einmal alle 300 Basenpaare auf. Dies bedeutet, dass das menschliche Genom Millionen von SNPs enthält, die sich über Tausende Generationen angesammelt haben. Die meisten SNPs haben keine Auswirkungen auf die Gesundheit oder Entwicklung. Einige SNPs können jedoch funktionelle Auswirkungen haben, indem sie zum einen die Aminosäuresequenz eines Proteins ändern, was die Funktion des Proteins beeinflussen kann, zum anderen die Regulation der Genexpression beeinflussen oder die Anfälligkeit für Krankheiten verändern.

WIE GENE AKTIV ODER INAKTIV WERDEN

Kommen wir zu einem der wesentlichsten Punkte der Epigenetik: die Methylierung und Acetylierung. Mit diesen Begriffen ist gemeint, dass mittels bestimmter Enzyme Methyl- oder Acetylgruppen auf bestimmte Aminosäuren der Histone oder der DNA-Base Cytosin übertragen werden. Dadurch verändert sich die Bindung zwischen Histon und DNA, wodurch die DNA entweder enger oder weniger eng an den Histonen anliegt.

Die Methylierung von Cytosin ist sehr gut erforscht (und lässt sich im Labor leichter untersuchen). Diese Modifikation wird vererbt – von einer Mutterzelle an die Tochterzelle (damit die Tochterzelle weiß, dass sie z. B. eine Muskelzelle sein soll) – oder von der Mutter an die Tochter.

Methylierungen auf Histon-Ebene können auch vererbt werden. Sie treten in der Regel an Lysin- (K) und Argininresten (R) in den Histonproteinen auf. Acetylierungen treten hauptsächlich an Lysinresten in den Histonproteinen auf.

Die Methylierung kann je nach Kontext und spezifischem Rest sowohl die Genaktivierung als auch die Genrepression beeinflussen. Beispielsweise ist die dreifache Methylierung von H3K4 (H3K4me3) oft mit aktiver Transkription asso-

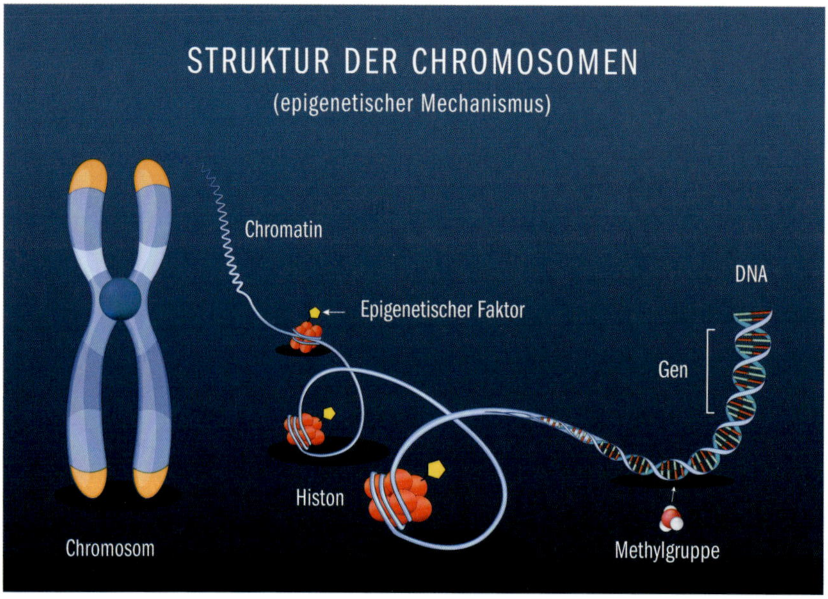

Komplexe Struktur: ein Chromosom

ziiert, während die Trimethylierung von H3K27 (H3K27me3) oft mit Genstilllegung assoziiert ist.

Acetylierung von Lysinen führt zu einer Lockerung der DNA-Histon-Interaktion und öffnet somit die Chromatinstruktur. Dies erleichtert den Zugang zur DNA und ist daher in der Regel mit aktiver Genexpression assoziiert.

Methylierungen und Acetylierungen werden durch folgende Enzymgruppen durchgeführt:

- Histonmethyltransferasen (HMTs): fügen Methylgruppen hinzu
- Histondemethylasen (HDMs): entfernen Methylgruppen
- Histonacetyltransferasen (HATs): fügen Acetylgruppen hinzu
- Histondeacetylasen (HDACs): entfernen Acetylgruppen

Das müssen Sie sich natürlich alles nicht im Detail merken. Aber es hilft beim Verständnis, denn viele der Praxistipps in diesem Buch haben den Effekt, dass sie die Aktivität bestimmter Methyltransferasen oder Deacetylasen verändern.

Die bekannten Sirtuine etwa, die im Kapitel über Ernährung zur Sprache kommen (s. ab S. 48 ff.), sind eine Klasse von Proteinen, die als NAD+-abhängige Deacetylasen wirken. Sie spielen eine wichtige Rolle bei der Regulierung vieler zellulärer Prozesse, einschließlich der Genexpression, des Zellstoffwechsels, der DNA-Reparatur und der Alterung.

In der Epigenetikforschung werden bestimmte Krankheitsbilder mit bestimmten Methylierungsmustern assoziiert. Das können Sie sich so vor-

Gut zu wissen

Wir merken uns: Epigenetik ist vererbbar. Nicht nur Genetik. Cytosin-Methylierungen und Histon-Modifikationen werden an die Nachkommen weitergegeben. Mehr dazu dann im Kapitel »Vorlieben, Talente, Traumata« (ab S. 31).

stellen, dass die Methylierung der Histone an bestimmten Genen analysiert wird und wie sich diese verändern, wenn sich eine Zelle z. B. in eine Krebszelle entwickelt.

RNA-INTERFERENZ: WENN GENE AUSGESCHALTET WERDEN

Stellen Sie sich vor, Sie sind ein Stück mRNA. Sie wurden gerade von der DNA abgelesen und sollen aus dem Zellkern zu den Ribosomen spazieren, um dort ein Protein zu bilden. Doch bevor Sie sich aus dem Zellkern entfernen können, werden Sie von einer Türsteher-iRNA gestoppt und unsanft gespalten. Tja, so kann's gehen.

RNA-Interferenz ist das Phänomen, bei dem bestimmte Gene vorübergehend oder dauerhaft durch iRNA verstummt werden. Auf Englisch wird dies »RNA-induced silencing« genannt. Dies ist ein natürlicher Mechanismus bei der Genregulation, der die Genexpression beeinflusst und so die Proteinproduktion steuert. Ein bekanntes Beispiel dafür ist, dass Sie zwar jedes Gen in zweifacher Ausführung haben (auf zwei Chromosomen), meist aber die eine Ausführung aktiv abgelesen wird. Das andere Gen (»Allel« sagt man da in der Genetik) wird »gesilenced«. Eine RNA-Interferenz nutzt Ihre Zellen auch, um sich vor Viren zu schützen, da iRNA bestimmte Viren-RNA oder Viren-DNA erkennt und neutralisiert. Jede Zelle hat also ihr eigenes Immunsystem. Die Enzyme, die für die RNA-Interferenz und für die epigenetischen Veränderungen an Histonen und DNA zuständig sind, werden durch Botenstoffe und Hormone reguliert, auf die Sie immer wieder in diesem Buch (und in »Zell-Reset«) stoßen werden.

Besonders viele Informationen über den Einfluss der Genetik und der Lebensführung (Epigenetik) können wir übrigens aus der Zwillingsforschung gewinnen. Hier lohnt sich ein genauerer Blick.

WAS UNS ZWILLINGE ÜBER EPIGENETIK SAGEN

In der Forschung wird versucht, aus möglichst vielen verschiedenen Informationen allgemeingültige Aussagen zu treffen. Dies ist bei unserer Individualität natürlich schwierig, was aber helfen kann, ist ein Blick auf eine maximal ähnliche bzw. identische Menge an Geninformationen – und so kommen wir zu den eineiigen Zwillingen. Denn: Was können uns eineiige Zwillinge über Epigenetik sagen? Nun ja: Alles!

Eineiige Zwillinge sind genetisch identisch und auch epigenetisch identisch, wenn sie zur Welt kommen. Durch die Entscheidungen, die sie im Laufe ihres Lebens treffen, durch ihre Lebensführung und mentale Einstellung verändert sich aber ihre Epigenetik. Sehen wir uns 1000 eineiige Zwillinge an, können wir mittels Statistik Aussagen darüber treffen, wie hoch der vererbte Anteil bestimmter Krankheiten ist. Wenn z. B. der eine Zwilling Morbus Crohn entwickelt und der andere Zwilling im Lauf seines Lebens ebenfalls an Morbus Crohn erkrankt, könnten wir sagen, Morbus Crohn ist eine genetische Erkrankung. Dies wird Konkordanzrate genannt. Hier würde sie bei 100 % liegen.

Meist ist es aber nicht so eindeutig festgelegt – wir wissen zum Beispiel, dass wenn ein Zwilling Morbus Crohn entwickelt, die Wahrscheinlichkeit, dass der andere Zwilling ebenfalls daran erkrankt, zwischen 35 und 58 % liegt. Bei zweieiigen Zwillingen liegt sie lediglich bei 5 % (Annese, 2020). Hier können unter anderem Mutationen in den Genen NOD2, ATG16L1, IL23R oder IRGM verantwortlich sein. Im Vergleich scheint Morbus Crohn einen höheren vererbten Anteil zu haben als z. B. Colitis ulcerosa, wo die Konkordanzrate bei eineiigen Zwillingen nur bei 20–30 % liegt.

Bei manchen Krankheitsbildern ist die Konkordanzrate höher, bei anderen niedriger. Interessant ist es dann, wenn sich die Konkordanzraten

Krankheit	Konkordanzrate eineiige Zwillinge (in %)	Konkordanzrate zweieiige Zwillinge (in %)
Diabetes Typ 1	30-50	10
Diabetes Typ 2	70-90	20-30
Schizophrenie	40-50	10-15
Bipolare Störung	40-70	10-20
Multiple Sklerose	20-30	2-5
Rheumatoide Arthritis	15-30	5
Asthma	30-60	6-30
Alzheimer-Krankheit (spät beginnend)	40-60	5-30
Depression	40-50	20-30

von eineiigen und zweieiigen Zwillingen stark unterscheiden und die Rate bei eineiigen Zwillingen niedrig ist. Denn dann hat die Epigenetik offensichtlich einen starken Einfluss (Sahu & Prasuna, 2016).

Zwillingsstudien haben ihre Limitationen und sind nicht perfekt. Aber sie zeigen uns eine Tendenz, wie hoch der Anteil der Vererbbarkeit bestimmter Krankheiten ist. Es ist zum Beispiel auch entscheidend, ob ein- oder zweieiige Zwillinge zusammen aufwachsen (dieselben Umwelteinflüsse haben) oder getrennt. Es kann auch sein, dass manche genetischen Eigenschaften von Frauen die Wahrscheinlichkeit einer Zwillingsgeburt erhöhen – und sich auch auf bestimmte Krankheitsbilder auswirken.

Gut. Wir wissen nun, dass auch Epigenetik vererbbar ist, hingegen lässt sich unsere Genetik nur schwer ändern. Aber wir können durchaus vererbte Epigenetik verändern. Das ist wichtig. Doch warum ist das wichtig?

Die Vererbbarkeit von bipolaren Störungen hängt viel mit Traumata unserer Vorfahren zusammen. Dies ist jedoch epigenetisch und kann, durch eine gute Traumatherapie, gelöst werden. Dadurch sinkt dann auch das Krankheitsrisiko. Die Konkordanzrate oder Vererbbarkeit bestimmter Krankheitsbilder sollte also kein Grund zur Hoffnungslosigkeit sein. Nur weil sich bestimmte Krankheiten in manchen Familien häufen, heißt das nicht, dass Sie nichts dagegen unternehmen können.

Gut zu wissen

Durch Ihre Lebensführung können Sie Ihre vererbte Epigenetik beeinflussen. Ist eine Krankheit genetisch bedingt, bedeutet das lediglich, dass Sie empfänglicher für diese Krankheit sind. Die Genetik macht Sie empfänglicher - durch Ihre Lebensführung (Epigenetik) können Sie Ihr Risiko maßgeblich minimieren.

In der Epigenetik-Forschung hat sich die 80/20-Faustregel eingebürgert. Das heißt, dass die meisten Krankheiten etwa 20 % genetisch bedingt sind, die restlichen 80 % ergeben sich durch unsere Lebensführung. Sie halten also das Zepter Ihrer Gesundheit und Ihr Leben selbst in der Hand und können aktiv mitgestalten!

Warum wir altern

Wie alt wir sind, ist keine Zahl. Ihren Zellen ist herzlich egal, welcher Tag heute ist und wie alt Sie rein kalendarisch sind. Für Ihre Zellen sind lediglich zwei maßgebliche Informationen relevant: ihre Genetik (DNA) und die Umwelteinflüsse (Epigenetik).

Etwa 20 % unseres Alters werden durch unsere Genetik bestimmt, 80 % durch unsere Lebensführung. Wie gesund und fit Sie sind, wie robust Sie sind, wie Sie altern, ob und welche Krankheiten Sie entwickeln – das bedingt die Lebensführung. Das ist Epigenetik. Das ist der Inhalt dieses Buchs.

Doch wie altern wir eigentlich? Was passiert auf Zellebene, wenn wir alt werden?

Es gibt hierzu einige verschiedene Theorien – die Wahrheit liegt wahrscheinlich, wie so oft, in der Mitte, es stimmt also von allem etwas. Wenn Sie sich mit diesen Theorien beschäftigen, verstehen Sie auch, dass Sie selbst Ihre Gesundheit in der Hand halten. Nähern wir uns also der Frage an: Was lässt uns alt werden?

Gründe für Seneszenz

Es gibt einige entscheidende Gründe für Seneszenz. Zum einen können die Telomere verkürzt sein. Dann können es eingeschränkte Telomerase-Funktionen sein oder Zellstress wie oxidativer Stress, Entzündungen oder bestimmte Gene. Zudem gibt es epigenetische Veränderungen wie Chromatinumbau, Histon- oder Cytosin-Modifikationen, die unser Altern beeinflussen. Dann kann durch bestimmte Zellsignalwege eine Zelle in die Seneszenz geschickt werden, wenn sie ein Tumorkandidat ist (z. B. das »Anti-Krebs-Protein« oder das »Tumor-Suppressor-Protein p53«).

DIE EPIGENETIK IST ENTSCHEIDEND

Wie Sie oben bereits gelesen haben, werden die Endkappen unserer Chromosomen bei jeder Zellteilung etwas kürzer. Jede ausdifferenzierte Zelle kann sich nur begrenzt teilen, was als Hayflick-Limit bezeichnet wird. Würde sich jede Zelle unbegrenzt teilen, wären irgendwann die Telomere zu kurz und die Zellen würden kollabieren.

Doch es gibt Enzyme, welche die Telomere wieder verlängern können. Telomerasen heißen diese (s. S. 21). Bei Stammzellen sind sie nahezu dauerhaft aktiv, und auch in »normalen« Zellen kann die Telomerase zumindest teilweise wieder aktiviert werden, was das Altern verlangsamt.

Als »Gegenspieler« gibt es die seneszenten Zellen. Diese werden auch als Zombie-Zellen bezeichnet, da sie nur geringfügig aktiv sind und kaum noch wachsen – sie »sind« einfach nur. Auf der einen Seite verhindert der seneszente Zustand, dass sich eine Zelle unkontrolliert vermehrt (was z. B. das Krebsrisiko erhöhen würde), auf der anderen Seite geht die Funktion der Zelle verloren –

und die Anzahl aktiver Zellen im Körper nimmt ab. Auch das lässt uns altern.

Weitere Gründe für eine Seneszenz können ebenfalls zum Tragen kommen. Für uns ist entscheidend, wie viel wir dazu beitragen können, dass diese Zellen wieder »aktiver«, also fitter und munterer werden, und wie wir weniger schnell altern.

Oxidativer Stress. Im Stoffwechsel entstehen auf natürliche Weise freie Sauerstoffradikale. Das sind Sauerstoffteilchen, denen ein Elektron fehlt. Sie sind sehr reaktiv und reagieren mit allem um sie herum, bis sie dieses Elektron haben. Dabei können sie umliegende Zellstrukturen schädigen. Bis zu einem gewissen Teil ist das normal. Kommt es jedoch im Übermaß zu freien Radikalen und zur Schädigung ganzer Zell- und Gewebestrukturen, sprechen wir von »oxidativem Stress«. Wenn dadurch Gewebe und Organe Schaden nehmen, führt das zur Alterung.

Mutationen. Im Laufe unseres Lebens kommt es zu Mutationen, denn Zellen teilen sich und wachsen, und wir werden mit Giftstoffen und anderem konfrontiert, was zu Mutationen führen kann. Je länger wir leben, desto mehr Mutationen treten auf. Jedoch ist auch entscheidend, wie wir leben.

AGEs. AGEs sind »Advanced Glycation Endproducts«. Dahinter verbergen sich die Produkte, wenn Zucker (Traubenzucker oder Fruchtzucker) im Körper mit Proteinen reagiert und sich an

Unsere Zellen altern, aber wie sie altern, haben wir selbst in der Hand.

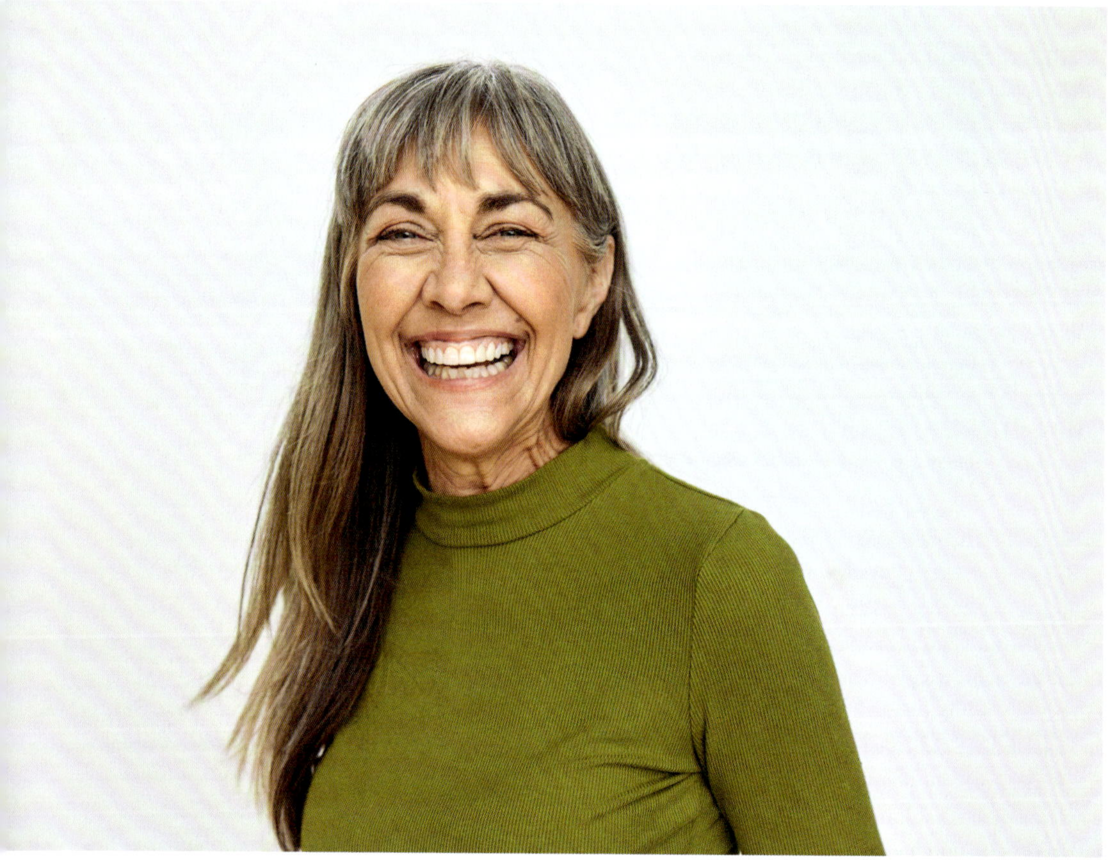

diese heftet. Diese »Verzuckerung« ist jedoch alles andere als süß, nämlich bitter, denn sie sorgt dafür, dass diese Proteine nicht mehr richtig funktionieren. Ein chronisch erhöhter Blutzucker, etwa durch eine ungesunde Ernährung oder durch Typ-1- oder Typ-2-Diabetes, hat auch mehr AGEs zur Folge. Daher haben Diabetiker häufiger Neuropathie – durch den erhöhten Blutzucker kommt es zur Schädigung von Nervenzellen. Da unsere Insulinsensitivität im Alter langsam nachlässt (und wir uns eher weniger bewegen als in jüngeren Jahren), nehmen auch die AGEs im Laufe des Lebens zu und lassen uns altern.

Stammzellaktivität. Die Aktivität unserer Stammzellen lässt im Laufe des Lebens ebenfalls nach. Nach der Befruchtung ist sie am höchsten und ist bis zum Alter von 18 bis 21 Jahren recht hoch, danach nimmt sie langsam ab. Wie man auch im Erwachsenenalter die Stammzellen noch aktiv hält, ist Teil einer ganzen Medizinsparte, der Stammzellmedizin, die fließend in die Anti-Aging- und Regenerationsmedizin übergeht. Die meisten Praxistipps in diesem Buch zielen auf eine höhere Stammzellaktivität ab.

Anabole Hormone. Unser Körper unterscheidet zwischen Anabolismus (Aufbau) und Katabolismus (Abbau). Anabolismus hat nichts mit Bodybuilding zu tun, sondern mit Regeneration sowie mit der Tatsache, dass wir bis ins hohe Alter Muskeln und Knochenmasse aufbauen können, es geht also um Wachstum. Anabole Hormone wie Testosteron, IGF-1 und das Wachstumshormon (hGH) lassen im Alter zwar nach, können aber durch Ernährung, Lebensführung und Sport bis ins hohe Alter halbwegs oben gehalten werden. Hören Sie also bitte nie auf, Sport zu treiben!

Zellschrott. Im Laufe unseres Lebens sammelt sich Zellschrott in den Zellen an. Kein schöner Gedanke, aber so ist das. Das Amyloid-Beta oder auch Tau-Proteine, die beide mit Alzheimer-Demenz in Verbindung stehen, sind bekannte Beispiele. Fehlgefaltete Proteine und dysfunktionale Proteine (z. B. durch Giftstoffe oder als AGEs) sammeln sich im Laufe des Lebens auch an. Sie können zwar durch zelleigene Müllabfuhr-Programme wie die Autophagie (welche durch Fasten angeregt wird) entsorgt werden, aber zu 100 % können wir dies nicht verhindern.

Giftstoffe. Unser Körper ist eine Giftstoff-Deponie. Wir sind Endlager für Tausende von Stoffen, die in der Umwelt zu finden sind und sich in unserem Körper ablagern, sofern wir sie nicht »entgiften«. Sie behindern zelleigene Reaktionen und Prozesse und können sogar unsere Epigenetik und Genetik (durch Mutationen) beeinflussen. Deswegen geht es in diesem Buch auch um Entgiftung – damit Sie möglichst wenig belastet sind und das Eingespeicherte auch wieder loswerden können.

Was wir bis hierher wissen

Epigenetik ist das Bindeglied zwischen Genetik (was wir ins uns tragen) und Umwelteinflüssen (wie wir leben). Epigenetik ist vererbbar (über Histon-Modifikationen und Cytosin-Methylierungen) und somit auch ungelöste Themen, Traumata, Stressoren, Belastungen, aber auch Interessen, Vorlieben und Talente. Durch RNA-Interferenz können Gene komplett oder nur an einem Chromosom ausgeschaltet werden.

Die Genetik macht uns in der Regel empfänglich für bestimmte Krankheiten. Ob eine Krankheit tatsächlich ausbricht, hängt an der Epigenetik. Denn alles, was wir tun, denken und fühlen, wirkt sich direkt auf unsere Epigenetik aus.

Wichtig für uns: Wir sind nicht Opfer unserer Gene, sondern Schöpfer unserer Gesundheit. Egal, wo Sie stehen, und egal, wo Sie hinmöchten: Es gibt immer etwas, das Sie tun können, um Ihre Epigenetik in eine positive Richtung zu schubsen. Epigenetik ist die Medizin der Zukunft.

Ist Epigenetik vererbbar?

Woher kommen unsere Neigungen, unsere Vorlieben und Fähigkeiten eigentlich? Ist alles nur ererbt? Oder können wir diese auch beeinflussen? Und können eigentlich auch Traumata vererbt werden? Antworten dazu im folgenden Kapitel.

Wie unsere Genetik uns prägt

Der Urvater der Vererbungslehre, sprich der Genetik, war der Mönch Gregor Mendel. Er lebte im 19. Jahrhundert und beobachtete in seinem Ordensgarten, dass die Erbsen, die er pflegte, bestimmte Eigenschaften nach bestimmten Mustern vererbten.

Zwar wurden die Erkenntnisse erst nach seinem Tod beachtet und verbreitet, dennoch gilt er als der Urvater der Genetik. Denn er beschrieb das, was der Mensch schon Jahrtausende beobachten konnte: Dass wir bestimmte Eigenschaften an unsere Nachkommen weitergeben. Eigenschaften, die in unserer DNA begründet liegen.

Fast genau 100 Jahre später, 1962, erhielten drei Forscher namens Francis Crick, James Watson und Maurice Wilkins den Nobelpreis für Medizin für die Entdeckung der DNA. Dass das Geheimnis des Lebens und was uns als Menschen ausmacht in diesem langen DNA-Strang liegt, war und ist sensationell. Lange Zeit ging man nun davon aus, dass ausschließlich der DNA-Code es ist, der vererbt wird. Doch heute wissen wir, dass unser Epigenetik-Code ebenfalls vererbt wird. Das müssen wir erst mal verstehen!

Epigenetik kann also gespeichert und vererbt werden, sie bildet die Schnittstelle aus Genetik und Lebensführung. Doch blicken wir zunächst auf die biologischen Vorgänge. Auf diesen beiden molekularbiologischen Ebenen findet epigenetische Vererbung statt:

Cytosin-Methylierungen. Methylierungen an der DNA-Base Cytosin verändern, wie gut oder schlecht bestimmte Enzyme an die DNA »andocken« und sie ablesen können. DNA-Methylierungsmuster werden bei der Zellteilung gespeichert und vererbt. Auch bei der Vererbung von Eltern an ihre Kinder.

Histon-Modifikationen (Methylierungen + Acetylierungen) werden auch vererbt. Wenn sich Zellen teilen, gibt es spezielle Proteine und Enzyme, die die Histon-Modifikation ablesen, kopieren und auf die Histone der Tochterzelle übertragen, z. B. die Histon-Methyltransferasen SetD3 (das Thema meiner Bachelorarbeit) und EZH2.

Epigenetik zeigt uns, dass bestimmte Eigenschaften unserer Eltern auf uns vererbt werden. Dazu gehören Interessen, Vorlieben, Abneigungen, Persönlichkeitseigenschaften, Umgang mit Stress und vieles andere. Auch der sehr klobige Begriff »Transgenerationales Trauma« beruht darauf – bestimmte Ereignisse und Erlebnisse wie Missbrauch, Krieg, Hunger und Trauma können epigenetisch von einer Generation an die nächste weitergegeben werden.

UNSER ERBGUT

Für viele wird der kommende Abschnitt überraschend sein und zunächst für inneren Widerstand sorgen. Einige werden sogar sagen, das klingt nach Esoterik. Doch tatsächlich handelt es sich um ein hochaktuelles Forschungsfeld, das in den nächsten 20 Jahren sicher noch stark wachsen wird (Gladish, Merrill, & Kobor, 2022), (Kellermann, 2013). Das liegt besonders daran, dass wir erst in den letzten zehn Jahren Methoden entwickelt haben, um nicht nur die DNA, sondern auch die Methylierungsmuster von DNA und Histonen zu analysieren und in einen Kontext (= Bedeutung) zu bringen.

Heute können wir Aussagen darüber treffen, wie sich bestimmte Ereignisse in unserer Kindheit oder bei unseren Eltern oder Großeltern auf das Hier und Jetzt auswirken: So kann ein emotionaler Schock, der Ihrer Mutter in ihrer Kindheit widerfahren ist und sie nachhaltig geprägt hat, Sie heute beeinflussen, etwa, indem sich das Methylierungsmuster im FKBP5-Gen verändert. Das Gen codiert für ein Protein, das für die Signalübertragung des Stresshormons Cortisol verantwortlich ist. Das heißt, dass Sie schneller und stärker auf Stress reagieren und weniger robust mit Stress umgehen können als jemand, der das nicht hat. Und das ist nicht genetisch übertragen, sondern epigenetisch und kann über mehrere Generationen vererbt werden. Auch die Erlebnisse Ihres Urgroßvaters im Ersten Weltkrieg können Sie heute noch beeinflussen.

Doch während die Genetik dauerhaft und der genetische Code nicht beeinflussbar ist, ist es sehr wohl die Epigenetik. Wahrscheinlich ist es möglich, dass wir, auch wenn wir epigenetische »Päckchen« von unseren Vorfahren mitbekommen und diese lösen, auch die epigenetischen Auswirkungen rückgängig machen können.

DER APFEL FÄLLT NICHT WEIT VOM STAMM?

Wir sind unsere Eltern. Nicht nur genetisch, sondern auch epigenetisch. In dem Moment, wo Sie gezeugt wurden, hatten Eizelle und Spermium ein ganz bestimmtes epigenetisches Muster – eine Momentaufnahme von dem, wie Ihre Eltern gerade lebten. Aber auch das, was Ihre Eltern von deren Eltern und Vorfahren mitbekamen.

Während der Schwangerschaft bekommt der werdende Mensch recht viel von seiner Mutter mit, dies beeinflusst seine Epigenetik. Bestimmte Erlebnisse während der Schwangerschaft – schöne wie weniger schöne – prägen ein Baby bereits, noch bevor es geboren wird. Stress, Krankheiten und Hunger während der Schwangerschaft können das Baby für sein späteres Leben auch empfänglicher für Stress oder metabolische Erkrankungen machen.

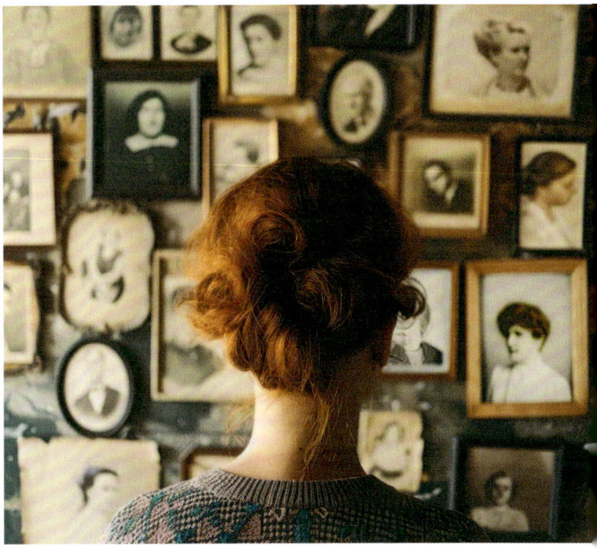

Welches Erbgut bringen wir mit, was macht uns selbst aus?

Zu diesem Thema gibt es einige epidemiologische Studien aus Schweden und den Niederlanden. Babys, die während der Blockade durch deutsche Truppen im Hungerwinter 1944/1945 in den Niederlanden geboren wurden, hatten später ein höheres Risiko für Stoffwechselerkrankungen wie Typ-2-Diabetes. Ähnliche Beobachtungen hat man in abgelegenen schwedischen Dörfern wie Överkalix gemacht (Crisóstomo, F., & Alves, 2023). Eine Hungersnot programmiert unsere Epigenetik also so um, dass unser Körper zu einem besseren Futterverwerter und Futterspeicher wird. Damit will unser Körper sich gegenüber künftigen Hungersnöten absichern. Jetzt, im 21. Jahrhundert in Westeuropa, haben wir eher mit einem Zuviel an Nahrungsangebot zu tun.

Ein Grund für die starke Zunahme von Zivilisationserkrankungen könnte also in der Phase bis 1960 zu finden sein, als Krieg, Hunger und Entbehrung durchaus das Leben in Deutschland mitbestimmten. Erst ab dem Wirtschaftswunder der 1960er Jahren lockerte sich dies, zumindest in Westdeutschland. Tatsache ist, Sie haben auch auf epigenetischer Ebene mehr von Ihren Eltern und Großeltern, als Sie glauben. Denn unser epigenetisches Gedächtnis speichert vieles. Welche Auswirkungen könnte das auf unser heutiges Leben haben?

DER EINFLUSS FRÜHERER GENERATIONEN

Das, was uns ausmacht, also was wir hier und in diesem Moment sind, ist die Summe aller Entscheidungen und Ereignisse unseres bisherigen Lebens von Geburt an bis jetzt. Aber auch das, was vor unserer Geburt passiert ist, wird immer ein Teil von uns sein. Alle Entscheidungen und Ereignisse im Leben unserer Eltern, Großeltern und Urgroßeltern. Unserer Ahnenreihe.

Wie groß ist der Einfluss unserer Vorfahren? Wir wissen es nicht. Wir wissen nicht einmal, ob das quantifizierbar ist. Sind es 0,2 %, 2 %? 20 %?

Wahrscheinlich ist es individuell – die einen bekommen mehr »Päckchen« von früheren Generationen mit, die anderen weniger. Wir erfahren Prägungen, die uns formen. Es ist entscheidend, ...

- ob die Eltern selbst eine schöne und ungezwungene Kindheit hatten oder in stressigen Verhältnissen aufgewachsen sind und Hunger, Krieg, Angst oder Missbrauch erfahren haben.
- ob die Eltern in den Jahren vor Ihrer Zeugung ein entspanntes und sorgenfreies Leben hatten, oder ob ein Elternteil schwer krank, im Gefängnis oder arbeitslos war.
- ob die Eltern sich gesund ernährten oder nicht, ob sie den Großteil ihres Lebens einen Vitamin-D-Mangel hatten oder nicht, ob sie in jungen Jahren Borreliose hatten oder nicht.
- ob die Eltern, Großeltern oder Urgroßeltern die Weltkriege aus nächster Nähe miterlebten oder nur aus der Ferne mitbekamen.
- ob die Eltern und Vorfahren aus Zentraldeutschland kommen oder aus Ostdeutschland oder aus anderen Teilen der Welt zugezogen sind.
- ob die Eltern zum Zeitpunkt Ihrer Zeugung Sorgen hatten, übergewichtig waren, Drogen oder Alkohol konsumierten oder gesund waren.

All das und noch mehr hat Auswirkungen auf unsere Epigenetik. Wahrscheinlich nimmt der Einfluss auf die Epigenetik mit jeder Generation ab und Ihre Eltern haben somit größeren Einfluss auf Sie als Ihre Ur-Ur-Großeltern. Was aber nicht heißt, dass Ihre Ur-Ur-Großeltern keinen Einfluss hätten.

Der Einfluss ist da, aber er lässt sich schwer greifen. Ich bin mir sehr sicher, würde dieses Buch im Jahre 2035 erscheinen, wären wir schon viel weiter. Die transgenerationale Epigenetik steckt noch in den Kinderschuhen, und doch ist es faszinierend und bizarr zugleich. Bizarr, weil wir vielleicht bestimmte Dinge jetzt besser verstehen oder deuten können. Zugleich ist es aber auch wichtig, sich davon nicht erdrücken zu lassen, denn wir können es nicht ändern. Es ist, wie es ist. Und die Generationen vor uns im Nachhinein in die Verantwortung zu nehmen (»Opa, warum hast du kein Vitamin D genommen?«), ist auch müßig.

Sicher, von Ihren Ahnen haben Sie vielleicht das ein oder andere Päckchen mitbekommen – aber ohne sie wären Sie heute nicht hier, oder? Und dass Sie hier und am Leben sind, ist ein Geschenk! Machen Sie sich also frei von der Last Ihrer Vorfahren und seien Sie einfach nur im Hier und Jetzt. Die gleich folgende Übung wird Ihnen helfen (S. 36).

Ich finde Ahnenforschung hochinteressant. Zu wissen, wer meine Vorfahren waren, wo sie gelebt haben, wie und in welchen Verhältnissen,

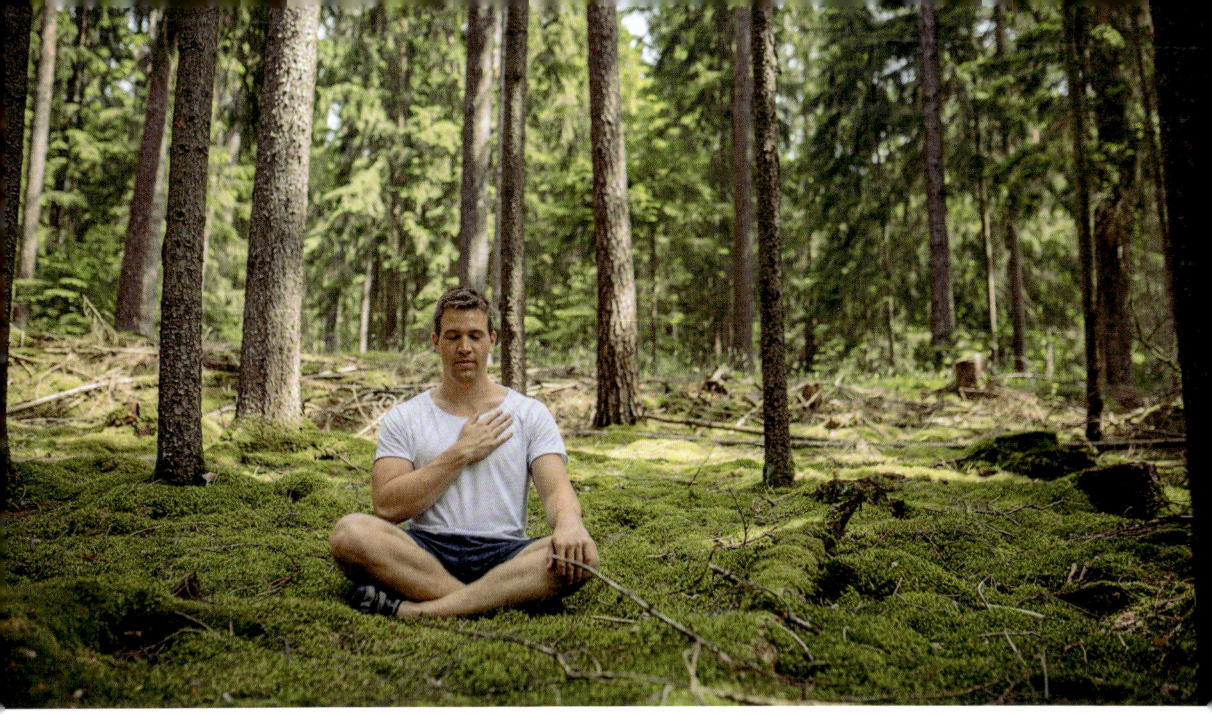

Über Meditation können wir lernen, zu Ruhe und Konzentration zu kommen.

welche Erfahrungen sie gemacht und wie sie ihren Lebensunterhalt verdient haben, fasziniert mich. Manche von uns wollen das lieber nicht wissen, weil sicher nicht alles immer nur schön war. Es sollte uns im Hier und Jetzt nicht zu sehr irritieren oder ablenken. Ich finde es nur wichtig, die Dinge wahrzunehmen und anzunehmen und dann loszulassen. Denn: Sie müssen nicht das Leid Ihrer Vorfahren auf Ihren Schultern tragen. Sie sind nicht das Opfer Ihrer Vorfahren, Sie sind die Spitze einer ganzen Ahnenreihe. Sie sind Schöpfer Ihres Lebens und Ihrer Gesundheit. Und damit können Sie unheimlich stolz auf sich und Ihr eigenes Leben sein.

Vergangene Erlebnisse und Ereignisse vergangener Generationen können sich heute noch negativ auf unsere Gesundheit auswirken. Das klingt erstmal niederschmetternd. Doch sind wir die wahrscheinlich erste Generation von Menschen, die das Trauma der Ahnen, das ihnen immer noch in den Genen (und Histonen) steckt, aufbrechen und auflösen können. Vorherige Generationen konnten das wahrscheinlich gar nicht, weil es für die allermeisten Menschen und den allergrößten Teil der letzten Jahrtausende schlichtweg ums Überleben ging. Seit etwa 60 Jahren geht es in unserer Gesellschaft nicht mehr ums Überleben – es geht um das Leben. Um ein schönes Leben, ein gesundes Leben, ein glückliches Leben. Das war bis vor 60 Jahren undenkbar.

Wir haben heute den Luxus, die negativen Prägungen aufzuarbeiten und aufzulösen. Da ich aber kein ausgebildeter Traumatherapeut bin, kann ich diese Dinge nur ansprechen und mit Ihnen leichte Übungen dazu machen – für tiefergehende Unterstützung möchte ich Sie bitten, sich professionelle Hilfe zu holen.

VERERBTE STÄRKEN UND SCHWÄCHEN

Ich bin davon überzeugt, dass viele unserer Stärken epigenetisch von unseren Vorfahren an uns vererbt werden. Hierzu gibt es ausreichend Hinweise in der wissenschaftlichen Literatur, und doch finden immer wieder hitzige Diskurse darüber statt. Es wird auch als »Epigenetik-Dilemma« (s. bei z. B.

ACHTSAMKEITSÜBUNG: **Vergangenes annehmen, Gegenwart gestalten**

Wir können die vergangenen Dinge nicht ändern, aber wir können unseren Blick darauf und die Bewertung verändern. Diese folgende Übung ist sehr simpel, aber auch sehr schön und befreiend. Sie ehrt unsere Ahnen und hilft uns dabei, anzunehmen und loszulassen, was war:

»Nimm eine bequeme Meditationsposition ein und finde zur Ruhe. Spüre den Rhythmus deines Atems, wie er sanft ein- und ausströmt. Fühle den Kontakt zu deinem Körper, so wie er jetzt gerade sitzt oder liegt.

Stell dir nun vor, dass du in einem schützenden Kreis stehst, der dir Sicherheit und Geborgenheit gibt. Blicke zurück in die Vergangenheit. Vor dir erscheinen deine Eltern, sie schauen dich an. Hinter ihnen siehst du deine Großeltern, dann die Generationen davor – deine Urgroßeltern und ihre Eltern, bis hin zu deinen Ururgroßeltern. Vielleicht kannst du auch die Verbindungen zu anderen Familien und Ahnen erkennen, ein weit verzweigtes Netz, das sich in die Ferne erstreckt. Manche Linien sind vielleicht deutlich sichtbar, andere verschwimmen im Nebel, aber du weißt, dass sie existieren.

Lass die Präsenz deiner Vorfahren auf dich wirken und spüre, was es bedeutet, Teil dieser Linie zu sein. Vielleicht kennst du einige ihrer Eigenschaften, vielleicht sind dir manche besonders nahe, während andere dir fremd erscheinen. Beides ist in Ordnung.

Werde dir bewusst, wie das Leben von Generation zu Generation weitergegeben wurde, bis es schließlich zu dir kam. Deine Ahnen haben geliebt, gelitten, gearbeitet, gelebt und immer ihr Bestes gegeben, um das Leben weiterzuführen. Nimm das Geschenk des Lebens, das sie dir überreicht haben, in Dankbarkeit an. Doch alles, was zu ihrem Schicksal und ihren Herausforderungen gehört, lasse bei ihnen.

Nun wende deinen Blick in die Zukunft. Stell dir vor, wie deine Ahnen hinter dir stehen, um dir Kraft zu geben. Fühle, wie ihre Liebe, ihre Lebenskraft und ihre Energie durch die Zeiten hindurch zu dir fließen. Lass diese Wellen der Lebenskraft in dich einströmen, bis du vollkommen erfüllt davon bist.

Zum Abschluss verneige dich in Dankbarkeit vor deinen Ahnen. Verabschiede dich und kehre zurück in deinen schützenden Kreis. Nimm die Gegenwart bewusst wahr – spüre deinen Atem, deinen Körper und den festen Boden unter dir. Strecke dich sanft und kehre vollständig ins Hier und Jetzt zurück.«

Willkommen zurück!

Als Einstieg in das Thema eignet sich diese Übung perfekt. Sie kann jederzeit wiederholt werden. Um tiefer einzusteigen, würde ich empfehlen, dies begleitet zu tun – denn ein Trauma (ein eigenes oder das eines Vorfahren) ist etwas, das »getriggert« werden kann, damit sollte man nicht allein sein. Es kann unglaublich befreiend sein, diese Dinge loszulassen, aber dazu dürfen wir uns Unterstützung holen. Das sage ich nicht, um Angst zu machen, sondern um für das Thema zu sensibilisieren.

Wikipedia unter Transgenerationale Weitergabe) bezeichnet: Wo beginnt Epigenetik, wo hört sie auf? Wie stark beeinflusst uns die Epigenetik unserer Vorfahren wirklich, und wie viel ist nur Einbildung und Interpretation? Daher spreche ich diese Dinge in diesem Buch an, gehe aber nicht in der Tiefe darauf ein. Lieber konzentrieren wir uns auf die Themen, die sicher und geklärt sind und auf die wir aktiv Einfluss ausüben können.

Die Vererbung durch Epigenetik könnte ein Grund dafür sein, warum in manchen Familien oder über Generationen hinweg (oftmals, ohne es zu wissen) bestimmte Stärken vererbt werden oder bestimmte Interessen, Talente, Neigungen und Abneigungen zum Tragen kommen. Es ist verführerisch, den Grund für alles bei den Vorfahren zu suchen und dort auf der Suche nach der Wurzel allen Übels den ganzen Garten umzugraben. Das kann manchmal Sinn ergeben, aber nur begleitet – ansonsten sind das Dinge, mit denen Sie sich gern beschäftigen dürfen, aber ohne sie zu nah an sich heranzulassen. Sie können nämlich nur das Hier und Jetzt ändern und wie Sie damit umgehen. Sie sind auch hier der Schöpfer Ihres Lebens, und diese Einstellung ist dafür unheimlich wichtig. Es hilft beim Verstehen und beim Loslassen. Mehr nicht.

Wenn Sie möchten, können Sie sich mit Zettel, Stift und Klemmbrett bewaffnet auf den Weg zu Ihrer nächsten Verwandtschaft machen (oder mit Ihren Erinnerungen oder Aufzeichnungen arbeiten). Lernen Sie Ihre Vorfahren kennen: Wer waren sie, was hat sie ausgezeichnet, was haben sie erlebt, und was hat sie angetrieben? Mit Sicherheit werden Sie das ein oder andere finden und bei sich wiederentdecken. Die schönen Dinge dürfen Wertschätzung erfahren und einen Platz in Ihrem Herzen finden.

Durch Zufall habe ich als Teenager herausgefunden, dass in meiner Ahnenreihe überdurchschnittlich viele Bäcker zu finden sind und sich so mein Interesse fürs Backen erklären könnte. Oder für die Chemie (mein Opa war Chemiker). Manche dieser Dinge könnten epigenetisch sein. Manche könnten durch Erziehung und Einfluss kommen. In jedem Fall ist es schön, diese Dinge wahrzunehmen und wertzuschätzen. Sie sind da und machen uns aus. Es kann auch sein, dass Sie unschöne Dinge entdecken. Bestimmte Verhaltensmuster, Traumata, Abneigungen oder Eigenschaften, die Sie bei sich wiederentdecken und die Sie belasten. Manchmal ist es gut zu wissen, wo sie herkommen. Das hilft uns beim Annehmen. Denn Sie können nur loslassen, was Sie auch angenommen haben. Auch dabei kann Ihnen ein Therapeut helfen – und die Ahnen-Meditation. Übrigens: Auch Familienaufstellungen eignen sich bei der Aufarbeitung dieser Themen.

Es muss nicht immer stringent in Ihrer Ahnenreihe sein. Manchmal überspringen bestimmte epigenetische Eigenschaften oder auch Traumata eine Generation. Grund dafür ist der doppelte Chromosomensatz, den Sie haben. Es kann sein, dass ein bestimmtes Trauma Ihres Großvaters väterlicherseits auf einem Chromosom epigenetische Spuren hinterlassen hat und dies bei Ihrem Vater keine Auswirkungen hat, bei Ihnen aber schon. Da alle Chromosomen doppelt vorliegen, kann es also sein, dass dieses »Trauma-Chromosom« bei Ihrem Vater durch RNA-Interferenz »stillgelegt« war und das andere Chromosom abgelesen wurde. Bei Ihnen kann sich das dann umdrehen, da das Chromosom Ihres Vaters gegenüber dem Ihrer Mutter plötzlich dominant wurde. Es hat eine epigenetische Anpassung stattgefunden.

EIN TRAUMA – WAS IST DAS EIGENTLICH?

Ein Trauma wird folgendermaßen definiert: »Trauma ist eine psychische Reaktion auf ein belastendes oder erschütterndes Ereignis, das die Fähigkeit einer Person übersteigt, die Emotionen und Erinnerungen daran zu verarbeiten. Es kann zu langfristigen emotionalen, physischen und mentalen Beeinträchtigungen führen, die das tägliche Leben und das Wohlbefinden stark beeinträchtigen.« (Wikipedia, 2024)

Wichtig ist, dass Traumata immer subjektiv sind. Es ist für jeden Menschen unterschiedlich, was als Trauma bewertet und abgespeichert wird. Für den einen ist es traumatisch, wenn im Alter von fünf Jahren die Lieblingspuppe kaputtgeht oder der Lieblingsfußball vom Hund der Nachbarn zerfleischt wird. Eine schlechte Note, ein schamvoller Auftritt, ein verlorenes Endspiel, ein gebrochenes Herz, eine Kündigung, eine Trennung, ein Todesfall in der Familie, die Scheidung der Eltern, der Abstieg des Lieblingsvereins, Mobbing, die Corona-Lockdowns, ein Knochenbruch beim Klettern – theoretisch kann jedes belastende Ereignis als Trauma gespeichert werden. Da wir davon ausgehen, dass sich irgendwann im dritten oder vierten Schwangerschaftsmonat eine Art von Bewusstsein bildet, können auch traumatische Ereignisse der Mutter bei uns abgespeichert werden. Oder in den ersten Tagen, Wochen oder Monaten nach der Geburt, wo wir zwar noch kein Selbst-Bewusstsein haben, aber durchaus ein Bewusstsein.

Wie auch immer die Traumata sein mögen: Manchmal reicht es schon, sie sich bewusst zu machen. Ich bin überzeugt, dass das Bewusstsein, das Annehmen und Loslassen auf epigenetischer Ebene, sehr große Auswirkungen hat und uns dabei hilft, ein gesundes, glückliches und erfülltes Leben zu führen. Denken Sie dabei immer an den Dreiklang: Bewusstwerden – Annehmen – Loslassen.

Dieser Dreiklang ist bei der Meditation die Basis. Sie beobachten Ihre Gedanken, ohne sie zu bewerten. Sie beobachten Ihren Atem. Wenn Ihre Gedanken abschweifen, machen Sie es sich bewusst, nehmen es an und lassen es los. Ohne es zu bewerten. Mit Bewerten ist gemeint, dass wir den Dingen einen Stempel aufdrücken für »gut« oder »schlecht«. Aber die Dinge sind selten gut oder schlecht, sie sind, wie sie sind. Eine Bewertung macht es nicht besser. Meditieren hilft dabei, die eigenen Gedanken zu beobachten. Bewusster zu werden. Dinge anzunehmen und loszulassen. Ohne zu bewerten. Meditation und meditative Tätigkeiten sind Teil unserer menschlichen Natur und auf vielen Ebenen unheimlich wertvoll für unsere (epigenetische) Gesundheit. Daher gibt es später ein eigenes Kapitel darüber (ab S. 54).

Was wir bis hierher wissen

Im Umgang mit Stress oder Traumata – ob diese nun von Ihnen oder von Ihren Ahnen kommen – haben Sie verschiedene Möglichkeiten:
Führen Sie die Ahnen-Meditation durch. Das ist ein schönes Erlebnis und entspannt. Generell können Sie regelmäßig meditieren, um mehr Bewusstsein im Alltag zu gewinnen. Wenn Sie große Nöte haben, holen Sie sich professionelle Unterstützung. Zudem können wir alle lernen, Dinge, die wir nicht ändern können, anzunehmen und dann loszulassen.
In den nächsten Kapiteln konzentrieren wir uns auf das, was Sie kontrollieren können. Behalten Sie im Kopf: Wir können nicht alles ändern. Besonders Vergangenes ist vergangen. Doch wir können unsere Bewertung und unseren Umgang damit beeinflussen. Wir können es wahrnehmen, annehmen und loslassen – und den Fokus auf die Dinge richten, die wir beeinflussen können. Denn wir sind Schöpfer, keine Opfer. Ein bekanntes Zitat dazu stammt in seiner Weiterentwicklung von Reinhold Niebuhr und ist auch als das »Gelassenheitsgebet« bekannt:
»Gott gebe mir die Gelassenheit, Dinge hinzunehmen, die ich nicht ändern kann, den Mut, Dinge zu ändern, die ich ändern kann, und die Weisheit, das eine vom andern zu unterscheiden.«

FRAGEN AN »TRAUMAHELDEN«: **Wie können wir mit einem Trauma umgehen?**

Ich wollte noch mehr wissen zum Umgang mit einem Trauma und habe ein Interview mit TraumaHelden über ihre Methode des TraumaDialogs® geführt. TraumaHelden geben Kurse und Workshops zur Heilung von Traumata.

Martin Auerswald: Was sind die wichtigsten Schritte, die ihr unternehmt, wenn ihr mit einem Trauma konfrontiert seid?
TraumaHelden: Zuerst erfolgt mit dem Klienten eine Auftragsklärung. Um welche Art von Trauma handelt es sich? Was ist der traumabedingte Leidensdruck? Wer ist sonst noch betroffen? Tritt das Phänomen zum ersten Mal auf oder wiederholt sich etwas in der Biografie, Partnerschaft oder Familie? Was möchte die Person ändern? Kann sie das allein tun oder braucht es weitere Personen oder anderweitige Unterstützung? Wenn ich es mit einem Schocktrauma zu tun habe, gilt es einen anderen Behandlungsweg einzuschlagen, als wenn ich mit einem Entwicklungstrauma arbeite.
Das ist die erste Phase der Auftragsklärung.

In der zweiten Phase der Auftragsklärung untersuchen wir die unterschiedlichen Ebenen von Traumata:

- Ist es ein biografisches Trauma, was die Person im Laufe ihres eigenen Lebens erlebt hat?
- Handelt es sich um ein transgenerationales Trauma aus dem Familiensystem?
- Habe ich es mit einem systemischen Trauma zu tun, das durch eine Organisation verursacht worden ist wie Kindergarten, Schule, Militär, Unternehmen, Bürokratie o.Ä. und habe ich als Mitglied oder Teil des Systems traumatisierende Erfahrungen gemacht, einmalig oder wiederholend?
- Oder sprechen wir über ein kollektives Trauma?

Kollektives Trauma betrifft Gruppen von Menschen, Gemeinschaften oder ganze Gesellschaften. Dazu zählen Kriege, große Naturkatastrophen, politische Diktaturen, Vertreibung, schwere Wirtschaftskrisen, die Verlusterfahrungen vieler Menschen als Spätfolgen der deutschen Wiedervereinigung, um einige Beispiele zu nennen. Diese Erfahrungen werden im kollektiven Gedächtnis von Gesellschaften oder sozialen Systemen gespeichert.
Diese vier Traumaebenen gilt es zu unterscheiden. Wenn klar ist, auf welcher Ebene das Trauma entstanden ist, heißt es, den wirkungsvollsten Ansatz zur Bearbeitung des Traumas zu finden.
Professionelle Auftragsklärung ist der Beginn der traumatherapeutischen Arbeit. Je sorgfältiger die Auftragsklärung ist, desto größer sind die Chancen für eine erfolgreiche Trauma-Integration.

Welche unmittelbaren Maßnahmen können dabei helfen, den Heilungsprozess zu starten?
Es ist wichtig, eine vertrauensvolle Gesprächsatmosphäre herzustellen, die den Klienten Sicherheit und Orientierung gibt, Vertraulichkeit garantiert und ihnen auf Augenhöhe begegnet. Weitere Voraussetzungen sind Einfühlungsvermögen in die Situation der Klienten und Mitgefühl dem Menschen, seiner Situation und Geschichte gegenüber: die Fähigkeit, Fragen zu stellen und zuzuhören und vor allen Dingen nicht vorschnell mit irgendwelchen Lösungsansätzen zu kommen, sondern genau hinzuhören, was die Menschen sagen, und Geduld zu haben.
Oft kann es hilfreich sein, Meditationssequenzen einzustreuen, Atemübungen zu machen, die Körperwahrnehmung zu sensibilisieren und auf Gefühlsbewegungen zu achten. Jederzeit Orientierung bieten und Transparenz

über den Prozess herstellen sowie die Klienten in ihrer Selbstverantwortung und Selbstwirksamkeit zu stärken, ist ebenso entscheidend, wie die Klienten um Erlaubnis für den nächsten Schritt zu fragen.

Könntet ihr bitte die vier Ebenen der Traumatherapie erläutern und wie diese miteinander interagieren?
Die erste Ebene ist die biografische Ebene, das ist ein Trauma, das in der eigenen Lebensgeschichte passiert ist. Dabei arbeiten wir mit den konkreten Ereignissen, die die Menschen erlebt haben.
Die zweite Ebene ist die transgenerationale Ebene von traumatischen Erfahrungen und deren Speicherungen in unterschiedlichen Generationen eines Familiensystems. Auf dieser Ebene arbeiten wir mit den Auswirkungen, die das transgenerationale Trauma auf die betroffene Person hat, und versuchen herauszufinden, welche Aufträge die Person aus dem Familiensystem übernommen hat und von wem. Wir klären, ob es sich überhaupt um ein eigenes Thema handelt oder ob eine Themenwiederholung von Vater, Mutter, Großeltern oder anderen Familienmitgliedern vorliegt und warum die betreffende Person dieses Thema reinszeniert.
Die dritte Ebene ist die systemische Ebene. Was haben die Menschen innerhalb von Organisationen, Bildungssystemen, Arbeitssystemen, Kirchensystemen oder anderen Formen von Organisationformen erlebt und erlitten?
Die vierte Ebene ist die kollektive Ebene von Trauma. Was habe ich als Angehöriger eines Volks, einer Gemeinschaft oder Gruppe an vergangenen oder gegenwärtigen Traumata als individueller, personalisierter Ausdruck von kollektiven Traumata gespeichert und inwieweit steuert das mein heutiges Verhalten? Auf der vierten und kollektiven Traumaebene geht es nicht mehr um Einzelarbeit mit Menschen, sondern um die Arbeit mit größeren Gruppen oder mit Gemeinschaften, die das gleiche Schicksal erlitten haben.

Diese vier Traumaebenen existieren nicht getrennt voneinander, sondern sind miteinander verbunden und interagieren miteinander.

Erklärt bitte eure Methode des TraumaDialogs®. Was ist das Besondere daran und wie unterscheidet sie sich von anderen Therapieansätzen?
TraumaDialog® hilft traumatisierten Menschen sowie Menschen, die mit einem Trauma konfrontiert sind, eine gemeinsame Sprache zu finden. Sie lernen, ihre innere mentale, emotionale und körperliche Wahrheit, Wirklichkeit und Wahrnehmung zu kommunizieren und mit anderen Menschen zu teilen. Das vorher Unsagbare findet Worte, das vorher Nichtgefühlte wird zum Gefühl und das vorher Nichtwahrgenommene wird zu einer neuen Wirklichkeit.
TraumaDialog® ist eine Storytelling-Methode, um die eigene Traumageschichte mit anderen Menschen zu teilen und integrieren zu lernen. Die Patienten lernen, individuelles, transgenerationales, systemisches und kollektives Trauma zu unterscheiden und ihre Anpassungs- und Bewältigungsstrategien zu beschreiben Dadurch entsteht ein Raum von Mitgefühl, Verständnis, Toleranz und Vertrauen, in dem sich Menschen mit ihren inneren Wunden zeigen können und nicht mehr allein fühlen. Menschen erfahren in diesem gemeinsamen Raum eine neue Art von Verbundenheit mit sich und anderen, die einen heilenden Charakter hat.

Wie kann man verhindern, dass Menschen re-traumatisiert werden, wenn sie ihre traumatisierenden Geschichten immer wieder erzählen?
Im TraumaDialog® lernen Menschen, die inneren und äußeren Folgen des Traumas für sich zu beschreiben. Anders ausgedrückt lernen sie den Fokus von der Waffe, die die Verletzung verursacht hat, auf die entstandene Wunde zu richten und sich darauf zu konzentrieren, wie die Wunde versorgt werden und wieder heilen kann.

Welche Erfolge habt ihr mit dieser Methode in eurer Praxis erzielt?
Die einhellige Rückmeldung ist, dass sich Menschen gesehen und verstanden fühlen. Insbesondere Klienten, die schon eine längere Therapiegeschichte hinter sich haben und trotzdem nicht wirklich eine Lösung für ihr Trauma und ihre Symptome gefunden haben.

Die Rückmeldungen sagen, dass die Klienten eine schnelle Orientierung bekommen und die Zusammenhänge zwischen Kindheitserfahrungen und heutigen Verhaltensmustern erkennen, dass die Erkenntnis ihrer Anpassungs- und Bewältigungsstrategie neue Perspektiven öffnet und Verhaltensänderungen ermöglicht.
Wir bekommen auch erzählt, dass die transgenerationale Perspektive große Lasten von den eigenen Schultern nehmen und dass Traumatherapie auch leicht sein kann, und Humor hilft heilen.
Und last but not least, dass oft das Grundtrauma eines Menschen mit seinem Kerntalent und seiner Kern-Ressource verbunden und damit ein Ausdruck seiner Selbstheilungskräfte ist.

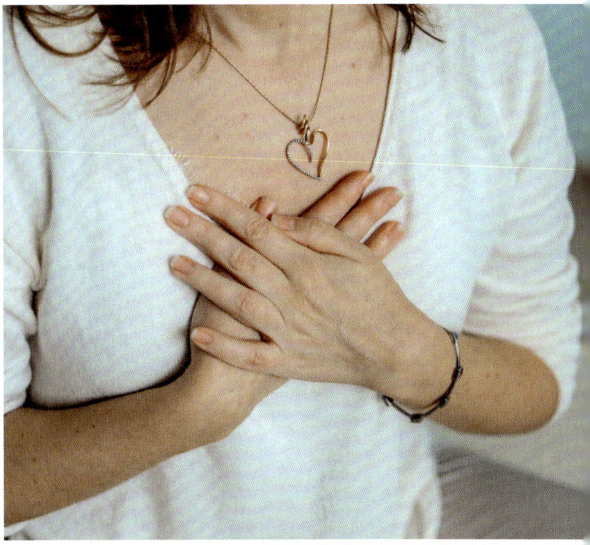

Wir können lernen, Traumata anzunehmen und dann loszulassen.

Können traumabedingte epigenetische Veränderungen rückgängig gemacht werden oder werden sie lediglich kompensiert?
Es gibt beide Möglichkeiten.
Die Kompensationsvariante ist eine Bewältigungs- oder Anpassungsstrategie. Das heißt, ich versuche, mit meinem Trauma möglichst intelligent umzugehen, damit es mich nicht mehr behindert und ich damit einigermaßen beschwerdefrei und funktionstüchtig leben kann.
Ein Trauma kann nicht rückgängig gemacht werden, weil es ein Ereignis ist, das dort und damals geschehen ist und seine Spuren in der Epigenetik hinterlassen hat.
Aber wenn Traumaintegration stattfindet, d. h., wenn das Trauma Bestandteil meiner Geschichte wird, wenn ich das Trauma als mein Schicksal annehme und wenn ich die Wachstumschance, die im Trauma liegt, ergreife, dann kann die epigenetische Software neu programmiert werden, was zur Folge hat, dass die Traumafolgen tatsächlich aufgelöst werden können.

Wie geht ihr mit Widerständen oder Verleugnung bei familiären Traumata um?
Wir thematisieren den Widerstand und die Verleugnung, indem wir es offen mit unseren Klienten ansprechen und sie danach fragen, warum dieser Widerstand und diese Verleugnung wichtig für sie sind. Was die Vorteile dieser Bewältigungsstrategien für sie und/oder die Familie sind und welche Nachteile sie haben. Wir nehmen die Verleugnung mit Gelassenheit, Wohlwollen und Verständnis und sind gleichzeitig sehr klar und direkt in der Benennung und Beschreibung von Verleugnung und Widerstand. Wir stellen Transparenz über die Denkmuster, Glaubenssätze, Ängste, Traditionen und Traumata her, die den Widerständen und Verleugnungen zugrunde liegen. Und wir überlassen den Klienten die Entscheidung, ob sie einen neuen Weg zu neuen Ergebnissen mit uns gehen möchten oder alten Mustern treu bleiben wollen. Im letzteren Fall respektieren wir selbstverständlich ihre Entscheidung und beenden die Zusammenarbeit.
Deswegen versuchen wir, Orientierung zu geben, Zusammenhänge zu erklären und realistische Arbeitskontrakte zu schließen. Durch schnelle Aha-Erkenntnisse und kleine Veränderungen im Umgang mit ihren Emotionen, Gedanken und Verhaltensmustern schaffen wir Erfolgserlebnisse. Das motiviert unsere Klienten, eine größere Selbstwirksamkeit und Veränderungsbereitschaft zu entwickeln, um sich weiter zu verändern.

Einen herzlichen Dank an TraumaHelden für dieses Interview.

Epigenetik – der Schlüssel zur Gesundheit

Epigenetik zeigt uns, wie sich unsere Lebensführung, unser Denken und unser Fühlen auf unsere Genaktivität auswirken. Doch welche Einflüsse und Auslöser gibt es für die unterschiedlich intensive Genaktivität? Und wie können wir eine Aktivierung für unsere Gesundheit nutzen?

Was passiert im Zellkern?

Die Epigenetik spielt sich hauptsächlich im Zellkern ab, weil hier unsere Erbinformation zu finden ist. Und genau hier liegt die Schnittstelle zwischen unseren Genen und den Einflüssen, die aus der Umwelt auf uns wirken.

Die Zelle reguliert sehr streng, wer oder was alles in den Zellkern darf. Der Zellkern ist nur exklusiven »Gästen« vorbehalten, die genügend zu sagen haben, sodass sie an der DNA »herumdoktern« dürfen. Diese Stoffe werden auch kernständige oder nukleäre Stoffe genannt. Sie werden nur in den Exklusiv-Club »Zellkern« hineingelassen, wenn sie ein Clubbändchen tragen – die nukleare Lokalisationssequenz (NLS). Als Türsteher fungiert dabei die Kernpore, und die ist streng!

Der Einfachheit halber nenne ich diese Stoffe, die sich auf unsere Epigenetik auswirken können, epigenetische Schalter. Sie werden in der Zelle oder außerhalb der Zelle gebildet, gelangen bis in den Zellkern und machen die Epigenetik greifbar. Auf diese Stoffe können wir Einfluss nehmen durch alles, was wir tun.

Sie sehen, wir kommen langsam von der Theorie in die Praxis. Von langweiliger Biochemie hin zu spannender ... Epigenetik! Hier und da werde ich bereits Praxistipps für Ihre epigenetische Gesundheit einbinden, zunächst aber möchte ich Ihnen noch eine ganz wichtige Grundregel für epigenetische Gesundheit nennen: In der Natur spielt sich alles in Zyklen ab.

Gut zu wissen

Wir Menschen leben in Zyklen, was sich auch in der unterschiedlich hohen Aktivität unserer Organe im 24-Stunden-Rhythmus zeigt. In der traditionellen chinesischen Medizin gibt es die sogenannte Organuhr, die beschreibt, wann welches Organ besonders aktiv ist. So ist unsere Leber z. B. von 1-3 Uhr nachts besonders aktiv, der Dickdarm zwischen 5-7 Uhr, das Herz vormittags zwischen 11-13 Uhr.

ABWECHSLUNG SCHAFFEN

Eintönigkeit, Langeweile und fehlende Abwechslung gibt es in der Natur nicht. Und so wie in der Natur gibt es für unseren Körper Zyklen, die wir benötigen, um unser körperliches Potenzial leben zu können. Damit die epigenetischen Schalter funktionieren und die Gleichgewichte, die wir für ein gesundes Leben benötigen, bewahrt bleiben, brauchen wir Abwechslung.

Sofern Körper, Geist und Seele in Balance sind, sind wir gesund und glücklich. Wenn eines der drei Elemente zu stark ausgeprägt ist, leiden die anderen beiden, und wir leben nicht unser Potenzial:

- Wer auf körperliche Ebene alles perfekt machen will, wird verbissen und gestresst – Geist und Seele leiden.

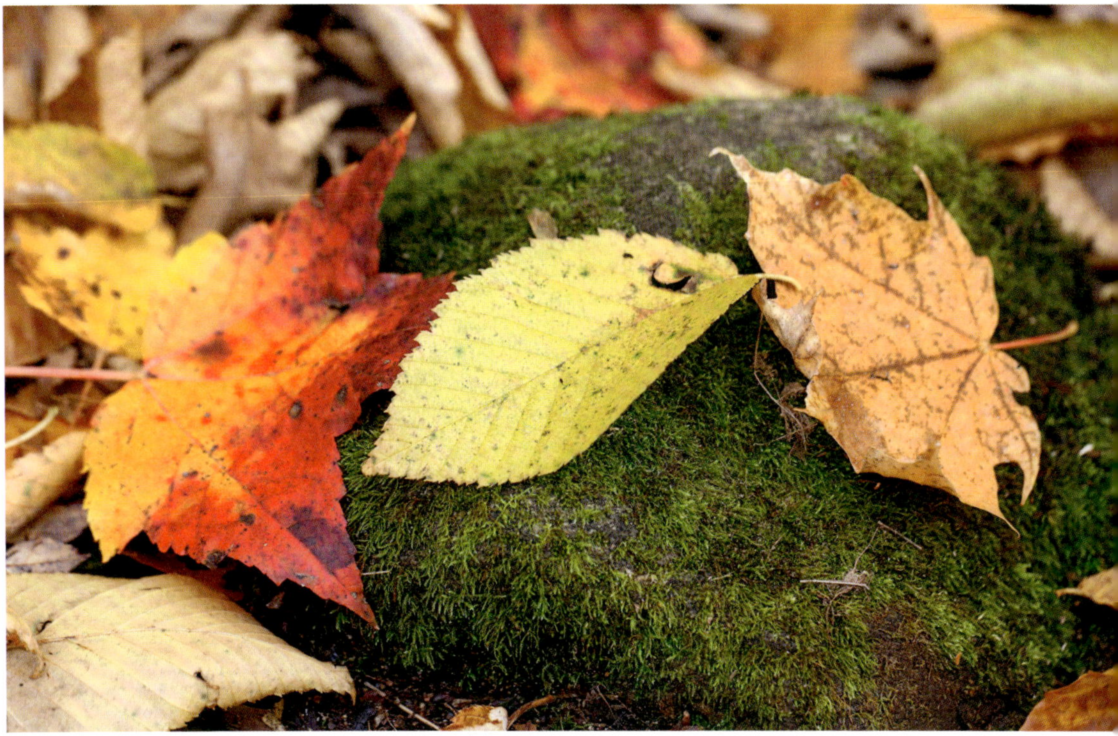
Die Natur zeigt uns Entstehen und Vergehen.

- Wer nur noch nach Bauchgefühl und seiner Seelenaufgabe geht, sich auf nichts mehr festlegen will, am liebsten nur noch rein spirituelle, roh-vegane Kost zu sich nimmt – verliert die Bodenhaftung zu sich und seiner Umwelt und wird sich nicht mehr konzentrieren können.
- Wer zwar körperlich gesund und mit sich im Reinen ist und sogar gut mit sich umgeht, aber zwölf Stunden am Tag in einer lärmenden Industriehalle an einem Fließband sitzt …

Sie verstehen, was ich sagen will, oder?

Es geht um Gleichgewichte und Zyklen. Ist alles im Lot, funktioniert unsere Epigenetik wunderbar und unsere Biochemie läuft reibungslos wie ein Uhrwerk. Denn einen Tipp kann ich Ihnen direkt zu Beginn geben: Achten Sie darauf, dass in Ihrem Leben diese Gleichgewichte bestehen bleiben, dann werden Sie sich insgesamt sehr wohlfühlen.

ÖFTER MAL WAS NEUES

Epigenetik braucht Abwechslung. Die epigenetischen Schalter sind nicht wie Lichtschalter, die, einmal angeschaltet, immer angeschaltet bleiben. Sie sind eher wie Lichtschalter, die dimmen – die Glühbirne wird mit der Zeit schwächer, und unsere Hormone und Rezeptoren, die ihre Wirkung einbüßen, brauchen Anregung, um ihre Effektivität zu behalten.

Sicher kennen Sie dafür einige Beispiele: Nachdem Sie für einige Tage gefastet haben, nehmen Sie ganz alltägliche Nahrung wieder viel bewusster wahr. Sollten Sie merken, dass Ihr Körper auf Kaffee nicht mehr so gut reagiert, verzichten Sie mal eine Woche auf den Kaffeegenuss – nach 5–7 Tagen haben sich ihre »Koffein-Rezeptoren« (Adenosin-Rezeptoren) erholt und dieselbe Tasse Kaffee wirkt nun viel stärker und schmeckt wieder besser.

SICH GUTES TUN: **Wie Sie für Ausgewogenheit sorgen**

So schaffen Sie sich eine gute Grundlage für ein gesundes und glückliches Leben. Sie müssen nicht alles gleichzeitig umsetzen, aber öfter mal etwas ausprobieren:

Hitze & Kälte. Wir sind nicht gemacht für klimatisierte Räume, Sitzheizungen und Kuscheldecken. Wir brauchen mal Hitze (z. B. in der Sauna) und mal Kälte (z. B. kalt duschen).

Licht & Dunkel. Ein Gleichgewicht von Licht und Dunkelheit ist entscheidend für den Schlaf-Wach-Rhythmus und die Produktion von Melatonin und Cortisol.

Sport & Entspannung. Körperliche Aktivität und Entspannungsphasen fördern die körperliche und geistige Gesundheit durch die Balance von Anspannung und Erholung. Wir brauchen beides.

Konzentration & Meditation. Intensive Konzentrationsphasen und meditative Entspannungszeiten helfen, geistige Klarheit und innere Ruhe zu bewahren und gleichzeitig unserem täglichen Tun nachzukommen.

Arbeit & Urlaub. Ein gesundes Verhältnis zwischen Arbeits- und Erholungsphasen ist entscheidend, um einen Burnout zu vermeiden und langfristig produktiv zu bleiben.

Lernen & Lehren. Sowohl das Aufnehmen neuer Informationen als auch das Weitergeben von Wissen fördern ein tiefes Verständnis und kontinuierliches Wachstum.

High Carb & Low Carb. Eine abwechslungsreiche Ernährung mit Phasen von kohlenhydratreichen und kohlenhydratarmen Mahlzeiten kann den Stoffwechsel anpassen und Energielevel ausbalancieren.

Essen & Fasten. Regelmäßige Mahlzeiten und geplante Fastenperioden (Intervallfasten genauso wie eine Heilfasten-Kur) können die Verdauung unterstützen und den Stoffwechsel optimieren.

Bewegung & Ruhe. Ein ausgewogenes Verhältnis zwischen körperlicher Aktivität und ausreichend Ruhezeiten ist entscheidend für die Gesundheit und Regeneration des Körpers.

Geselligkeit & Alleinsein. Soziale Interaktionen und Zeiten des Alleinseins sind beide wichtig für das emotionale Wohlbefinden und die mentale Gesundheit.

Natur & Urbanes Leben. Zeit in der Natur zu verbringen und das urbane Leben (z. B. Kultur, Gesellschaft) zu genießen, bieten jeweils einzigartige Vorteile für das psychische und körperliche Wohlbefinden.

Arbeiten & Spielen. Ein ausgewogenes Verhältnis zwischen produktiver Arbeit und spielerischen Aktivitäten fördert Kreativität und Freude.

Struktur & Flexibilität. Ein Gleichgewicht zwischen strukturierten Routinen und der Fähigkeit, flexibel auf Veränderungen zu reagieren, fördert Resilienz und Anpassungsfähigkeit.

Kraft & Flexibilität. Ein starker und robuster Körper sollte auch flexibel sein, um das Wohlbefinden im eigenen Körper zu stärken und Verletzungen vorzubeugen (daher praktiziere ich z. B. Kraftsport + Yoga).

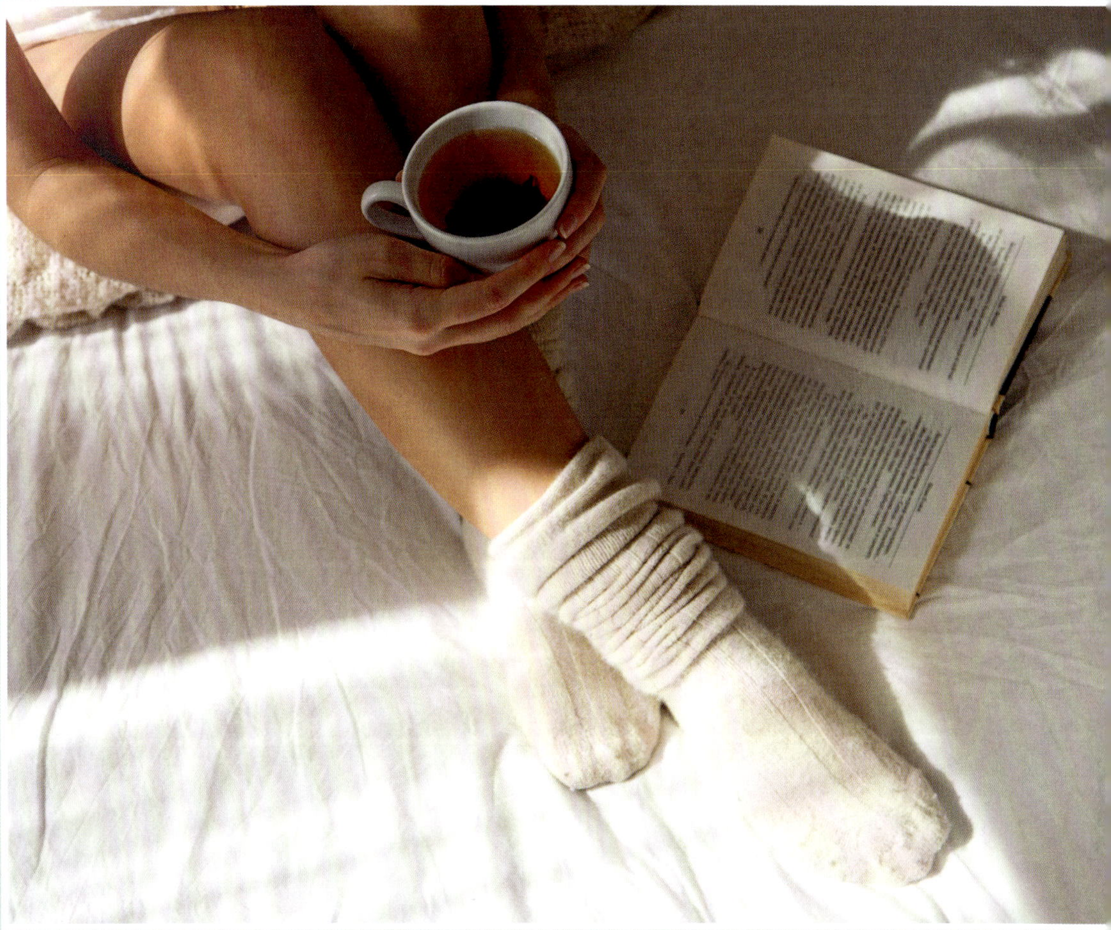

Bauen Sie regelmäßig Momente der Entspannung in Ihren Alltag ein.

Kreativität & Logik. Kreative Tätigkeiten und logisches Denken sollten gleichermaßen gefördert werden, um ein ganzheitliches Denken zu entwickeln.

Pflege & Selbstpflege. Die Fürsorge für andere und die Selbstfürsorge sind beide essenziell für ein gesundes, ausgeglichenes Leben.

Genuss & Maßhalten. Genussvolle Erlebnisse und ein gesundes Maßhalten sollten in einem ausgewogenen Verhältnis stehen, um Übermaß und Entbehrung zu vermeiden.

Freude & Trauer. Die Fähigkeit, sowohl Freude als auch Trauer zu empfinden und zu verarbeiten, trägt zur emotionalen Resilienz und Ausgeglichenheit bei. Genauer werden wir dies im Kapitel über Emotionen besprechen (ab S. 100).

Gehen Sie diese Punkte einzeln durch und überlegen Sie sich, wo eine Seite in Ihrem Leben zu dominant ist oder wo eine Seite eventuell benachteiligt wird. Dies ist die wahrscheinlich wichtigste Aufgabe, die Ihnen mit diesem Buch zufällt.

Die epigenetischen Schalter aktivieren

Nach all den Erklärungen hier nun die wichtigsten Schalter. Ich habe ausschließlich die Zell-Schalter aufgelistet, die wir mit unserer Lebensführung aktiv beeinflussen können. Bitte behalten Sie im Hinterkopf, dass es Zyklen und Abwechslung braucht, damit alles reibungslos funktioniert.

Im Folgenden nenne ich nach Wichtigkeit und Bedeutung sortiert entscheidende Epigenetik-Schalter für unsere Gesundheit.

mTOR & AMPK. mTOR und AMPK sind zentrale Regulatoren des Zellstoffwechsels. mTOR fördert das Zellwachstum und wird durch Kohlenhydrate, Eiweiß und Kraftsport aktiviert, während AMPK als Energiesensor (Fette, Ballaststoffe, Ausdauersport) katabole Prozesse aktiviert. Ihre Balance ist entscheidend für die zelluläre Homöostase und Anpassung.

Vitamin-D-Rezeptor (VDR). Der Vitamin-D-Rezeptor (VDR) beeinflusst die Genexpression, indem er nach Bindung von Vitamin D als Transkriptionsfaktor fungiert. Er reguliert wahrscheinlich 3000–6000 Gene. Ein Mangel an Vitamin D kann daher dramatische (und unschöne) epigenetische Veränderungen hervorrufen.

Retinoid-X-Rezeptor (RXR). RXR ist ein nuklearer Rezeptor, der gerne mit anderen Rezeptoren ein Pärchen bildet. Sein Lieblingspartner: der Vitamin-D-Rezeptor. RXR beeinflusst die Genexpression durch Bindung an Retinoide und Interaktion mit DNA. RXR spielt eine Schlüsselrolle bei der Regulation von Zelldifferenzierung, Regeneration und Stoffwechselprozessen. Auch ein Mangel an Vitamin A (betrifft etwa 60 % der Bevölkerung) ist daher problematisch.

Sirtuine und Nrf2 (Nuclear factor erythroid 2-related factor 2). Sirtuine sind NAD+-abhängige Deacetylasen, die an der Regulation des Zellstoffwechsels und der Langlebigkeit beteiligt sind. Sie modifizieren Histone und Proteine, was zu Veränderungen der Chromatinstruktur führt. Sirtuine fördern die Stressresistenz, Regeneration und Entzündungslinderung und sind mit einem langen und gesunden Leben assoziiert. Oxidativer Stress und bestimmte Stoffe aus der Nahrung mindern ihre Wirkung – ein Grund, warum es wichtig ist, seine Ernährung abwechslungsreich (nicht monoton) zu gestalten und vor allem frische, bunte Nahrung zu essen.

Nrf2 schützt die Zellen vor oxidativem Stress und unterstützt die Entgiftung von schädlichen Substanzen. Beide, Nrf2 und Sirtuine, sind Schlüsselregulatoren der zellulären Antwort auf Alterung und Stress. Ihre Interaktionen tragen zur Förderung der Zellgesundheit und Langlebigkeit bei, indem sie oxidative Schäden reduzieren und den Zellstoffwechsel optimieren. Die Aktivität von Nrf2 kann auch die Expression von Sirtuinen beeinflussen. Durch die Regulation der antioxidativen Gene und die Reduktion von Zellschäden kann Nrf2 ein zelluläres Umfeld schaffen, das die Funktion von Sirtuinen unterstützt.

Steroide. Steroidhormone wie Pregnenolon, Testosteron, Östrogen, DHEA, Progesteron und Cortisol regulieren die Genexpression durch Bindung an spezifische Rezeptoren, die als Transkriptionsfaktoren fungieren. Sie beeinflussen Prozesse wie Immunsystem, Stoffwechsel und Entzündung. Über Steroidhormone werden wir noch sprechen (s. S. 117) – keine Sorge, das hat nichts mit übermäßigem Bodybuilding zu tun, sondern ist die Grundlage für Ihre epigenetische Gesundheit. Ohne Steroidhormone geht im Körper gar nichts.

Pheromone. Pheromone sind chemische Signale, die Verhaltens- und physiologische Veränderungen in anderen Individuen derselben Spezies auslösen. Wenn sich zwei Menschen gut »riechen« können und sich anziehend finden, sind das ebenso Pheromone, wie wenn Sie an einem Blumenstrauß riechen oder im Wald spazieren gehen und es so schön nach »Wald« riecht. Pheromone spielen eine wichtige Rolle in der sozialen Kommunikation. Von den ca. 25.000 Genen, die wir Menschen haben, sind etwa 500 nur für das Riechen zustän-

Abwechslung tut gut, auch auf dem Teller!

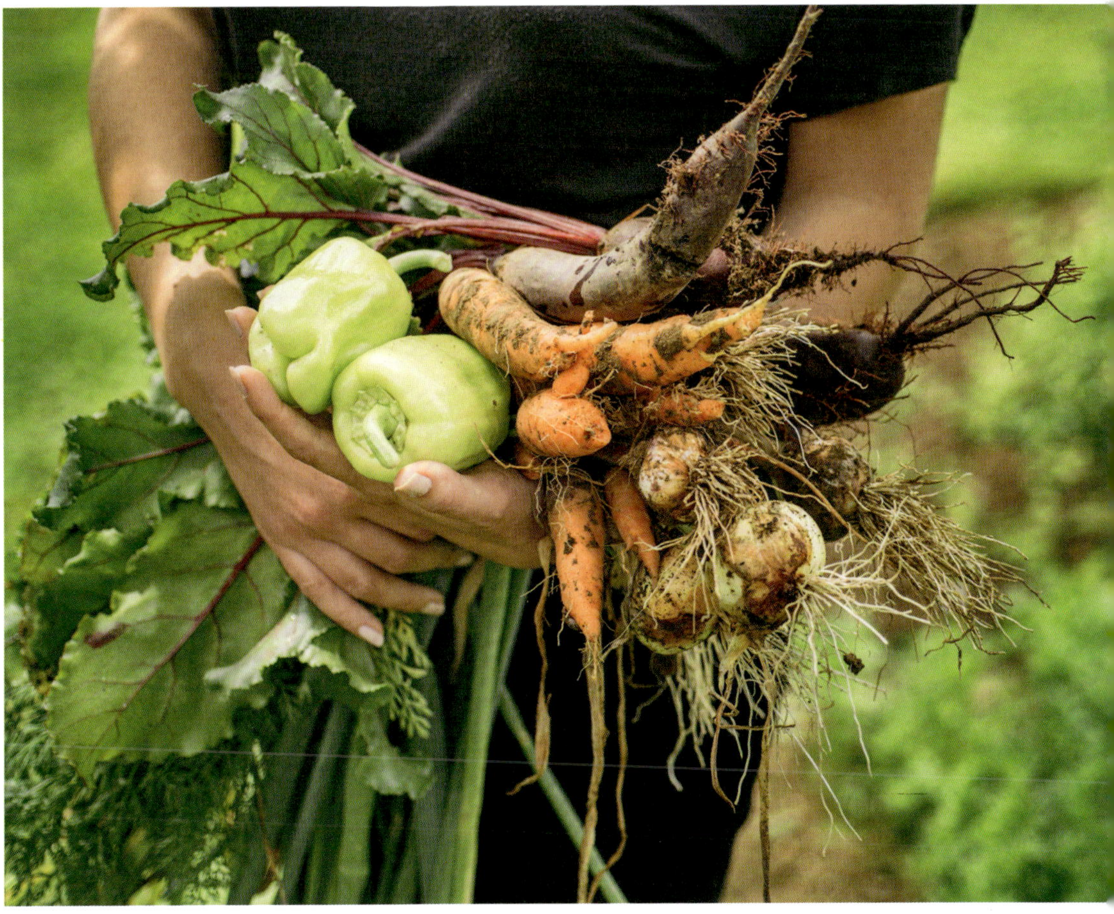

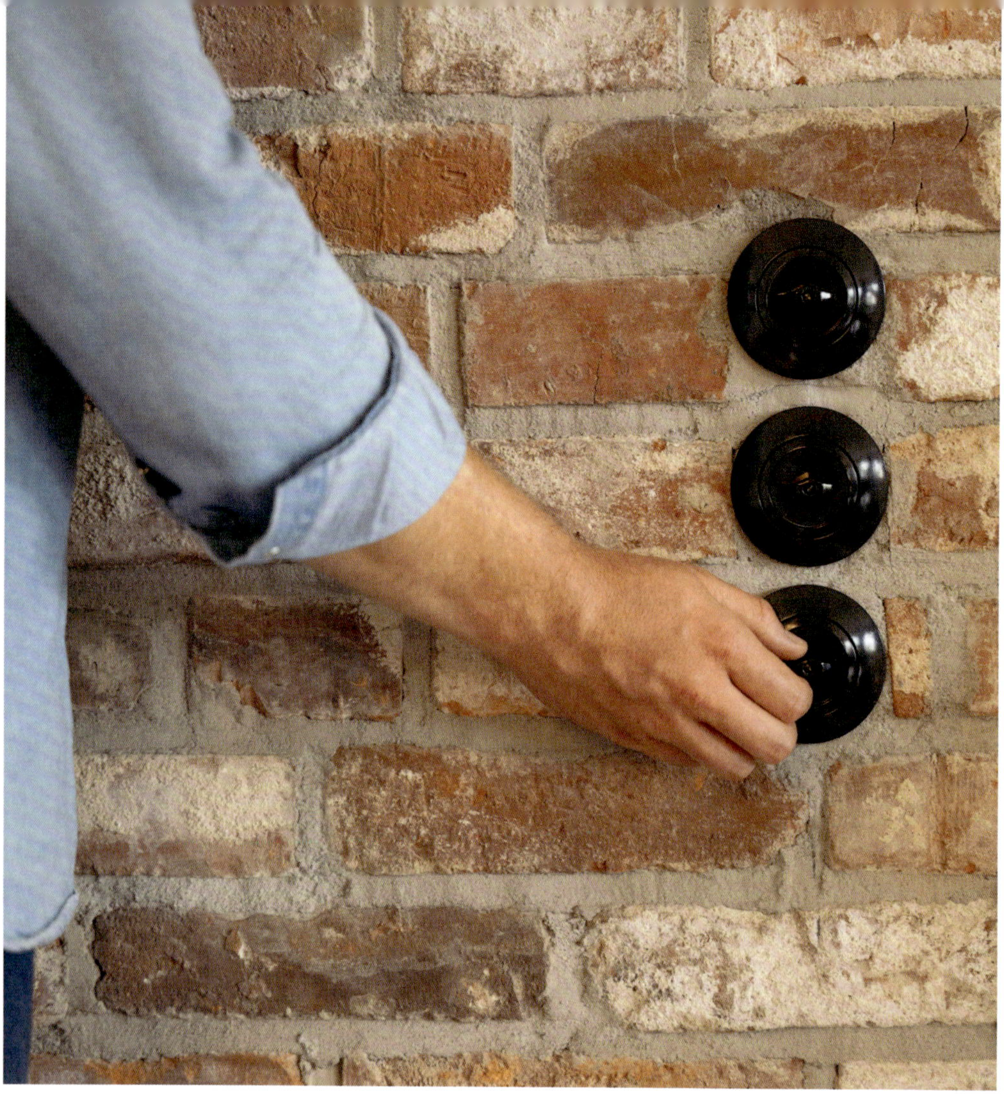

Epigenetische Schalter sind wie Lichtschalter, die dimmen.

dig – so wichtig sind diese Informationen für unsere Epigenetik!

Sekundärstoffe (Sekundärmetaboliten). Sekundärstoffe aus der Nahrung, wie Polyphenole und Flavonoide, beeinflussen die Genexpression und epigenetischen Mechanismen (z. B. Sirtuine und andere Schalter). Sie haben antioxidative und entzündungshemmende Eigenschaften. Auch hier ist Abwechslung wichtig, denn jeder Stoff aktiviert andere epigenetische Schalter – und je größer die Diversität unserer Nahrung, desto höher die epigenetischen positiven Reaktionen.

PGC1alpha (Peroxisome proliferator-activated receptor gamma coactivator 1-alpha). PGC1alpha ist ein Coaktivator, der die Genexpression von Genen reguliert, die am Energiestoffwechsel beteiligt sind. Er fördert die mitochondriale Biogenese und oxidative Phosphorylierung. PGC1alpha spielt eine zentrale Rolle bei der Anpassung an energetische Anforderungen.

fT3 (freies Trijodthyronin). fT3 ist das aktive Schilddrüsenhormon. Es spielt eine wichtige Rolle in der Regulation des Grundstoffwechsels, der Wärmebildung und der allgemeinen Energieverwertung. Es ist auch entscheidend für die normale Entwicklung und Differenzierung von Geweben sowie für die Aufrechterhaltung der Homöostase und bestimmt, wie »gut und energetisch« wir uns fühlen.

PPARs (Peroxisome proliferator-activated receptors). PPARs sind nukleare Rezeptoren, die den Fettstoffwechsel und die Glukosehomöostase regulieren. Sie binden an Liganden und beeinflussen die Genexpression durch Rekrutierung von Coaktivatoren und Corepressoren. PPARs sind wichtig für die Anpassung des Stoffwechsels an verschiedene Ernährungszustände. Sie werden maßgeblich durch unsere Ernährung (Aufnahme gesunder Fette und fettlöslicher Vitamine) und Temperaturextreme wie Sauna oder eine kalte Dusche aktiviert.

Hypoxie-induzierbarer Faktor (HIF). HIF ist ein Transkriptionsfaktor, der unter Sauerstoffmangelbedingungen aktiviert wird. Er reguliert Gene, die an der Neubildung von Blutgefäßen und dem Energiestoffwechsel beteiligt sind. HIF unterstützt die Anpassung von Zellen und Geweben an Hypoxie. Hypoxie können Sie durch eine Wanderung in den Bergen und durch Sport in Ihren Alltag bringen.

NF-κB (Nuclear factor kappa-light-chain-enhancer of activated B-cells). NF-κB ist ein Transkriptionsfaktor, der die Immunantwort und Entzündungsreaktionen reguliert. Er wird durch verschiedene Stimuli aktiviert und transloziert in den Zellkern, um die Genexpression zu beeinflussen. Chronische NF-κB-Aktivierung wird mit entzündlichen Erkrankungen in Verbindung gebracht und bringt den Körper in eine eher ungesunde Lage. Daher ist es für Ihren Epigenetik-Code wichtig, chronische Entzündungen zu vermeiden.

CREB (cAMP response element-binding protein). CREB ist ein Transkriptionsfaktor, der durch cAMP aktiviert wird und die Genexpression reguliert. Er bindet an spezifische DNA-Sequenzen und fördert die Transkription von Genen, die an Zellwachstum und Überleben beteiligt sind. CREB spielt eine wichtige Rolle im Wachstum neuer Nervenzellen und der Gedächtnisbildung. CREB wird durch Insulin (also Kohlenhydrate und Eiweiße), möglicherweise aber auch durch Koffein aktiviert.

Melatonin. Melatonin kennen Sie vielleicht als unser »Schlafhormon«. Der Körper bildet es abends, um zur Ruhe zu kommen, um ein- und durchzuschlafen. Während wir schlafen, regenerieren wir und erholen uns – durch Melatonin und seine epigenetischen Aktivitäten. Ein gesunder Tag-Nacht-Rhythmus und Schlaf sind dafür sehr wichtig.

Oxytocin. Unser Liebes-Hormon. Wir bilden es, wenn wir uns wohl fühlen – in unserer Haut, aber auch mit geliebten Menschen. Es reguliert auf epigenetischer Ebene unsere Stressachse und unseren Umgang mit Stress.

Was wir bis hierher wissen

Nachdem wir uns die wichtigsten epigenetischen Schalter angesehen haben, lässt sich daraus ein großer Teil Ihres Epigenetik-Codes ableiten. Wollen wir ein gesundes, glückliches und ausbalanciertes Leben führen, müssen wir im Einklang mit unserer Epigenetik leben – und damit im Einklang mit unserer menschlichen Natur.
Schauen Sie sich die epigenetischen Schalter noch einmal an – dann sehen Sie bereits, wie so ein Leben aussehen könnte. In den kommenden Kapiteln werden wir das bisher Gelernte weiter vertiefen, um dann all diese Informationen im letzten Kapitel zu einem Gesamtkunstwerk zusammenzuflechten: zu Ihrem Epigenetik-Code.

Das Potenzial der Epigenetik nutzen

In diesem Kapitel lernen Sie ganz praktisch, was unser Körper für ein gesundes und glückliches Leben braucht und welche Faktoren unsere epigenetischen Schalter positiv beeinflussen.

Einen epigentik-freundlichen Lifestyle etablieren

Wenn wir es schaffen, nach unseren Grundbedürfnisse zu leben - auf natürliche Art und Weise und in Balance -, haben wir bereits viel für uns getan. Neben diese Grundbedürfnisse stellen sich weitere wichtige Bedürfnisse, die wie Hebel für unsere Gesundheit fungieren.

Die Inhalte dieses Kapitels sind sehr divers – und das sind auch die Merkmale unserer menschlichen Natur: Abwechslung und Vielfalt prägen uns – eigentlich. Die Bedürfnisse unseres Körpers und unserer Epigenetik lassen sich nicht ignorieren. Ich bin der Meinung, dass wir sie in unserem heutigen – wilden und unruhigen – Leben oft zu wenig ausleben. Doch sollten wir das unbedingt wieder lernen, und Sie werden merken (besonders mit Blick auf die epigenetischen Schalter), dass die beste Gesundheit genau dort zu finden ist, wo unsere menschliche Natur auf unser modernes Leben mit all seinen Vorzügen trifft – Natur trifft Moderne sozusagen.

Gesundheit ist in der Natur zu finden – in jederlei Hinsicht. Doch wir dürfen auch die moderne Technik nutzen, um die Natur ein Stück weit in unseren Alltag zu bringen. Im Sommer können Sie zum Beispiel in die Sonne gehen – im Winter darf es auch eine Infrarotlicht-Lampe und ein Vitamin-D-Supplement sein – Moderne trifft Natur.

WAS UNS NICHT UMBRINGT, MACHT UNS STÄRKER

Viele der Dinge, die in unserem Epigenetik-Code stehen, sind Reize, die uns kurzfristig stressen, uns längerfristig aber robuster und gesünder machen. Sie bringen Abwechslung, aber auch Anpassung und Wachstum. Oder anders gesagt: Was uns nicht umbringt, macht uns stärker. Denn Gesundheit findet dann statt, wenn wir unserem Körper das geben, was er braucht, und das minimieren, was ihm schadet.

In vielen Praxistipps in diesem Buch werden Sie diese sogenannten hormetischen Reize finden. Sport, Fasten, kalte Duschen sind wichtige Beispiele – es ist anstrengend, manchmal auch unangenehm –, aber hinterher fühlen wir uns unbeschreiblich gut, und irgendwann macht es uns immer weniger aus.

Diese kurzen, unangenehmen Dinge sind wichtig für uns. Der Mensch ist von Natur aus faul, und der moderne Mensch versucht, Unangenehmes so lange wie möglich zu meiden. »Sport ist Mord.« – »Kalt duschen macht krank.« – »Essen muss immer genussvoll sein, und wer gesund sein will, muss zu viel verzichten.« Diese Sätze kennen Sie sicher. Das Problem: Wenn Sie es sich immer leicht machen und Unangenehmes meiden, werden Sie es irgendwann schwer haben. Weil Ihre Gesundheit leidet und Sie chronische Krankheiten entwickeln oder vorzeitig altern. Wir können nicht leben, ohne unangenehme Dinge zu erdulden. Sie gehören dazu. Und wir führen das gesündere und angenehmere Leben, wenn wir uns hin und wieder aus der Komfortzone bewegen und uns bewusst unangenehmen Dingen stellen, sie annehmen und durch sie stärker werden. Nur

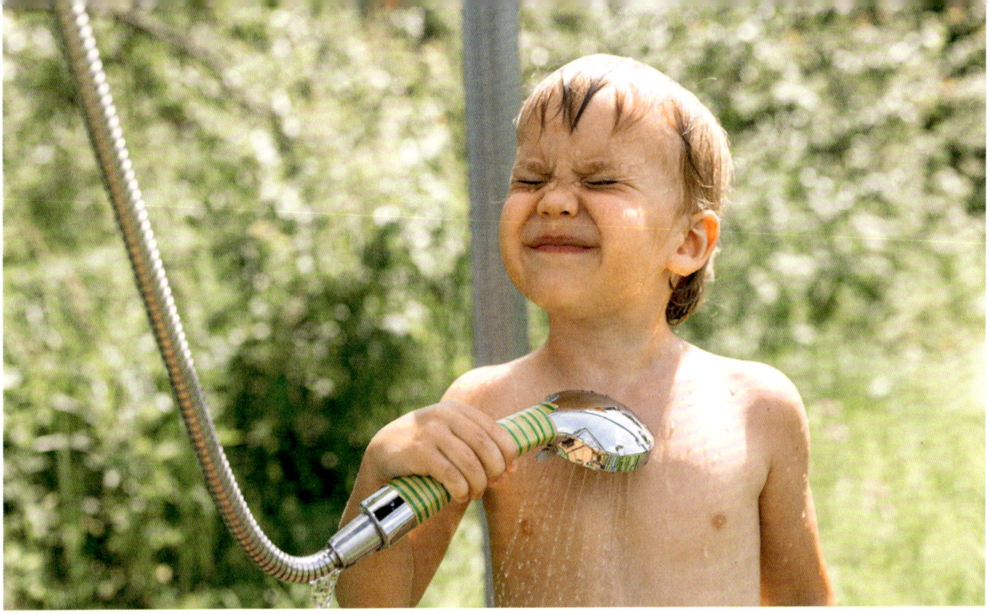

Kinder sind unbekümmert bei hormetischen Reizen.

so können wir unser epigenetisches Potenzial leben. Hormetischen Reizen ist gemein, dass sie »kurz und knackig« sein sollten, nicht chronisch. Sind sie chronisch, wird es Stress. Ist der Reiz kurz und knackig, ist es gut (der Unterschied zwischen Eu- und Disstress kommt später im Buch, ab S. 118).

Wir werden uns im Folgenden ansehen, welche Grundbedürfnisse der Mensch hat, wie sie ursprünglich erfüllt wurden und wie diese im Normalfall von den meisten Menschen heutzutage ausgelebt werden. Danach schauen wir uns an, wie wir die epigenetischen Schalter für uns wieder aktivieren und nutzen können.

LUFT

Luft ist das Fundamentalste, was wir zum Leben brauchen. Natürlich. Fünf Minuten ohne Luft – und die Lichter gehen aus. Warum ist das für unsere Epigenetik relevant? Es geht hier um das richtige Atmen (das Wie) und die richtige Atemluft (das Was).

Wie atmen die meisten Menschen? Eher flach und oberflächlich, in die Brust. So atmen sicher auch Sie, wenn Sie gestresst sind. Doch flach und oberflächlich im Alltag zu atmen, ist kein gutes Zeichen für Ihren Körper. Es ist eher stressig. Und es führt zu einer chronischen Hypoxie im Körper – Sauerstoffarmut. Besinnen wir uns: Wie sollten wir Menschen eigentlich atmen? Sie ahnen es schon – tief und langsam. So wie Sie atmen, wenn Sie schlafen. Oder wenn Sie entspannen. Selbst beim Sport atmen Sie (bei ausreichender Fitness) nicht oberflächlich, sondern tief in den Bauch.

Das hat klare Vorteile (Navarrete-Opazo & Mitchell, 2014): Sie nehmen mehr Sauerstoff auf und können Ihre Zellen mit mehr Sauerstoff versorgen. Die Durchblutung steigt, der Parasympathikus wird aktiviert, was Stress lindert und Sie entspannt. Entspannung ist eine Grundeinstellung Ihres Körpers – in der Ent-Spannung sind Sie ruhig und gelassen und gleichzeitig kraftvoll.

Hypoxie ist ein wichtiger epigenetischer Schalter. Für unseren Epigenetik-Code ist es wichtig, dass wir die meiste Zeit entspannt sind und tief atmen. Hypoxie sollte nur kurz vorkommen und nicht chronisch werden. Kurz und richtig eingesetzt, ist Hypoxie etwas, das Sie stärker und robuster werden lässt. Es ist ein hormetischer Reiz.

Im Alltag sollten wir daher tief und ruhig atmen. Das ist etwas, das Sie bewusst wiedererlernen können. Ich empfehle, eine Erinnerung an Ihrem Arbeitsplatz zu hinterlassen, etwa auf einem Post-it-Zettelchen. Da können Sie einfach »ATME!« draufschreiben.

Außerdem kann ich Ihnen empfehlen, im Stehen zu arbeiten. Wenn wir den ganzen Tag sitzen, atmen wir automatisch flacher. Sie können auch im Sitzen bewusst und tief atmen, aber es ist im Stehen fast schon automatisch, weil das Zwerchfell gestreckt und nicht zusammengezogen ist. Ein höhenverstellbarer Stehschreibtisch ist hier die einfachste Lösung, falls Sie einen Bürojob haben oder überwiegend im Sitzen arbeiten. Sollten Sie eine Arbeit haben, bei der Sie viel auf den Beinen sind: Glückwunsch! Sollten Sie einen sitzenden Job haben, helfen die Stehschreibtische ungemein. Ich wechsle immer eine Stunde Sitzen und Stehen ab. So ist z. B. dieses Buch zu 50 % im Stehen entstanden. Irgendwann werden Sie bemerken, dass Sie automatisch bewusster und tiefer atmen. Sollte ein Stehschreibtisch nicht möglich sein, empfehle ich Ihnen, alle 30, spätestens alle 60 Minuten einmal kurz aufzustehen und ein paar Schritte zu gehen. Ein Botengang, zur Kaffeemaschine, aufs stille Örtchen, den Gang auf und ab, an die frische Luft – Hauptsache, Sie stehen kurz auf.

Und ab und zu darf es auch mal hypoxisch (flach und oberflächlich sein), um uns zu trainieren oder um Spaß zu haben. Etwa beim Sport oder bei einem aufregenden Sex oder bei einer straffen Wanderung in den Bergen (dünne Höhenluft erzeugt auch Hypoxie). Ist die Hypoxie kurz, macht sie uns stärker, indem sie die Bildung von roten Blutkörperchen anregt. Leistungssportler machen gezielt Höhentraining, um fitter zu werden. Das können Sie auch.

Richtig atmen heißt: durch die Nase atmen. Wir Menschen sind keine Mund-Atmer, sondern Nasen-Atmer. Geben Sie sich also bitte Mühe, Ihre Nase freizuhalten. Ist die Nase verstopft, bekommen Sie bei einer Nasenatmung weniger Luft, oder Sie gehen über zur Mundatmung. Beides nicht optimal. Wir sollten durch die Nase atmen, weil die Nase unser natürlicher Luftfilter ist. Alles, was nicht in die Lunge soll, wie Sporen, Teilchen, Feinstaub, Allergene, wird in der Nase gefiltert. Außerdem wird durch eine Nasenatmung Stickoxid freigesetzt, was gut für die Durchblutung ist und den Blutdruck senkt (Yu, Wang, Guo, & Shen, 2023).

Die richtige Luft atmen

Die beste Luft zum Atmen ist immer die in der Natur. Kein Feinstaub und keine ungebetenen Gäste, einfach nur frische Luft und die Aromen der Natur. Ob Wald, Wiese, Wüste, Berge oder Meer: Wir brauchen diese Luft. Nicht die abgestandene Büroluft, nicht die benzin- und feinstaubgeschwängerte Luft in den Städten – sondern saubere Frischluft. Gehen Sie also täglich an die frische Luft, ins Grüne. Dabei können Sie Feinstaub & Co. teilweise wieder abatmen und »Sauerstoff tanken«.

Der normale CO_2-Gehalt in der Luft liegt bei 0,04 % in Städten, in Innenräumen ist meist ein höherer CO_2-Gehalt in der Luft. Bei einem Gehalt von bis zu 0,15 % sprechen wir von frischer Luft in geschlossenen Räumen. Bei mehr als 0,15 % CO_2-Gehalt ist die Luft im Raum »verbraucht« und »abgestanden«, steigt dann der CO_2-Gehalt auf über 1 %, sind Kopfschmerzen die Folge, ab 4–5 % wirkt CO_2 betäubend, ab 8 % wirkt CO_2 tödlich.

Für uns bedeutet das, dass wir ein paar Dinge tun sollten, die uns einen guten Sauerstoffgehalt im Blut verschaffen: Lüften Sie regelmäßig, wenn Sie sich viel in geschlossenen Räumen aufhalten. Schlafen Sie mit geöffnetem Fenster. Stellen Sie Zimmerpflanzen in Ihrer Wohnung und Ihrem Büro auf, welche CO_2 und Feinstaub binden und Sauerstoff für Sie bilden. Wenn Sie städtisch leben, kann ich für Wohnung und Haus einen HEPA-Luftfilter empfehlen, welcher Feinstaub, Schimmelsporen und andere unliebsame Raumluftgäste herausfiltert.

Obwohl in frischer Luft 475-mal mehr O_2 als CO_2 vorhanden ist, liegt das Verhältnis im Blut bei

ZUM AUSPROBIEREN: **Box-Breathing**

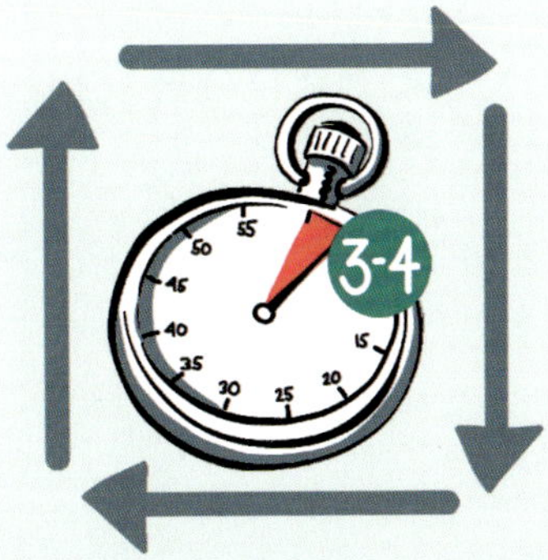

Die Atmung ist eine der einfachsten und effektivsten Möglichkeiten, wie wir unser Inneres beeinflussen können. Bewusstsein über unsere Atmung zu erlangen, ist daher eine absolute Grundlage für Ihre epigenetische Gesundheit. Ich zeige Ihnen nun eine wunderbare Übung als Grundlage:

- Setzen Sie sich gerade hin. Ohne Buckel, ohne Hohlkreuz.
- Strecken Sie die Brust raus und ziehen Sie die Schultern nach hinten.
- Atmen Sie lang und tief bis in den Bauch hinunter ein.

So geht atmen, wie es die Natur vorgesehen hat. Box-Breathing ist die wohl einfachste und bekannteste Atemübung. Sie ist auch mein Favorit, wenn ich gestresst bin und mich schnell entspannen möchte. Sie beruhigt, aktiviert den Vagusnerv (unseren größten Entspannungsnerv im Körper) und verbessert den Sauerstofftransport.

So funktioniert die Box-Atmung:

- Setzen Sie sich bequem hin, der Rücken ist gerade.
- Atmen Sie langsam durch die Nase ein, zählen Sie dabei bis 4.
- Halten Sie den Atem an, zählen Sie bis 4.
- Atmen Sie langsam durch den Mund aus, zählen Sie bis 4.
- Halten Sie den Atem erneut an, zählen Sie bis 4.
- Wiederholen Sie den Zyklus mehrmals, bis Sie sich entspannt fühlen.

1 : 1. Denn CO_2 bindet sich gerne an Hämoglobin (den roten Blutfarbstoff, der Sauerstoff transportiert) und verdrängt dabei den lebenswichtigen Sauerstoff. Deshalb sind richtiges Atmen und frische Luft so enorm wichtig für uns alle. Andernfalls geht Ihrem Körper buchstäblich die Luft aus, und die Hypoxie wird chronisch.

LIEBE

Liebe ist nach Luft das wichtigste Grundbedürfnis für Körper, Geist und Seele. Ohne Liebe geht gar nichts. Ohne Liebe kann es kein Glück geben, ohne Liebe verdorrt die Seele. Ohne Liebe sterben Neugeborene nach wenigen Tagen – denn Liebe ist die Verbindung zwischen uns und dem Rest der Welt. Besonders dem, was für 100 000 Jahre für unser Überleben am wichtigsten überhaupt war: die Verbindung zwischen uns und unseren Vorfahren. Ohne Familie, ohne Gemeinschaft haben wir keine Chance zu überleben, es verändert sich die Epigenetik, und das Leben endet, bevor es überhaupt begonnen hat. Ein extremes Beispiel, aber ein eindrückliches.

Und ich finde, Liebe kommt in unserer hektischen, »modernen« Welt oftmals zu kurz. Epigenetisch gesprochen: Das Liebeshormon Oxytocin

CHECK:
Ist Ihr Leben in Balance?

Selbstliebe

1. Nehmen Sie sich regelmäßig Zeit für sich selbst und Ihre Bedürfnisse?
2. Akzeptieren Sie Ihre eigenen Fehler und Schwächen?
3. Tun Sie regelmäßig etwas, das Ihnen Freude bereitet?

Romantische Liebe

4. Fühlen Sie sich in Ihrer Beziehung geliebt und wertgeschätzt?
5. Haben Sie und Ihr Partner gemeinsame Zukunftspläne?
6. Können Sie offen und ehrlich mit Ihrem Partner kommunizieren?

Freundschaftliche Liebe

7. Haben Sie Freunde, die Sie unterstützen und ermutigen?
8. Verbringen Sie regelmäßig Zeit mit Ihren Freunden?
9. Können Sie sich auf Ihre Freunde verlassen, wenn Sie Hilfe brauchen?

Familienliebe

10. Haben Sie ein gutes Verhältnis zu Ihren Eltern und Geschwistern?
11. Fühlen Sie sich von Ihrer Familie akzeptiert und geliebt?
12. Verbringen Sie regelmäßig Zeit mit Ihrer Familie?

Erotische Liebe

13. Sind Sie zufrieden mit Ihrem Sexualleben?
14. Fühlen Sie sich sexuell erfüllt und geschätzt?
15. Haben Sie eine gesunde Kommunikation mit Ihrem Sexualpartner/Ihren Sexualpartnern?

Platonische Liebe

16. Haben Sie Freundschaften ohne romantische Absichten?
17. Können Sie tiefgehende Gespräche mit Freunden führen, ohne körperliche Anziehung?
18. Schätzen Sie die geistige Verbindung zu Ihren Freunden?

Spirituelle Liebe/Agape

19. Fühlen Sie eine tiefe, selbstlose Liebe zu anderen Menschen?
20. Engagieren Sie sich regelmäßig in gemeinnützigen Aktivitäten oder Hilfsprojekten?
21. Fühlen Sie sich verbunden mit der Menschheit im Allgemeinen?

Naturverbundene Liebe

22. Verbringen Sie regelmäßig Zeit in der Natur und fühlen sich dort wohl?

Auswertung:

Eine ausgewogene Liebe zeigt sich, wenn Sie in den meisten Kategorien mehrmals »Ja«-Antworten haben. Kategorien mit wenigen oder keinen »Ja«-Antworten können Bereiche aufzeigen, denen Sie mehr Aufmerksamkeit und Pflege schenken sollten.

ist ein wichtiger Schalter, der eingeschaltet wird, wenn wir Liebe empfinden.

Wir unterscheiden verschiedene Arten der Liebe:

- **Selbstliebe** – Liebe zu uns selbst
- **Romantische Liebe** – unserem Partner gegenüber
- **Freundschaftliche Liebe** – gegenüber Freunden & Bekannten
- **Familienliebe** – gegenüber Eltern, Geschwistern, Großeltern
- **Erotische Liebe** – gegenüber Sexualpartner/n
- **Philanthropie** – eine allgemeine Liebe und ein Wohlwollen gegenüber der Menschheit
- **Spirituelle Liebe/Agape** – bedingungslose, selbstlose Liebe, oft verwendet, um die Liebe zu Gott oder zur Menschheit zu beschreiben
- **Nächstenliebe** – eine mitfühlende und altruistische Liebe gegenüber anderen Menschen, oft in Notfällen oder bei humanitären Handlungen
- **Naturverbundene Liebe** – eine tiefe Zuneigung und Verbundenheit zu Natur und Umwelt

Welche Liebe ist nun die wichtigste? Antwort: alle. Alle gleichermaßen. Ein gutes Leben in Balance und Harmonie beinhaltet möglichst viele dieser Arten der Liebe. Eine liebevolle Beziehung zu Ihrem Partner mit einem aktiven Sexleben ist etwas anderes als eine liebevolle, aber platonische Beziehung. Genauso ist es etwas anderes, wenn Sie ein aufregendes und abwechslungsreiches Sexleben mit verschiedenen Partnern führen, aber diese Beziehungen eher oberflächlich sind und Sie sich nicht geborgen fühlen. Auf epigenetischer Ebene gesprochen: Jede Art der Liebe ist etwas anders und legt verschiedene Hormone und epigenetische Schalter um: Sexuelle Liebe schüttet Oxytocin, Testosteron und das luteinisierende Hormon (Sexualhormon) aus. Selbstliebe schenkt uns Serotonin. Freundschaftliche Liebe gibt uns Oxytocin, Dopamin sowie Serotonin. Epigenetische Gesundheit bedeutet Balance – auch in Sachen Liebe.

Liebe verbindet alles

Es geht bei dem Fragebogen links nicht um Bewertung oder darum, Druck aufzubauen, sondern um einen Status-Check. Diesen können Sie regelmäßig durchführen. Oftmals haben wir einen »Tunnelblick« und verlieren bestimmte Dinge aus den Augen. Auch sollten Sie nicht in Perfektionismus verfallen – das Leben ist dynamisch und verändert sich ständig. Wenn Sie sich nicht gut fühlen, kann es daran liegen, dass etwas fehlt, dann sollten Sie genauer schauen.

Wir Menschen sind Wesen der Liebe und durch und durch mit unserem Umfeld und der Natur verbunden. Liebe verbindet uns mit der Welt, sie verbindet Körper, Geist und Seele, und sie verbindet alle Elemente dieses Buches miteinander. Selbstliebe ist ein guter Start. Denn wir können nur geben, was wir besitzen. Die Liebe zu uns selbst hat nichts mit Egoismus oder Narzissmus zu tun, sondern ist die Basis für alle anderen Formen der Liebe – und der Gesundheit. Mit Liebe ist alles schöner, gesünder und harmonischer, ohne Liebe wird vieles verzerrt:

Sport ohne Liebe wird exzessiv, Fasten ohne Liebe wird selbstkasteiend, Ernährung ohne Liebe wird einseitig, Sex ohne Liebe ist oberflächlich und wenig beglückend. Im Kapitel über emotionale Balance werden wir auf die Liebe zurückkommen (ab S. 100).

Oxytocin als Epigenetik-Schalter

Oxytocin, ein Hormon und Neurotransmitter, spielt eine wichtige Rolle bei sozialen Bindungen, Fortpflanzung und verschiedenen Verhaltensweisen. Bei den meisten Formen der Liebe wird es gebildet. Wenn wir jemanden kurz umarmen, führt das nur zu einem geringen Oxytocinausstoß. Umarmen wir jemanden mindestens acht Sekunden – also lang und herzlich – wird unser Körper mit Oxytocin geflutet.

Oxytocin wird auch gebildet, wenn Mütter ihre Babys stillen – dies stärkt die Bindung zwischen Mutter und Baby und schenkt dem Baby Gebor-

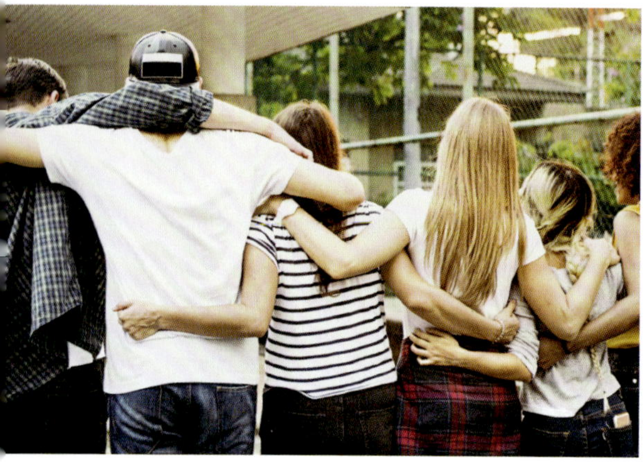

Gute Freundschaften können unser Leben prägen.

genheit. Beim Stillen mit der Flasche wird dabei deutlich weniger Oxytocin gebildet (Krol, 2018).

Wer ein liebevolles und oxytocinreiches Leben führt, darf viele gesundheitliche Vorteile genießen, z. B. auch ein reduziertes Risiko an Herz-Kreislauf-Erkrankungen etwa (Alizadeh, 2013).

Weitere Vorteile von Oxytocin auf epigenetischer Ebene sind ein besserer Umgang mit Stress, ein gesünderer Blutdruck, eine bessere Serotonin-Wirkung, eine vermehrte Bildung von BDNF und damit bessere Neubildung von Nervenzellen, ein geringeres Suchtverhalten und ein ausgewogener Tag-Nacht-Rhythmus.

DER LIEBE GENÜGEND RAUM GEBEN

Die folgenden Tipps können ein Anstoß dafür sein, ein ausbalanciertes Leben zu führen:

Selbstliebe

- Tägliche Selbstpflege: Nehmen Sie sich Zeit für Rituale wie Meditation, ein heißes Bad oder das Lesen eines Buches.
- Positive Selbstgespräche: Üben Sie sich in positiven Affirmationen und vermeiden Sie negative Selbstkritik.
- Gesunde Lebensweise: Ernähren Sie sich ausgewogen, treiben Sie regelmäßig Sport und schlafen Sie ausreichend.

Romantische Liebe

- Qualitätszeit: Verbringen Sie bewusst Zeit mit Ihrem Partner ohne Ablenkungen wie Handy oder Fernsehen.
- Offene Kommunikation: Sprechen Sie regelmäßig über Ihre Gefühle, Wünsche und Sorgen.
- Kleine Gesten: Zeigen Sie Ihre Zuneigung durch kleine Aufmerksamkeiten wie handgeschriebene Notizen oder Überraschungen.

Freundschaftliche Liebe

- Regelmäßiger Kontakt: Bleiben Sie mit Ihren Freunden in Kontakt, sei es durch Anrufe, Nachrichten oder Treffen.
- Unterstützung anbieten: Bieten Sie Ihre Hilfe und Unterstützung an, wenn Freunde sie brauchen.
- Gemeinsame Aktivitäten: Planen Sie regelmäßige Treffen oder Aktivitäten, die Sie zusammen genießen.

Familienliebe

- Familientreffen: Organisieren Sie regelmäßige Treffen oder Familientage.
- Offene Gespräche: Führen Sie ehrliche und offene Gespräche mit Ihren Familienmitgliedern.
- Gemeinsame Traditionen: Pflegen Sie Familientraditionen und schaffen Sie gemeinsame Rituale.

Erotische Liebe

- Intimität pflegen: Nehmen Sie sich Zeit für körperliche Nähe und Intimität.
- Kommunikation über Bedürfnisse: Sprechen Sie offen über Ihre sexuellen Wünsche und Bedürfnisse.
- Neue Erfahrungen: Probieren Sie gemeinsam neue Dinge aus, um Ihre sexuelle Beziehung spannend zu halten.

Platonische Liebe

- Tiefe Gespräche: Führen Sie tiefgehende Gespräche mit Freunden über Interessen und Werte.
- Gemeinsame Interessen: Verfolgen Sie gemeinsame Hobbys oder Projekte.
- Verlässlichkeit: Seien Sie für Ihre Freunde da und zeigen Sie ihnen, dass sie sich auf Sie verlassen können.

Spirituelle Liebe/Agape

- Gemeinnützige Arbeit: Engagieren Sie sich finanziell und/oder tatkräftig in gemeinnützigen Projekten oder Hilfsorganisationen.
- Selbstlose Taten: Üben Sie sich in kleinen, selbstlosen Taten im Alltag, wie jemandem die Tür aufhalten oder einem Fremden helfen.
- Mitgefühl: Entwickeln Sie Mitgefühl und Empathie für die Menschen, die Sie umgeben.

Naturverbundene Liebe

- Zeit in der Natur: Verbringen Sie regelmäßig Zeit draußen, sei es beim Spazierengehen, Wandern oder Gärtnern.
- Umweltbewusstsein: Achten Sie auf umweltfreundliche Praktiken wie Recycling oder den Einsatz von nachhaltigen Produkten.
- Achtsamkeit in der Natur: Üben Sie Achtsamkeit, indem Sie die Natur bewusst wahrnehmen und genießen.

Ich persönlich achte darauf, alle paar Monate einen Statusscheck zu machen – ob mein Leben halbwegs im Gleichgewicht ist. Die Idee des »Statuschecks« habe ich von einem befreundeten Schweden, welcher lange Zeit in verschiedenen Elite-Einheiten des schwedischen Militärs gedient hat. Im Einsatz waren die Status-Checks lebensrettend – er hat sie auch mit in sein Privatleben übernommen, und auch ich führe Statuschecks mit wichtigen Menschen in meinem Leben regelmäßig durch, um ungefilterten »Real-Talk« zu haben und zu schauen, ob es gerade Zwistigkeiten, Differenzen, Unausgesprochenes oder Wachstumschancen gibt.

Es darf auch mal Phasen geben, wo es nicht ausgewogen ist, etwa, wenn der Partner für ein paar Wochen geschäftlich im Ausland ist und sowohl Sex als auch Kuscheln fehlen, oder durch viel Arbeit weniger Zeit mit Freunden möglich ist. Dann können Sie schauen, dass die anderen Bereiche etwas mehr Aufmerksamkeit bekommen, um es auszugleichen.

Die Liebe zur Natur zeigt sich in vielen Momenten.

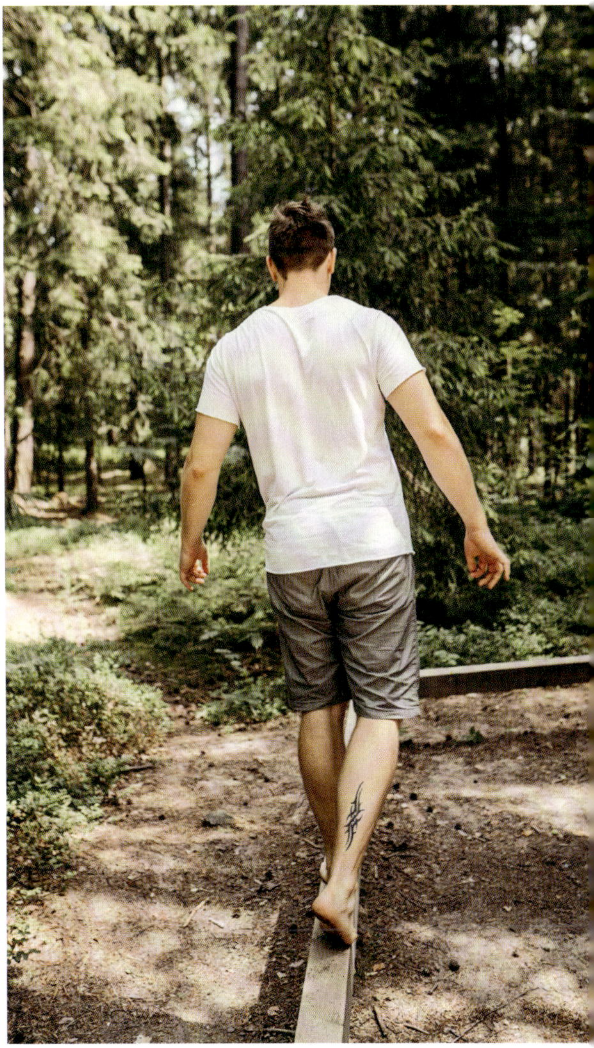

WASSER

Nach Luft und Liebe kommt das Wasser. Auch ohne Wasser kann der Mensch nicht leben. Und ohne ausreichend gutes Wasser wird es schwer, gesund zu sein oder zu werden. Denn die meisten Menschen trinken a) zu wenig Wasser und b) das falsche Wasser. Das ist ungünstig für unsere Zellen (zu geringes Zellvolumen bedeutet Einschränkungen im Zellstoffwechsel) und für unsere Flüssigkeits-Kompartimente (z. B. Blut wird zu dick, Lymphe stockt). 60 % unseres Körpergewichts sind Wasser. Bei mir ziemlich genau 60 kg. 40 kg davon sind Zellwasser (Wasser in den Zellen), 20 kg sind in Blut, Lymphe und sonstigen Körper-Kompartimenten (Lacey, Corbett, Forni, Hooper, & al, 2019).

Der Wasserhaushalt lässt sich unterteilen in Wasseraufnahme und -ausscheidung: Wir nehmen Wasser über Flüssigkeiten (Trinken) und unsere Nahrung (in Nahrung gebundenes Wasser) auf. Wir scheiden Wasser über den Urin, Stuhl, Lunge (Atemluft) und Schweiß aus. Und beides muss im richtigen Verhältnis sein und die richtige Qualität haben. Gleichzeitig muss die Gesamthydrierung des Körpers stimmen.

Sie können die Hydrierung des Körpers medizinisch über den osmotischen Druck von Blut oder Zellwasser bestimmen. Das ist jedoch sehr kompliziert. Ein einfacherer, wenn auch wenig glamouröser Selbsttest ist dieser:

- Ist Ihr Urin dunkelgelb bis grünlich? – mehr trinken!
- Ist Ihr Urin sanft-gelb bis hellgelb? – passt!
- Ist Ihr Urin durchsichtig? – etwas weniger trinken und mehr Salz essen
- Ist Ihr Urin rot? – weiterhin gesunde Rote Beete essen oder zum Arzt gehen

Die meisten Menschen benötigen etwa drei Liter Wasser am Tag bzw. 25–35 ml pro Kilogramm Körpergewicht. Davon bekommen wir einen Teil über die Ernährung und einen Teil über Flüssigkeiten. Es gibt noch weitere wichtige Aspekte zum Wasser zu sagen.

Die richtige Menge Wasser

Sie könnten jeden Morgen exakt die Menge Wasser abmessen, die Sie für den Tag brauchen. Doch Sie sind keine Maschine, die man nur richtig einstellen und füttern muss, Sie sind ein komplexes

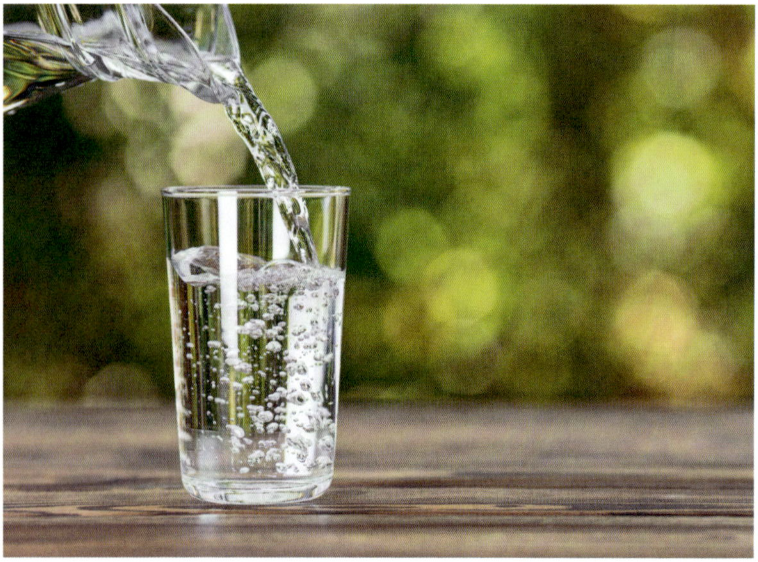

Achten Sie auf gute Wasserqualität.

und fühlendes Wesen, bei dem nicht jeder Tag identisch ist. Daher sollten Sie lernen, auf Ihren Körper zu hören. Frauen haben erfahrungsgemäß weniger Intuition, was das Trinken angeht, als Männer. Ich finde es hilfreich, immer Wasser dabeizuhaben, in einer Wasser- oder Edelstahlflasche oder -karaffe. Am Ende des Tages sollte diese leer sein. Für jede Stunde Sport, die Sie treiben, sollten Sie ebenfalls einen Liter Wasser rechnen, denn so viel geht über Schweiß und Atemluft verloren. Für alle weiteren Aktivitäten, bei denen Sie ordentlich schwitzen, wie z. B. Sauna oder Sonnenbaden, sollten Sie ebenfalls mit einem Liter Wasser rechnen.

Ernähren Sie sich gesund mit viel frischem Obst, Gemüse, Beeren, Pilzen – sie bestehen meist aus mehr als 90 % Wasser. Allein durch eine gesunde Ernährung nehmen Sie täglich etwa 1–1,5 Liter Flüssigkeit auf. Bei den 89 % der Bevölkerung, die sich nicht gesund ernähren, fehlt dieser Liter und macht wahrscheinlich den Unterschied. Trinken Sie ungesüßten Tee, Kaffee und frische Gemüsesäfte. Kaffee wirkt übrigens nicht entwässernd, er sorgt nur dafür, dass das, was in der Blase ist, entleert werden möchte (Antonio, Newmire, & Stout, 2024). Ich empfehle außerdem, direkt nach dem Aufstehen ein großes Glas Wasser mit einer Prise Salz zu trinken. Wir verlieren nachts etwa 0,5–1 Liter Flüssigkeit und Salz (über Schweiß), und dieses Glas hilft uns, besser und hydriert in den Tag zu starten.

Nähern wir uns dem zweiten wichtigen Punkt in Bezug auf Wasser: die Qualität.

Wasserqualität: Wir müssen reden!

Die Mehrheit aller Menschen trinkt nicht nur zu wenig Wasser, sondern auch nicht die richtige Qualität. Qualität und Quantität sind gleichermaßen wichtig. Die Mehrheit lebt nicht mitten in der Natur und hat keine eigene Grundwasserquelle oder keinen kristallklaren Gebirgsbach direkt vor der Haustür. So hat es der Mensch aber Jahrmillionen gemacht: Er hat nur aus sauberen, klaren Gewässern getrunken. Mit der Entwicklung von Technologie und Medizin haben wir Methoden entwickelt, unser Wasser zu reinigen und die Qualität zu überwachen. Wir müssen heute also keine Angst vor einem vergifteten Brunnen haben oder verdünntes Bier oder verdünnten Wein trinken, wie es lange Zeit ein Muss war, um das Wasser zu desinfizieren. Aber optimal ist unsere heutige Versorgung auch nicht.

Heutzutage trinken wir Wasser aus
a) Plastikflaschen,
b) verunreinigten Grundwasserquellen,
c) aus verunreinigten Rohren.

Abgesehen von Aspekten der Biophysik des Wassers – Struktur und Energetisierung – ist das Wasser heute nicht mehr so sauber, wie wir uns das vorstellen:

In einer Studie (Leusch, Neale, Arnal, & al, 2018) wurden Wasserproben aus Abwasserbehandlungsanlagen, Oberflächengewässern und Trinkwasser aus sechs Ländern (u. a. Deutschland und Spanien) untersucht. Dabei wurden sowohl chemische Analysen als auch biologische Tests durchgeführt. Die meisten Wasserproben wiesen eine hormonelle Aktivität auf. Einige Abwasser- und Oberflächenwasserproben überschritten die Grenzwerte für verschiedene Medikamente. Eine Studie der Goethe-Universität Frankfurt (Wagner & Oehlmann, 2009) wiederum untersuchte Mineralwasser aus Plastikflaschen (ca. 20 verschiedene Marken). Sie wiesen über 24.000 Stoffe nach – wo man sich mal die Frage stellen muss, warum Mineralwasser mehr enthält als Leitungswasser, inklusive ein paar darin gelöste Ionen.

Das meiste Wasser kommt aus Wasseraufbereitungsanlagen und Wasserwerken. Hier kommt es zur groben Reinigung – Schwebstoffe, Bakterien, einige Schwermetalle und Pestizide –, das wird auch überprüft und soll unter den Grenzwerten bleiben. Das klingt gut, zumindest in der Theorie.

In der Praxis sehen wir (bei Analysen und Studien wie den obigen), dass in den Wasserwerken die Filterung nicht so präzise ist, um alles aus dem Wasser zu ziehen, was enthalten sein kann. Viele Pestizide, Umweltgifte, Weichmacher, Mikroplastik, hormonelle Disruptoren & Co. sind noch enthalten. Bei einer Routineuntersuchung im Frühjahr 2024 war in meinem Urin sogar Kokain nachweisbar, ohne dass ich es konsumiert hätte! All das wirkt sich dramatisch auf Ihre Epigenetik aus – es ist, als würden Sie täglich Hormone trinken.

Wenn Sie nicht gerade dort leben, wo das Wasser noch perfekt und unbelastet ist oder nur artesische Heilwässer aus Tiefengestein trinken, ist es wahrscheinlich am besten, Sie filtern Ihr Wasser. Filtern ist der wichtigste Schritt und die Grundlage: Das Leitungswasser sollte zunächst von Stoffen gereinigt werden, die nicht in unseren Körper gelangen sollten. Ein günstiger Aktivkohlefilter ist bereits ein guter Anfang, ich würde allerdings längerfristig eine gute Wasserfilter- oder Wasseraufbereitungsanlage empfehlen. Hier gibt es viele gute Anbieter – auf https://schnelleinfachgesund.de/sauberes-trinkwasser/ finden Sie meine Empfehlung und weitere Praxistipps.

Wasser strukturieren

Wasser ist nicht gleich Wasser – wenn Sie aus einer Quelle oder einem Gebirgsbach trinken, werden Sie merken, dass das Wasser frischer und weicher schmeckt. Zudem wird es vom Körper besser aufgenommen und verwertet (Pollack, 2013). Das Wasser hat eine andere biophysikalische Struktur, und nach der Forschung von Prof. Pollack (New York State University) wird dieses Wasser »strukturiertes Wasser« oder »EZ-Wasser« genannt.

In der Natur wird Wasser ständig verwirbelt, z. B. in Bächen und Flüssen, und hat damit eine andere Struktur. Auch in Pflanzen und Lebensmitteln gespeichertes Wasser ist strukturiert. Durch die Begradigung von Flüssen und durch Rohrleitungen geht die natürliche Wasserstruktur verloren – Wasser schmeckt frischer und ist wahrscheinlich auch gesünder, wenn Sie es strukturieren.

Gut zu wissen

Eine gute Wasserfilteranlage hat fünf Filterstufen eingebaut:

- Filterstufe 1: PP Mikro-Filtration (filtert Schwebstoffe und Mikroplastik)
- Filterstufe 2: Aktivkohleblock (Adsorptionsverfahren, filtert Schwermetalle und die meisten Pestizide und Medikamente)
- Filterstufe 3: Molekularfiltration (filtert niedermolekulare Substanzen wie Medikamente, Pestizide)
- Filterstufe 4: Geschmacks- und Basenfilter (filtert Aromastoffe, v. a. aus alten Leitungen)
- Filterstufe 5: UVC-Keimsperre (filtert Bakterien und Viren und verhindert auch, dass sich im Wassertank etwas »breitmacht«)

Nach so einer Filterung ist das Wasser sauber – komplett. Nachdem in Stufe 2 auch die meisten Mineralstoffe und Spurenelemente entfernt wurden, kann je nach Bedarf am Ende im Wassertank noch etwas Salz hinzugefügt werden. Wer keine Wasseranlage zu Hause hat, sollte zumindest einen Aktivkohlefilter verwenden. Hier gibt es bereits günstige Marken in der Drogerie. Sie sind nicht so gut und ausgefeilt wie eine komplexere Anlage und geben zudem etwas Silber (zur Desinfektion) an das Wasser ab, aber ich finde, es ist immer noch besser, als gar nicht zu filtern.

Wie kann nun Wasser strukturiert werden? Bewahren Sie das Wasser nur in Glas (Gläser, Flaschen) auf, um eine Strukturierung zu ermöglichen (das funktioniert in Plastik nicht). Stellen Sie das Wasser über Nacht in den Kühlschrank (auf 4 °C abkühlen führt zur Strukturierung). Sie können auch ein Glas mit Wasser in die Sonne stellen

(UV-Licht und Infrarotlicht strukturieren Wasser). Das Wasser zu verwirbeln, z. B. mit einem Magnetrührstab oder einem Schauberger-Trichter, ist auch eine gute Möglichkeit.

Eine gute Filteranlage strukturiert das Wasser nach dem Filtern automatisch. Zudem hilft eine gesunde Ernährung mit wasserreichen Lebensmitteln, Tee und Kaffee. Da wir Menschen zu 60–70 % aus Wasser bestehen, hilft es unserem Körper, das Wasser zu strukturieren, wenn wir in die Sonne gehen. Toxine wie Glyphosat reduzieren das EZ-Wasser, während Antioxidantien und manche Fette (z. B. Butter, Kokosöl) die EZ-Schicht vergrößern (Sharma & Pollack, 2020).

Die Aufnahme von EZ-Wasser über Nahrung und Wasser sowie die Förderung von EZ-Wasser in unserem Körper durch Sonnenlicht und Infrarotlicht gilt für viele Bereiche der Wissenschaft bereits als erwiesen und gesetzt. Und sollte es doch nur eine Theorie bleiben – Sie werden merken, dass dieses Wasser »frischer« schmeckt und ein Aufenthalt in der Sonne oder in einer Infrarotlichtsauna einfach wohltuend ist.

SCHLAF UND TAG-NACHT-RHYTHMUS

Während wir schlafen, erholt sich unser Körper vom vergangenen Tag, speichert, lernt und regeneriert. Melatonin ist dabei der Schalter, der (unter anderem über Nrf2 und die Sirtuine) diese Programme aktiviert. Ohne Melatonin wird es schwer, sich zu erholen – wer dies längerfristig vernachlässigt, altert schneller und trägt ein höheres Risiko für so ziemlich alle degenerativen und Zivilisationserkrankungen, einschließlich Krebs. Aus diesem Grund sind dem Schlaf und unserem Schlafhormon Melatonin in unserem Epigenetik-Code auch ein paar Zeilen gewidmet.

Ein Morgenhimmel mit hohem Blauanteil lässt uns munter werden.

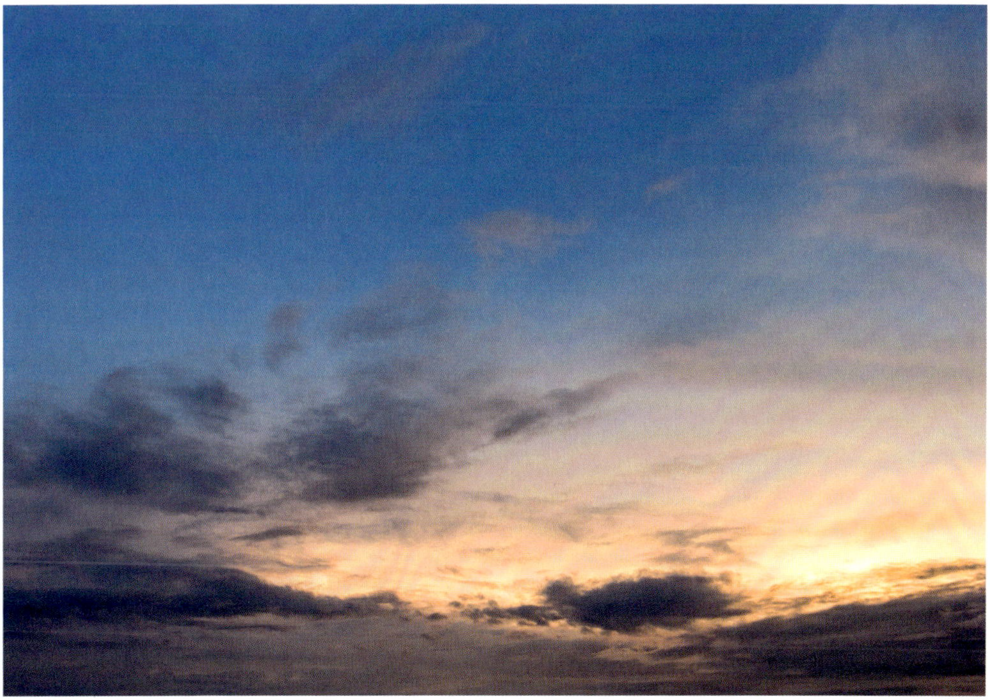

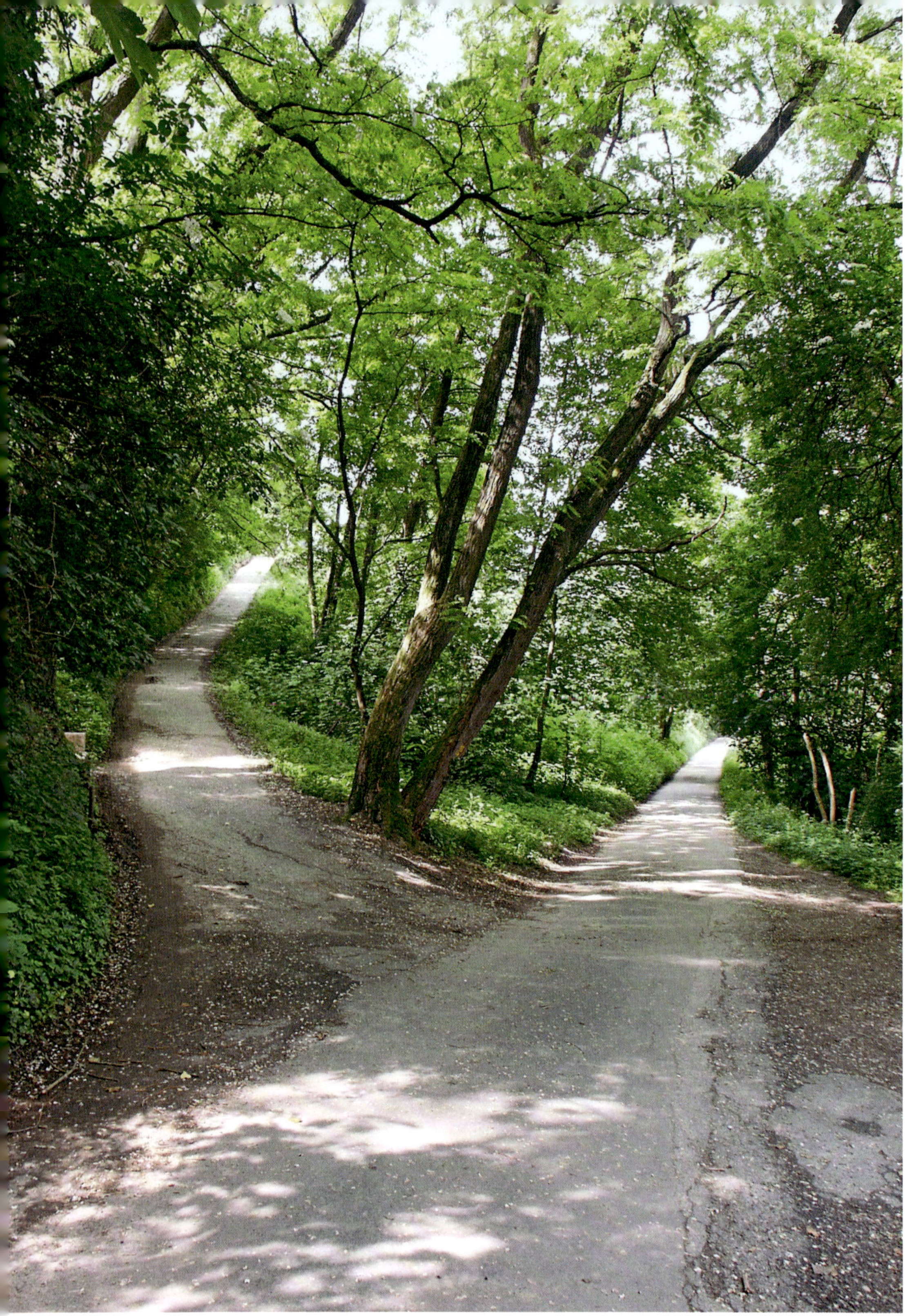

Tagsüber Sonne zu tanken, ist das Beste!

Damit Sie Melatonin in optimaler Menge bilden, sind fünf Dinge wichtig:

- gute Nährstoffversorgung
- Aufenthalt in der Sonne tagsüber
- ausgewogener Tag-Nacht-Rhythmus
- Schlafhygiene
- Schlafdauer

Über Nährstoffe werden wir später noch sprechen, doch so viel sei schon gesagt: Damit Sie Melatonin überhaupt bilden können, benötigen Sie neben der Aminosäure Tryptophan auch Eisen, Vitamin C, Magnesium, Zink, Folsäure, Vitamin B_6 und S-Adenosyl-Methionin (SAMe). Aus Melatonin, das in der Zirbeldrüse gebildet wird, werden auch noch weitere, hocheffektive Stoffe gebildet, die interessant und womöglich viel potenter als Melatonin selbst sind: 6-OH-Melatonin, 3-OH-Melatonin, AFMK und AMK.

Sonne und Licht

Sicher kennen Sie das aus Urlaub oder Freizeit: Den ganzen Tag sind Sie draußen unterwegs und in der Sonne, und am Abend könnten Sie einfach nur noch ins Bett fallen. Grund dafür ist, dass Ihr Körper abends umso mehr Melatonin bildet, je mehr Sie sich im Freien und in der Sonne aufhalten (van der Rhee, de Vries, & Coebergh, 2016). Sie sehen, ein Leben im Einklang mit der Natur und unserem natürlichen Erbe ist kein Hippie-Wunschtraum, sondern modernste epigenetische Forschung.

Sorgen Sie also dafür, dass Sie in die Sonne kommen. Ich achte darauf, jeden Tag eine Stunde draußen zu sein. Wenn ich die Zeit habe und die Sonne scheint, bin ich gerne länger unterwegs. Dabei nehme ich automatisch auch andere Reize auf wie zum Beispiel Gerüche oder Geräusche. Die Ruhe in der Natur stärkt zudem die Mitochondrien durch eine erhöhte Aufnahme von Vitamin D.

Wie viel Sonne ist ideal? Das hängt vom Hauttyp ab. Für die meisten Menschen sind 0,5–2 Stunden täglich in Ordnung. Sie sollten sich natürlich keinen Sonnenbrand holen – das wäre ein Eigentor für Ihre Gesundheit. Sie sollten sich, um Ihren Vitamin-D-Haushalt zu stärken, aber auch nicht sofort mit Sonnencreme eincremen, sondern erst, wenn ein Sonnenbrand droht.

Die Melatoninbildung geschieht über die Lichtrezeptoren in unseren Augen. Ich empfehle also, eine Sonnenbrille nur zu verwenden, wenn es praktische Gründe hat oder das Licht zu grell ist – andernfalls hemmen Sie damit die Melatoninbildung am Abend. Und haben Sie keine Angst vor der Sonne – in den letzten Jahren wurde gezielt vor Sonne und Hautkrebs gewarnt, was aber mehr Schaden als Nutzen gebracht hat. Das höchste Risiko für Hautkrebs haben nicht die Menschen, die regelmäßig und mit gesundem Menschenverstand in der Sonne sind (die haben tatsächlich insgesamt das geringste Sterblichkeitsrisiko, wie eine schwedische Studie zeigt (Lindqvist P. G., Epstein, Nielsen, & al, 2016)) – sondern die, die sich am wenigsten in der Sonne aufhalten (Lindqvist, Epstein, & Landin-Olsson, 2022).

Schlafdauer

Darüber diskutieren Stammtische, seit es Bier gibt: Wie viel Schlaf ist ideal? Das individuelle Schlafbedürfnis wird von verschiedenen Faktoren bestimmt: körperliche Aktivität, Nährstoffversorgung, Schilddrüsenfunktion, mögliche stille Entzündungen im Körper und nicht zuletzt auch die Genetik. Etwa 5–10 % der Bevölkerung scheinen nachts effektiver zu regenerieren und kommen mit 2–3 Stunden weniger Schlaf aus, ohne dass das problematisch zu sein scheint. Wenn Sie zu diesen Menschen gehören: Herzlichen Glückwunsch, Ihr Tag hat damit 2–3 Stunden mehr. Wenn Sie »einer von uns anderen« sind, braucht Ihr Körper wahrscheinlich 7–9 Stunden. Zumindest ist das die Schlafdauer, die mit der höchsten Gesundheit und der geringsten Sterblichkeit assoziiert wird.

Zu wenig Schlaf (< 7 Stunden) scheint ebenso kontraproduktiv zu sein wie zu viel (> 9 Stunden) (Han, Wang, Li, Feng, & al, 2023). Der Durchschnitts-Deutsche schläft pro Nacht etwa 6,5 Stunden. Hier gibt es auch Ausnahmen, wie z. B. Leistungssportler, die aufgrund ihres hohen Pensums einfach mehr Regenerationsbedarf haben. Ich persönlich merke, dass ich mich bei acht Stunden Schlaf am meisten erholt fühle. Sicher ist es manchmal schön, sich nochmal umzudrehen und weiterzudösen, aber für die Gesundheit scheint das auf Dauer nicht optimal zu sein.

Einen guten Hinweis darauf, was Ihre ideale Schlafdauer ist, liefert Ihnen ein Campingurlaub: Gehen Sie mit Sack und Pack und Familie für eine Woche in die Natur – ohne Handy, Fernseher, Laptop und LED-Lichter. Machen Sie abends ein Lagerfeuer. Gehen Sie tagsüber ins Grüne und in die Sonne. Gehen Sie zu Bett, wenn Sie müde sind, und stehen Sie auf, wenn Sie sich ausgeschlafen fühlen. Nach etwa einer Woche sollte Ihr circadianer Rhythmus wieder eingependelt sein und Sie wissen in etwa, wie viel Schlaf Ihr Körper braucht.

Sie fragen sich vielleicht: Könnten wir auch »effektiver« schlafen? Ja, das geht! Ausschlaggebend sind hierfür eine entspannende Abendroutine und eine gute Schlafhygiene – ich würde dennoch empfehlen, nicht weniger als sieben Stunden zu schlafen.

Schlafhygiene

Je besser die Schlafhygiene, desto besser die Erholung, weil das Melatonin ununterbrochen und ideal wirken kann. Einschränkungen und Unterbrechungen der Schlafhygiene haben eine Reduktion von Melatonin und einen Ausstoß von Cortisol zur Folge, was den Tiefschlaf unterbricht. Ich erkläre Schlafhygiene immer so:

Stellen Sie sich das kuscheligste Bett im schönsten Hotelzimmer vor, das Sie sich vorstellen können: federleicht, kühl, frische Luft, ausreichend groß, ruhig, dunkel, und Sie schlafen wie auf Wolken. Und nun stellen Sie sich eine ungemütliche Gefängniszelle vor: hart, eng, stickig, Ihr Mitbewohner schnarcht, die Toilette ist kaputt und stinkt, im Gang draußen ein flimmerndes, funzeliges Licht, und Sie haben Hunger und Durst. Da werden Sie sich nach acht Stunden Schlaf womöglich nicht so wirklich wohl und erholt fühlen. Sorgen Sie für eine schlafförderlich Atmosphäre:

- Kaufen Sie eine **hochwertige Matratze**, die für Ihr Körpergewicht geeignet ist. Nicht zu hart, nicht zu weich.
- Ein **Bettgestell aus Holz** hat nicht nur einen höheren Gemütlichkeitsfaktor, die Holzaromen fördern ebenfalls den Schlaf (ich habe ein Bett aus Zirbelkiefer) und können, im Gegensatz zu einem Metallgestell, nicht wie eine Antenne wirken und ungewollte elektromagnetische Frequenzen absorbieren.
- **Schalten Sie WLAN und Handy aus** und achten Sie darauf, dass unter oder neben dem Bett keine Stromleitungen verlaufen. Nachts ist Ihre Zirbeldrüse wahrscheinlich empfänglicher für diese Strahlung.
- Sorgen Sie dafür, dass es im **Schlafzimmer völlig dunkel** ist. Im Idealfall dringt kein Licht von außen hinein und es sind auch keine Lichter von elektronischen Geräten zu sehen. Bereits die kleinste Lichtquelle kann zur Bildung von Cortisol (= Hemmung von Melatonin) führen. Notfalls hilft eine Schlafmaske.
- Es sollte auch **kühl** (ideal sind 18–21 °C) sein und frische Luft hereinkommen.
- Ein **schönes Schlafzimmer** ist auch hilfreich. Auch kann ich empfehlen, das Homeoffice oder einen Schreibtisch nicht im Schlafzimmer zu platzieren. Idealerweise ist das Schlafzimmer nur zum Schlafen da.
- **Ruhe** – auch wichtig. Das können Sie nicht immer beeinflussen, manchmal aber schon. Zwar ist nachts der Strom billiger, aber muss deswegen die laute Waschmaschine laufen?
- **Schlafen Sie geerdet** – es gibt dafür spezielle Erdungsmatten und -auflagen. Dies reduziert nächtliches Cortisol (Ghaly & Teplitz, 2004).

Einfache Dinge mit einem großen Erholungseffekt!

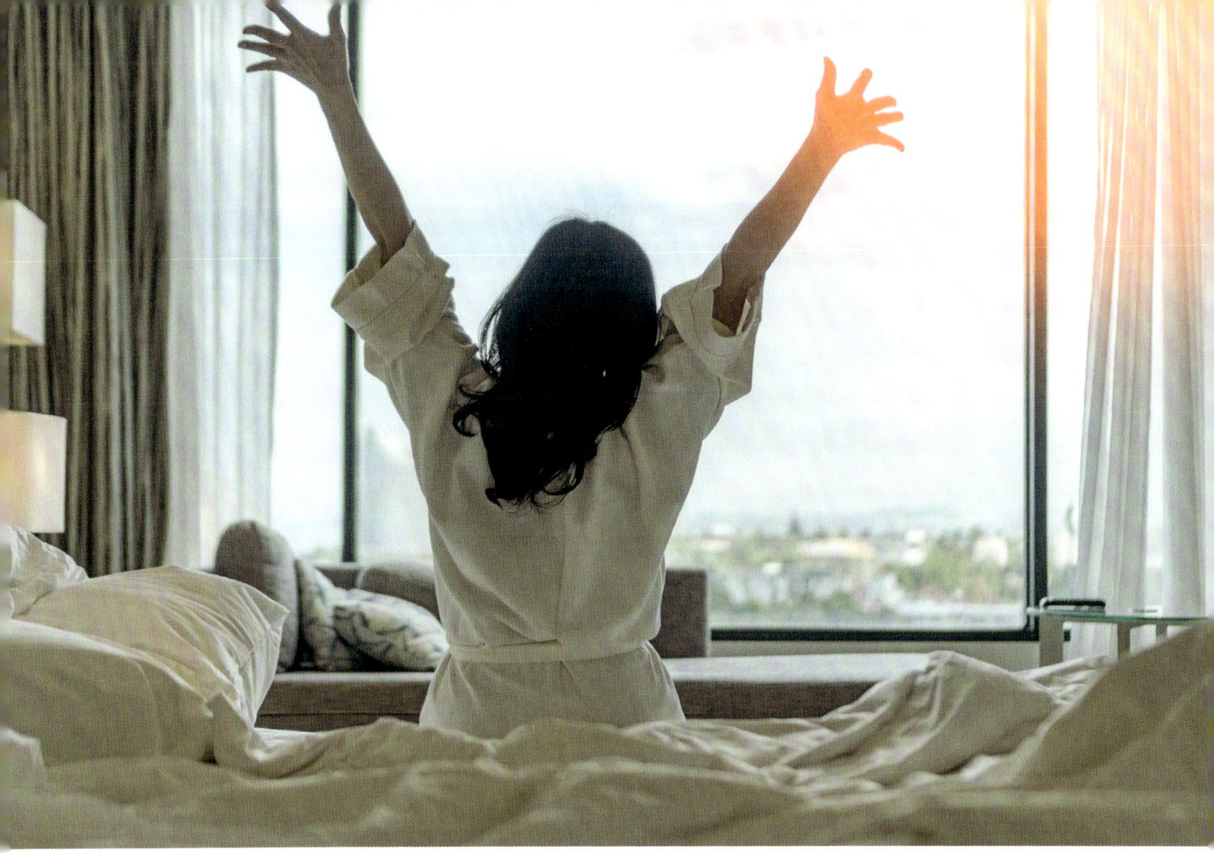

Leichtes Aufwachen nach erholsamem Schlaf.

Der Wechsel von Schlafen und Wachen

Der Tag-Nacht-Rhythmus ist der Wechsel zwischen Schlafen und Wachen. Dieses Wechselspiel ist die Geschichte der zwei Hormone Melatonin und Cortisol. Sie regeln diesen Zyklus und sind die epigenetischen Schalter für Schlafen (Regeneration) und Wachen (Aktivität). Melatonin lässt uns abends müde werden und gut ein- und durchschlafen. Cortisol lässt uns früh wach werden, sobald es draußen hell wird, und uns gut und energetisch in den Tag starten. Über den Tag sorgt es für langanhaltende Energie und Antrieb.

Viele verstehen Cortisol falsch, denn es ist auch ein Stresshormon, das zusätzlich zum natürlichen Schlaf-Wach-Rhythmus gebildet wird, wenn wir uns gestresst fühlen. Und damit meine ich chronischen Stress, der uns mürbe macht. Dann bildet der Körper tagsüber (und manchmal auch nachts) zu viel Cortisol, was viele Probleme mit sich bringt. Aber Cortisol ist nicht schlecht, es geht eher um den Stress und einen ungünstigen Tag-Nacht-Rhythmus, wenn zu viel gebildet wird.

Ein dauerhaft erhöhter Cortisolspiegel hat Nachteile: Er bewirkt Verschiebungen im Immunsystem und erhöht das Risiko für (Auto-)Immunerkrankungen und Infekte. Er löst Heißhunger aus und fördert die Zunahme von Viszeralfett und dadurch chronische Entzündungsprozesse. Ein dauerhaft erhöhter Cortisolspiegel führt zu einem Mangel an Sexualhormonen, auf Dauer zu fehlendem Antrieb, und es werden mehr Nährstoffe und Antioxidantien verbraucht. Wir altern schneller, sind tagsüber müde und werden abends wach, wenn wir eigentlich zur Ruhe kommen sollten. Irgendwann sind wir einfach nur noch müde, mürbe und gereizt.

Ups! Das wollen wir nicht. Daher ist es wichtig, über Stress zu sprechen. Ein gesunder Tag-Nacht-Rhythmus ist die Grundlage. Dies beinhaltet, dass Sie früh so in den Tag starten, dass die Cortisolbildung unterstützt wird. Auch über den Tag verteilt lohnen sich kleine Cortisolreize. Leben Sie natürlich und nach Ihrem Epigenetik-Code. Abends ist es dann wichtig, zur Ruhe zu kommen und zu entspannen – und die Cortisolreize zu minimieren.

Meine Praxistipps für Sie möchte ich unterteilen in Morgenroutine, Abendroutine und Licht.

Morgenroutine. »Morgenroutine« klingt erstmal sehr technisch, heißt aber eigentlich nur, energetisch in den Tag zu starten und seinem Tag-Nacht-Rhythmus zu entsprechen. Wichtig: Es handelt sich um Empfehlungen, keine Regeln. Die meisten dieser Empfehlungen führe ich auch täglich durch, aber nicht immer und auch nur, was gerade passt. Jeden Tag und ohne Ausnahme führe ich das Glas Wasser, die kalte Dusche und Kaffee/Tee durch – die anderen Dinge meistens, aber nicht immer:

- Direkt nach dem Aufstehen ein großes Glas Wasser mit einer Prise Salz trinken,
- Zähne putzen und was man im Bad so macht,
- warm abduschen und dann mit einer kalten Dusche (2–3 Minuten) enden, dabei tieeef und kräftig atmen,
- Affirmationen vor dem Spiegel sowie Lymphtapping, um den Lymphfluss anzuregen,
- ein paar Liegestütze, um die Muskeln zu aktivieren,
- Kaffee oder Tee kochen,
- 30–60 Minuten lesen oder meditieren, im Winter mit einer Tageslichtlampe sowie
- vor der Arbeit kurz an die frische Luft, in die Sonne, kurz erden.

Mehr ist es nicht. Aber die Mischung aus diesen Reizen lässt Sie unheimlich frisch und energetisch in den Tag starten, und das jeden Tag. Vorbei sind die Zeiten, in denen Sie sich früh mit letzter Kraft aus dem Bett schälten (natürlich nach fünfmal »snooze«), direkt zur Kaffeemaschine schlurften und dann erstmal aufs Handy schauten. Ich würde auch empfehlen, Handy und Fernseher früh auszulassen, damit Ihr Fokus nicht sofort in alle Winde verweht wird. Früh ein bisschen Zeit für sich zu haben, ist unheimlich wertvoll. Wenn Sie Frühschicht haben, können Sie die Morgenroutine natürlich ebenso an Ihre Bedürfnisse und Wünsche anpassen, wie wenn Sie Kinder haben. Die Punkte oben sind nur eine Empfehlung meinerseits, der weder im Schichtdienst arbeitet noch Kinder hat.

Tagsüber. Leben Sie tagsüber den Epigenetik-Code. Seien Sie aktiv, haben Sie Spaß, gehen Sie in die Sonne, in die Natur, folgen Sie Ihrem Lebenssinn, treffen Menschen, treiben Sport und übertreiben es nicht mit Stress und Kaffee (der, wenn es zu viel wird, Cortisol unnötig erhöht). Ich achte darauf, Bewegung in den Alltag einzubauen, immer mal aufzustehen, mich zu bewegen und am Nachmittag einen kleinen Spaziergang zu machen. Licht und Bewegung sind die wichtigsten Signale für Cortisol und Melatonin.

Nach 15 Uhr achte ich darauf, kein Koffein mehr zu mir zu nehmen. Nach vier Stunden ist das Koffein zwar zu 50 % abgebaut, nach acht Stunden zu 75 % –, aber wenn Sie bis spätnachmittags noch Kaffee trinken und gegen 22 oder 23 Uhr ins Bett gehen möchten, ist durch das Koffein immer noch relativ viel Cortisol in Ihrem System. Das hemmt das Melatonin und Sie schlafen nicht gut. Ich selbst trinke früh Kaffee und zwischen 13 und 14 Uhr noch mal. Danach nicht mehr.

Abendroutine. Was tun Sie, um abends zur Ruhe zu kommen? Wie signalisieren Sie Ihrem Körper, dass es bald Zeit ist, ins Bett zu gehen? Wann bekommt Ihr Körper die Chance, Melatonin zu bilden (wie gesagt, Licht und Bewegung sind wichtige Taktgeber, aber auch Stress)?

Für viele sieht nämlich die Abendroutine nach 20 Uhr so aus, obwohl dies – wie Sie ja nun bereits wissen – nicht einer Erholung vom Tag dient:

- Feierabendbier und TV – irgendwas Spannendes wie ein Krimi oder Actionfilm, oder eine Talksendung, über die ich mich aufregen kann,
- Konsum von Chips und Schokolade,
- Kunstlicht aus dem Fernseher, Kunstlicht von den Lampen im Raum,
- entweder wird auf dem Sofa eingeschlafen oder direkt vom Sofa ins Bett gegangen oder,
- noch schlimmer, es wird im Bett ferngesehen.

Das klingt für viele nach einem gemütlichen und kuscheligen Abend. Für Ihren Tag-Nacht-Rhythmus ist es jedoch das nackte Grauen. Denn sowohl durch Alkohol und Junkfood als auch durch das Kunstlicht aus der Flimmerkiste und die »spannende« Unterhaltung wird pausenlos Cortisol gebildet und die Melatoninbildung gehemmt.

Eine Abendroutine gemäß Epigenetik-Code sieht eher so aus:

- Handy aus, Laptop aus, Fernseher aus,
- wenn Fernseher, dann etwas Entspannendes und am besten mit geblocktem Blaulicht,
- kein Junkfood, sondern gesunde Snacks wie etwas Obst, Nüsse, Gemüsesticks,
- Kräuter- oder Früchtetee (sehr beruhigend sind Kamille, Pfefferminze, Lavendel, Melisse, Baldrian, Reishi),
- Magnesium, Glycin, Gaba, CBD-Öl und Theanin als Nahrungsergänzungen wirken entspannend,
- Melatonin (1–3 mg) als Nahrungsergänzung kann ich nur empfehlen, wenn Sie Probleme mit dem Einschlafen haben. Es verkürzt die Einschlafzeit (und keine Sorge, Ihr Körper bildet dadurch nicht weniger Melatonin),
- Kerzenlicht und Kaminfeuer,
- ein Buch, ein gutes Gespräch, ein Spiel oder Sex,
- keinen intensiven Sport mehr,
- nicht streiten – abends sind wir müde vom Tag. Früh streiten ist produktiver!
- Spaziergang an der frischen Luft oder draußen sitzen.

Das klingt für viele nach Urlaub – aber das können Sie auch jeden Tag haben. Vielleicht werden Sie auch merken, dass Ihre natürliche Schlafenszeit nicht 24 Uhr, sondern 22 Uhr ist. Was auch nicht schadet, um insgesamt auf mehr Schlaf zu kommen.

Licht

Licht ist unser wichtigster Zeitgeber. Wir haben in unserem Gehirn eine innere Uhr, den »suprachiasmatischen Nucleus«. Er regelt die Zirbeldrüsenaktivität und damit die Melatoninbildung. Er wird von Cortisol und Blaulicht gehemmt. Blaulicht? Wie von der Polizei? Schauen Sie: Wenn Sie weißes Licht sehen (z. B. aus einer hellen Glühbirne oder aus dem Fernseher), dann ist das eine Überlagerung von Blau, Rot und Grün. Alles gleichermaßen. In der Natur jedoch ist es so, dass unsere wichtigste Lichtquelle die Sonne ist. Früh hat sie einen hohen Blaulichtanteil in ihrem Lichtspektrum – das lässt uns Cortisol bilden und gut in den Tag starten. Abends geht der Blaulicht-

Es ist elementar, jeden Tag für einen hohen Lichtanteil zu sorgen.

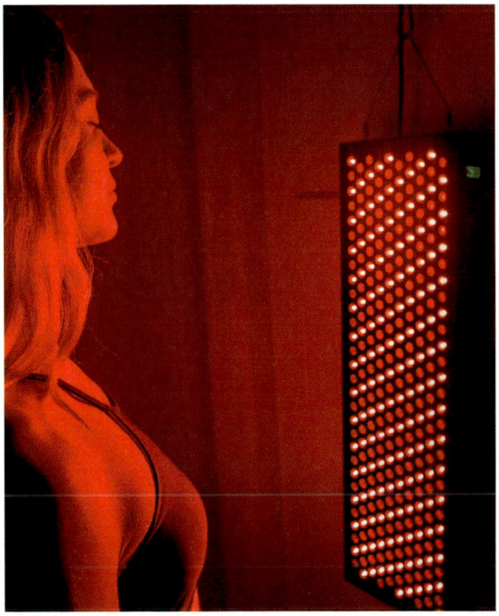

anteil der Sonne zurück und es wird mehr rötlich. Dann werden Sie langsam müde, weil ohne den Blaulichtanteil kein Cortisol mehr gebildet wird und endlich das Melatonin wirken kann. Wenn wir abends ein Feuer oder Kerzen anmachen, hat das auch einen hohen Rotlichtanteil und wirkt deshalb so beruhigend.

Nun haben wir das Problem, dass LED-Lichter, elektronische Bildschirme (Handy, Laptop, TV) und Energiesparlampen einen hohen Blaulichtanteil haben. Wenn Sie also bis spätabends fernsehen und dabei unter LED-Kunstlicht sitzen, hat Ihr Melatonin keine Chance, weil Ihr suprachiasmatischer Nucleus immer noch denkt, es sei 10 Uhr morgens. Unterschätzen Sie bitte nicht die Auswirkungen von Licht auf unsere Gesundheit und Epigenetik. Licht regelt Cortisol, Melatonin, Stress, unsere Steroidhormone und sogar, ob wir zu Übergewicht und Diabetes neigen oder nicht.

Da wir Menschen Gewohnheitstiere sind, reicht es bereits, wenn Sie sich einmal die Mühe machen und Ihren Alltag von der Lichtseite her generalüberholen und dann davon profitieren. Ich empfehle, diese Mühe auf sich zu nehmen. Dies bezieht sich hauptsächlich auf Ihre eigenen vier Wände:

- **Entfernen Sie Neonröhren, LED-Lichter und Energiesparlampen,** wo möglich, und ersetzen Sie diese durch Glühbirnen mit einem warmen, gelben Licht. Es muss kein Rotlicht sein, ein warmer Ton reicht bereits. Gut sind auch dimmbare Lichter.
- Kaufen Sie sich eine **Tageslichtlampe**, um in der dunklen Jahreszeit früh den Sonnenaufgang zu imitieren.
- Für die Arbeit kann ich eine **Tischleuchte** empfehlen, bei der Sie zwischen hell (hoher Blaulichtanteil), gelb und rot wechseln können, je nach Tageszeit (bis 14 Uhr hell, danach gelb, abends rot). Diese Tischleuchten gibt es auch für zu Hause. Je nach Tageszeit können Sie Ihrem Körper das Licht geben, das der aktuellen Zeit entspricht.
- Konkrete Empfehlungen für Lampen, Leuchten, Erdung und anderes finden Sie bei https://schnelleinfachgesund.de/empfehlungen/.
- Regeln Sie am Arbeits-PC/-Laptop den **Blaulichtanteil herunter** oder nutzen Sie ein kostenloses Programm wie www.justgetflux.com – das intensive, blaue Licht greift Ihre Netzhaut an (Cougnard-Gregoire, Merle, Aslam, & al, 2023). An modernen Handys kann das auch eingestellt werden.
- Falls Sie abends doch mal TV sehen wollen, empfehle ich eine **Blaulichtblocker-Brille**. Die ist nicht unbedingt supersexy, aber sie funktioniert. Und durch besseren Schlaf und einen gesunden Hormonhaushalt sehen Sie besser aus und haben mehr Energie – DAS ist sexy!

Die Sache mit dem Licht und die Auswirkungen auf unsere Gesundheit und unseren Schlaf werden nach wie vor sehr unterschätzt. Machen Sie es besser!

NAHRUNG

Essen! Endlich wird es spannend! Die richtige oder falsche Nahrung kann den Unterschied zwischen Potenzial und Katastrophe machen. Die meisten Menschen (89 %) ernähren sich nicht gesund und werden auf diese Weise niemals an ihr Potenzial kommen.

Sehen Sie es mal so. Unser Körper ist ein Meisterwerk, ein absolutes Wunder. Ihren Ferrari würden Sie doch auch nur mit dem besten Öl tanken, damit Sie lange und viel Freude an ihm haben, oder? Sie würden kein Frittieröl tanken.

Doch genau das machen wir Menschen. Warum?

- Uns wird gesagt, dass Frittieröl gesund sein soll.
- Uns wird gesagt, dass die Ernährung keinen Unterschied macht.
- Wir sind faul und essen lieber leckere, süße, knusprige Industrienahrung, die fertig geliefert wird, anstatt selbst zu kochen.

- Wir fallen auf die Werbetricks der Lebensmittel- und Werbebranche herein.
- Wir trösten uns mit Junkfood, um uns zu betäuben oder um künstlich kleine Glücksgefühle zu erzeugen, um emotionale Dysbalancen aus unserem Leben auszugleichen.
- Wir sind süchtig nach Zucker, Fast Food, Weizen und Milch, ohne es zu wissen.
- Wir reden es uns schön oder veräppeln uns selbst.

Sie sind, was Sie essen. Daraus ist Ihr Körper aufgebaut. Durchschnittlich alle sieben Jahre haben wir uns einmal komplett erneuert – die Frage ist: wer möchten Sie sein?

Wie könnten Sie sich nach Ihrem Epigenetik-Code ernähren? Die Antwort dafür ist in keiner Fabrikhalle zu finden, sondern in der Natur. So, wie sich unsere Vorfahren jahrtausendelang ernährt haben, bevor es eine Lebensmittelindustrie gab. Bevor es Weißmehl, Massentierhaltung und Tiefkühlpizza gab. Die ideale Ernährung für uns Menschen siedele ich persönlich irgendwo zwischen einer Paleo-Ernährung und der Ernährung unserer Urgroßeltern an. Das sollte unsere Lebensmittelauswahl und Zubereitung beeinflussen. Doch ich muss Sie warnen: Es braucht Zeit, Liebe und Hingabe. Sie werden frische Zutaten einkaufen müssen, sie zubereiten und kochen. Das dauert alles viel länger als Ofen vorheizen und Pizza reinschieben. Aber das ist es, was Ihr Körper braucht, um gesund zu sein. Das ist Selbstliebe.

Also gehen Sie bitte einmal kritisch durch Ihre Lebensmittelschränke, durch Kühlschrank und Gefrierschrank und sehen Sie nach, wie viel Sie dort finden, was aus einer Fabrik kommt. Und wie viele Naturprodukte Sie finden. Naturprodukte enthalten mehr Wasser, Ballaststoffe, Nährstoffe, Sekundärstoffe, gute Energie und auf der anderen Seite weniger entzündungsfördernde und epigenetik-sabotierende Stoffe. Für einen Apfel werden Sie im Fernsehen keine Werbung finden, und im Supermarkt wird der Apfel nicht so schön präsentiert sein wie die Cornflakes – doch genau da geht die Reise hin.

Ich empfehle, möglichst wenig von diesen »üblichen« Lebensmitteln zu konsumieren. Das macht bei den meisten Menschen den Großteil der Ernährung aus. Einseitig. Arm an den Dingen, die Ihrem Epigenetik-Code entsprechen. Epigenetik-Saboteure.

Milch als Lebensmittel ist dafür gemacht, das Kälbchen schnell wachsen zu lassen. Die Makronährstoffe, aber auch viele enthaltenen Hormone unterstützen dieses Wachstum. Zudem wurden in Milch bereits Hunderte siRNAs und miRNAs gefunden (Melnik, John, & al, 2023), welche sich auf Ihre Epigenetik auswirken und die Expression unserer Gene einschränken. Ich glaube nicht, dass es gut ist, wenn Milch Ihrem Körper über diese RNAs »vorgaukelt«, dass Sie noch ein Baby sind. Rohmilch von Weidekühen scheint sich hier allerdings weniger schlimm auszuwirken als pasteurisierte H-Milch.

Mit Ihrer Ernährung entscheiden Sie sich für ein Leben mit Potenzial.

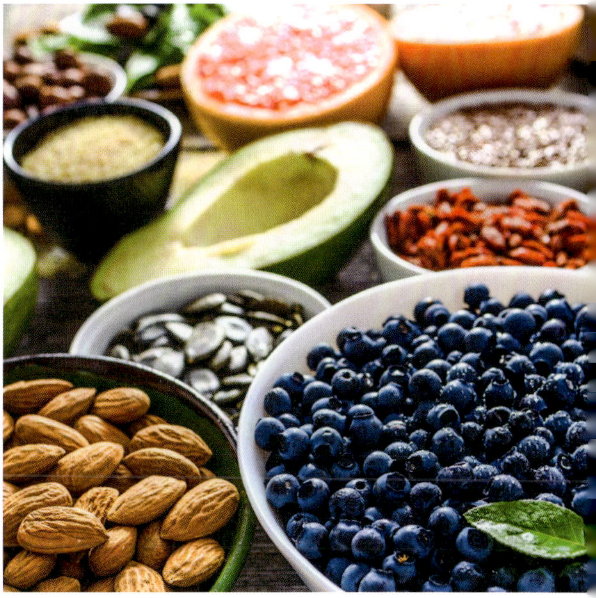

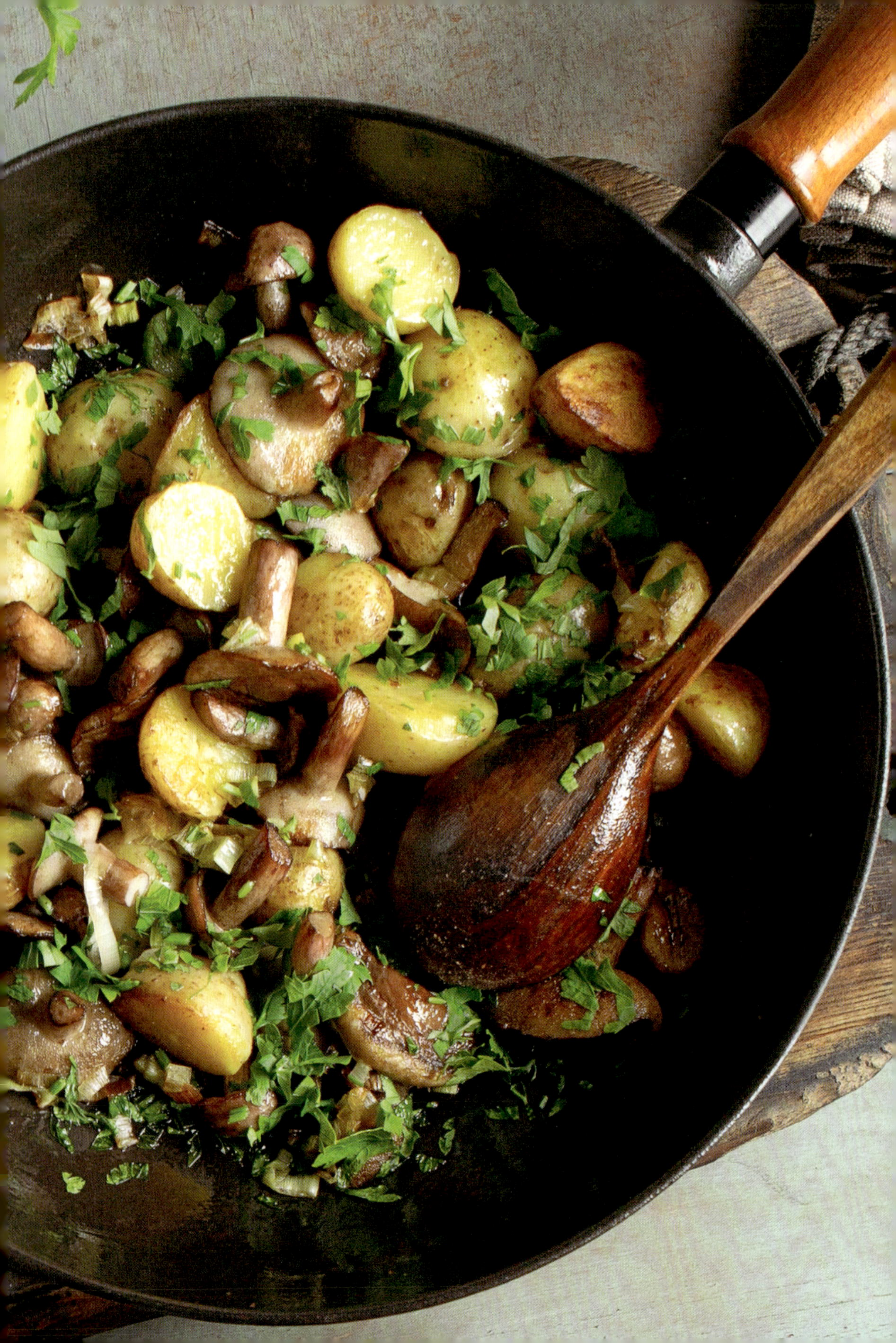

SELFCARE:
Epi-Foods als Gen-Booster

Fränkische Leberknödelsuppe

Zutaten

- 200 g Rinderleber
- 1 Zwiebel
- 1 EL Butter
- 1 Ei
- 2 EL Semmelbrösel, glutenfrei
- 1 EL Petersilie, gehackt
- Salz, Pfeffer, Muskatnuss
- 1 l Rinderbrühe

Zubereitung

1. Rinderleber fein hacken oder durch den Fleischwolf drehen.
2. Zwiebel in Butter glasig dünsten, zur Leber geben.
3. Ei, Semmelbrösel, Petersilie und Gewürze zur Lebermasse hinzufügen, gut vermischen.
4. Mit feuchten Händen kleine Knödel formen.
5. Rinderbrühe zum Kochen bringen, Knödel hineingeben und etwa 15 Minuten ziehen lassen.
6. Suppe heiß servieren.

Pilzpfanne mit Lachs und Schupfnudeln

Zutaten

- 200 g Wildlachsfilet
- 300 g gemischte Pilze (z. B. Kräuterseitlinge, Shiitake, Champignons)
- 1 Zwiebel
- 1 Knoblauchzehe
- 2 EL Olivenöl
- 1 Packung Schupfnudeln oder Gnocchi (ca. 400 g)
- 100 ml Sahne
- Salz, Pfeffer, Kräuter (z. B. Dill, Petersilie)

Zubereitung

1. Lachsfilet würfeln, Pilze putzen und in Scheiben schneiden.
2. Zwiebel und Knoblauch fein hacken.
3. Olivenöl in einer Pfanne erhitzen, Zwiebel und Knoblauch darin anschwitzen.
4. Lachs und Pilze hinzufügen und bei mittlerer Hitze braten, bis der Lachs gar ist.
5. Schupfnudeln separat in einer Pfanne goldbraun braten.
6. Sahne zur Pilz-Lachs-Mischung geben, mit Salz, Pfeffer und Kräutern abschmecken.
7. Schupfnudeln unterheben und servieren.

Mediterrane Gemüsepfanne mit Feta

Zutaten

- 1 Aubergine
- 1 Zucchini
- 1 rote Paprika
- 1 gelbe Paprika
- 1 rote Zwiebel
- 2 Knoblauchzehen
- 2 EL Olivenöl
- 1 TL getrockneter Oregano
- Salz, Pfeffer
- 100 g Feta-Käse
- Frische Basilikumblätter

Zubereitung

1. Aubergine, Zucchini, Paprika und Zwiebel waschen und in Würfel schneiden.
2. Knoblauch fein hacken.
3. Olivenöl in einer großen Pfanne erhitzen, Zwiebel und Knoblauch darin anschwitzen.
4. Aubergine, Zucchini und Paprika hinzufügen und bei mittlerer Hitze anbraten.
5. Mit Oregano, Salz und Pfeffer würzen.
6. Feta-Käse über das Gemüse bröckeln und kurz miterhitzen.
7. Mit frischen Basilikumblättern garnieren und servieren.

1. Dazu passen Wildreis und Spiegelei.

Buchweizen-Gemüse-Pfanne

Zutaten

- 200 g Buchweizen oder Hirse
- 1 rote Paprika
- 1 gelbe Paprika
- 1 Zucchini
- 1 Karotte
- 1 Zwiebel
- 1 Knoblauchzehe
- 2 EL Olivenöl
- 200 g Kichererbsen (gekocht)
- 1 TL Kurkuma
- 1 TL Kreuzkümmel
- Salz, Pfeffer
- Frische Petersilie, gehackt

Zubereitung

1. Buchweizen oder Hirse nach Packungsanweisung kochen.
2. Paprika, Zucchini und Karotte waschen und klein schneiden.
3. Zwiebel und Knoblauch fein hacken.
4. Olivenöl in einer Pfanne erhitzen, Zwiebel und Knoblauch darin anschwitzen.
5. Paprika, Zucchini und Karotte hinzufügen und anbraten.
6. Gekochte Kichererbsen und Buchweizen/Hirse unterrühren.
7. Mit Kurkuma, Kreuzkümmel, Salz und Pfeffer würzen.
8. Mit gehackter Petersilie bestreuen und servieren.
9. Dazu passt auch gekochtes Rindfleisch.

Grüner Smoothie mit Wildkräutern

Zutaten

- 1 Handvoll Spinat
- 1 Handvoll Wildkräuter (z. B. Löwenzahn, Vogelmiere, Giersch)
- 1 Handvoll Beeren
- 1 Apfel
- 200 ml Wasser oder Kokoswasser
- Saft einer halben Zitrone
- 1 TL Chiasamen

Zubereitung

1. Spinat, Wildkräuter, Beeren und Apfel waschen und grob zerkleinern.
2. Alle Zutaten in einen Mixer geben.
3. Wasser oder Kokoswasser hinzufügen.
4. Saft der halben Zitrone und Chiasamen hinzugeben.
5. Alles gut mixen, bis ein cremiger Smoothie entstanden ist.
6. In Gläser füllen und sofort genießen.

Kunterbunter Salat mit Beeren und diversem Gemüse

Zutaten

- 150 g Feldsalat
- 1 Handvoll Rucola
- 1 rote Paprika
- 1 gelbe Paprika
- 1 Karotte
- 1 Gurke
- 1 Handvoll Kirschtomaten
- 100 g Heidelbeeren
- 100 g Himbeeren
- 2 EL Olivenöl
- 1 EL Apfelessig
- 1 TL Senf
- Salz, Pfeffer

Zubereitung

1. Salat und Rucola waschen und in mundgerechte Stücke zupfen.
2. Paprika, Karotte und Gurke waschen und klein schneiden.
3. Kirschtomaten halbieren.
4. Beeren vorsichtig waschen.
5. Alle Zutaten in eine große Schüssel geben.
6. Olivenöl, Apfelessig, Senf, Salz und Pfeffer zu einem Dressing verrühren.
7. Dressing über den Salat geben und alles gut vermengen.
8. Frisch servieren.

Azteken-Kakao

Zutaten

- 500 ml Wasser oder Hafermilch
- 3 EL Kakaopulver
- 1 EL Honig
- 1 TL Zimt
- Prise Nelke
- Prise Salz
- 1 Prise Cayennepfeffer
- 1 TL Vanilleextrakt

Zubereitung

1. Flüssigkeit in einem Topf erhitzen, aber nicht zum Kochen bringen.
2. Kakaopulver, Honig, Zimt, Nelke, Salz, Cayennepfeffer und Vanilleextrakt einrühren.
3. Gut vermischen und bei mittlerer Hitze unter Rühren erhitzen, bis alles gut gelöst ist.
4. In Tassen füllen und heiß genießen.

Chia-Pudding mit Beeren und Mandeln

Zutaten

- 3 EL Chiasamen
- 250 ml Mandelmilch
- 1 TL Vanilleextrakt
- 1 TL Honig oder Ahornsirup
- 100 g gemischte Beeren (z. B. Himbeeren, Blaubeeren)
- 2 EL gehackte Mandeln

Zubereitung

1. Chiasamen mit Mandelmilch, Vanilleextrakt und Honig in einer Schüssel verrühren.
2. Abgedeckt mindestens vier Stunden (oder über Nacht) im Kühlschrank quellen lassen.
3. Vor dem Servieren gut umrühren.
4. Mit Beeren und gehackten Mandeln garnieren.
5. Kalt genießen.

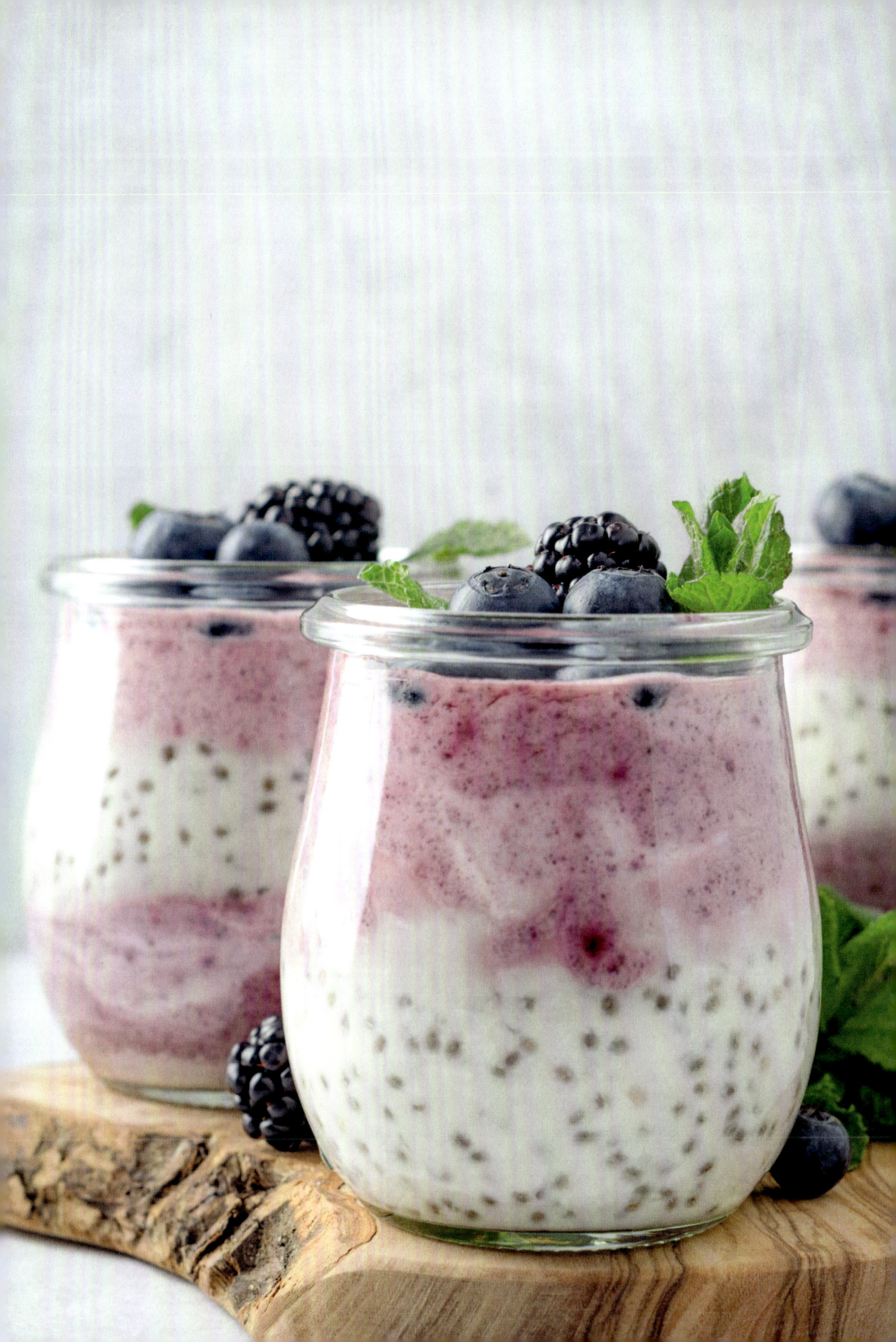

Ernährung entsprechend dem Epigenetik-Code

Eine gesunde Ernährung finden Sie in keiner Fabrik, sondern in der Natur:

Sauerteigprodukte (bekömmlich gemacht und mit zugänglichen Nährstoffen)
Alternative Getreidesorten wie Hafer, Hirse, Buchweizen, brauner Reis
Hülsenfrüchte, sofern eingeweicht und gut abgekocht
Sprossen, Keimlinge, Mikrogräser
guter Tee und Kaffee (Bioqualität und pestizidfrei)
Kräuter, Wildkräuter und Gewürze (auch hier lieber etwas zu viel als zu wenig)
probiotische Milchprodukte wie Joghurt, Rohmilch und Rohmilchprodukte, die nicht industriell bearbeitet wurden
Butter und Käse aus Weidemilch
hochwertige Öle und Fette wie Kokosöl und Olivenöl (beide extra nativ)
Obst, Gemüse, Beeren, Pilze in allen Formen und Farben, bunt, frisch, regional, saisonal
Tierische Produkte (Fleisch, Milchprodukte, Eier) aus artgerechter Haltung - gesunde Tiere, gesunder Mensch, auch Innereien
Fisch, Meeresfrüchte und Algen - in Maßen, eher kleine Fische
Fermente (sofern Sie das Histamin vertragen) wie Sauerkraut, Kimchi, Kefir, Kombucha und andere

So sieht eine gesunde Ernährung aus. Wenn Sie es sich leisten können, greifen Sie zu Bioqualität, da hier der Gehalt an Giftstoffen viel geringer ist.

Ob Sie nun vegetarisch, vegan oder omnivor essen, ist weniger wichtig als die Auswahl und Naturbelassenheit der Lebensmittel. Ich bin der Meinung, eine omnivore Ernährung entspricht unserer Epigenetik mehr und ist nährstoffreicher, aber wer das nicht möchte, kann mit etwas Vorwissen auch eine vegane Ernährung nährstoffreich und nachhaltig gestalten.

Dieses Buch soll Ihnen keine Ernährungsregeln aufzwingen. Ich möchte Ihnen nur mitgeben, dass es umso besser für Ihre Epigenetik ist, je mehr der »guten« Lebensmittel Sie zu sich nehmen und weniger Platz für die »weniger guten« auf dem Teller haben. Ich esse am Wochenende auch mal ein Stück Kuchen oder ein Nutellabrötchen. Aber das sind eher die Ausnahmen. Wichtig für die Epigenetik ist, dass die Nahrung frisch, regional und saisonal ist, weil sie dann maximal reif und nährstoffreich ist. Tiefkühlprodukte sind in Ordnung, diese werden reif eingefroren. Auf Diversität würde ich auch achten, um mit einer großen Vielfalt an Sekundärstoffen in Kontakt zu kommen.

So eine Ernährung führt zu einer Verlängerung der Telomere, lindert chronische Entzündungen und oxidativen Stress, fördert die Regeneration und Selbstheilung und ein gesundes und gutes Leben. Sicher könnten wir noch viel mehr Buchseiten über die Nahrung füllen (und das würde ich auch gerne), aber da fehlt uns leider der Platz. In meinen anderen Büchern (»Zell Reset«, »Gesund mit Hafer«, »Gesund mit fermentiertem Gemüse«) finden Sie viele weitere Rezepte und Anregungen zu einer epigenetisch korrekten Ernährung. Ein paar meiner Lieblingsrezepte, die Ihrem Epigenetik-Code entsprechen, sind in der Mitte des Buches untergebracht (ab S. 93).

MAKRONÄHRSTOFFE

Kommen wir zu den Makronährstoffen: Wir wissen, dass unser Körper Energie aus Kohlenhydraten, Fetten, Aminosäuren, Ketonen und Alkohol gewinnt. Alkohol sollte dabei eine eher untergeordnete Rolle spielen, und über Ketone sprechen wir noch ab S. 82. Wie sieht es mit den anderen Makronährstoffen aus?

Kohlenhydrate und Aminosäuren führen zur Aktivierung von mTOR und CREB, eine fettreiche und kohlenhydratarme Ernährung eher zu AMPK und den PPARs. Beide Seiten sind wichtig, und für Ihre Epigenetik ist es gut, wenn Sie flexibel bleiben.

mTOR ist wichtig für Wachstum und Regeneration, AMPK sorgt für Fettverbrennung und die zelluläre Entrümpelung. Wenn mTOR dauernd aktiv ist (z. B. durch ständiges Snacken oder eine stark kohlenhydratreiche Ernährung), ist es ebenso ungünstig wie ständiges Fasten, ständiges Kaloriendefizit oder eine dauerhaft und komplett kohlenhydratfreie Ernährung, bei der nur AMPK aktiv ist.

Sie sollten sich merken: Essen Sie nicht, wenn Essenszeit ist, sondern wenn Sie Hunger haben. Das ist Ihr natürlicher mTOR-AMPK-Sensor. Ihr Körper sagt (vereinfacht gesprochen), wann er mTOR aktivieren möchte oder ob er gerade mit AMPK (Fettverbrennung und Verdauung) zufrieden ist. An den meisten Tagen frühstücke ich zwischen 10 und 12 – wenn der Hunger kommt. Diese Zeilen schreibe ich gerade um 14 Uhr – ich hatte heute noch keinen Hunger, also habe ich noch nichts gegessen. Erst wenn der Hunger kommt, esse ich und entscheide, worauf ich Lust habe.

Ihre Zellen brauchen den Wechsel zwischen beidem – die Balance. Wenn Sie auf naturbelassene Lebensmittel achten, fallen schon die meisten Zucker- und Kohlenhydratbomben weg. Was können wir uns also vornehmen, um unserem Epigenetik-Code Gutes zu tun?

Koppeln Sie kohlenhydratreiche Speisen an Bewegung und Sport. Das hält Ihren Blutzucker niedrig und Ihre Insulin-Sensitivität ist dann am besten. Wechseln Sie zwischen kohlenhydratreichen und -armen Speisen oder machen mal eine Woche kohlenhydratreich und fettarm und eine Woche andersherum. Lassen Sie auch mal

Koppeln Sie kohlenhydratreiche Speisen an Bewegung und Sport.

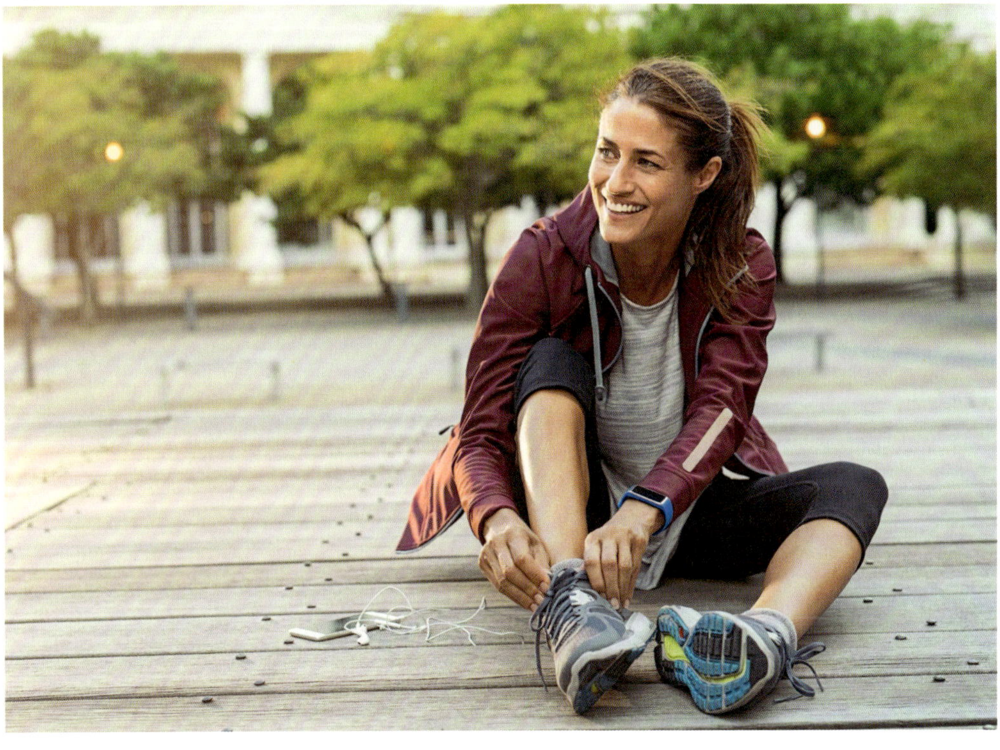

das Frühstück ausfallen und machen Sie nüchtern einen strammen Spaziergang. Das belebt die Verdauung und Fettverbrennung. Achten Sie im Alltag auf eine proteinreiche Ernährung, aber machen Sie auch mal bewusst proteinarme Tage. Essen Sie nicht, bis Sie kurz vor dem Platzen sind, sondern bis Sie satt sind. Das gibt Körper und Geist ein besseres Gefühl. Sollten Sie mal einen Tag über die Stränge schlagen, können Sie am Tag danach bewusst das Frühstück ausfallen lassen oder nur zu einem Eiweißshake greifen. So können Sie die Balance wieder herstellen. Oder Sie sorgen für Abwechslung und essen vor dem Sport mal Kohlenhydrate, mal nur etwas leicht verdauliches Fett, wie Kokosöl oder ein paar Nüsse. Es gibt viele Schalter, an denen Sie drehen können.

Das klingt Ihnen zu wischi-waschi? Vielleicht am Anfang. Mit der Zeit entwickeln Sie eine gute Intuition und ein gutes Körpergefühl. Und Ihr Stoffwechsel wird flexibel, was ein absolutes Geheimnis der Menschen ist, die lange und gesund alt werden und die Epigenetik von jungen Menschen haben. Für Ihren Epigenetik-Code ist es wichtig, dass Sie für Abwechslung sorgen.

MIKRONÄHRSTOFFE

Es wäre kein Epigenetik-Buch, wenn die Mikronährstoffe nicht zur Sprache kommen würden. Denn diese sind nicht nur die »Baustoffe« für Ihren Körper und Ihre Gesundheit, sondern absolut notwendig für Ihren Epigenetik-Code.

Wir wissen: Vitamin A & D kontrollieren zusammen wahrscheinlich jedes dritte bis vierte Gen. Zink ist essenziell, damit die DNA abgelesen werden kann. Ohne Omega 3, Vitamin C und Selen können chronische Entzündungen schnell überhandnehmen. Ohne Aminosäuren kann Ihr Körper keine Proteine bilden. Auf Nährstoffdefizite gehe ich im Buch »Faktencheck Nahrungsergänzungsmittel«, erschienen 2023 im Kosmos Verlag, genauer ein. Es kursieren leider sehr viele Mythen und Vorurteile über Nährstoffe, obwohl die wissenschaftliche Evidenz eindeutig ist.

Ich finde, bevor Menschen Medikamente bekommen, sollte man sich eher darüber unterhalten, ob der Schlaf stimmt, die Ernährung gesund ist und ob Nährstoffdefizite vorliegen. So sollte Medizin eigentlich aussehen – eine Epigenetik-Medizin, die die Ursachen für das, was uns krank macht, beseitigt, anstatt nur Medikamente gegen die Symptome zu geben.

Wir können über Nährstoffe sagen, was wir wollen: Wenn ein Nährstoffdefizit vorliegt, geht es uns besser, wenn es beseitigt wird. Die moderne Ernährung versorgt uns nicht mehr mit der Menge und Qualität an Nährstoffen, die wir eigentlich brauchen. Und unsere moderne Lebensführung ist auch nicht gerade hilfreich. »Ich brauche keine Nahrungsergänzungen!«, heißt es dann. Nein, brauchen Sie nicht. Sie brauchen auch keine einzige Sache aus diesem Buch. Es ist nur ganz wenig, was wir zum Überleben brauchen. Doch es geht im Leben nicht um Überleben, sondern um Leben – um ein gutes, gesundes und glückliches Leben. Und dafür brauchen Sie die Inhalte aus diesem Buch, und dafür brauchen Sie auch Nährstoffe.

Ich arbeite seit Jahren als Ausbilder in der Nährstofftherapie, betreue Studien und habe viele Nährstoffberatungen durchgeführt. Ich kann Ihnen sagen: Jeder hat irgendwelche Nährstoffdefizite. Diese sind meist schleichend und subklinisch, was bedeutet, dass Sie keine Mangelkrankheit entwickeln, wie z. B. Skorbut (klinischer Vitamin-C-Mangel). Doch die meisten Menschen befinden sich in einem Zustand des subklinischen Mangels – im Blut ist bereits ein Defizit nachweisbar und es zeigen sich unspezifische Symptome (z. B. Infektanfälligkeit, diffuse Schmerzen, Kopfschmerzen, Schlafprobleme, Stressanfälligkeit, Heuschnupfen, Autoimmunerkrankungen).

Hier setzt die Nährstofftherapie an. Nährstofftherapie heißt: messen, wissen, handeln. So bilde ich auch aus. Mit einer Blutanalyse vorab,

Gut zu wissen

Um es genauer zu wissen, empfehle ich, eine große Nährstoffanalyse zu machen. Im Vollblut. Die folgenden Nährstoffe sind für Ihren Zellstoffwechsel essenziell, sie lindern chronische Entzündungen, fördern die Regeneration, und einige von ihnen (Vitamin A, D und Zink ganz besonders) sind wichtige Epigenetik-Schalter.
Dabei messen Sie am besten:

- B-Vitamine (vor allem Folsäure B_9 und Cobalamin B_{12})
- Vitamin C
- Vitamin D
- Omega-3-Index und Omega-6:3-Verhältnis
- Eisen und Ferritin
- Jod
- Zink
- Selen
- Magnesium
- Coenzym Q_{10}

Diese Nährstoffe lassen sich leicht und kostengünstig messen und zeigen gut die Versorgung des Körpers an. Gleichzeitig sind es die klassischen Mangelnährstoffe, also diejenigen, die am häufigsten im Defizit liegen.

lassen sich Nährstoffe gezielt einnehmen. Gut, es gibt Nährstoffe, da können Sie ausprobieren und beobachten, wie Sie sich fühlen, das betrifft z. B. Magnesium, die B-Vitamine, Vitamin C, Coenzym Q_{10}. Was der Körper nicht braucht, nimmt er nicht auf. Das merken Sie. Doch wenn er es aufnimmt, werden Sie sich spürbar besser fühlen.

Je nach Blutwert können Sie im Falle eines Defizits mit Nahrungsergänzungen arbeiten. Weiter unten finden Sie gesunde Blutwerte für diese Nährstoffe und Tagesempfehlungen für Nahrungsergänzungen, die den Körper gut versorgen und kein Risiko von Überdosierung oder Nebenwirkungen mit sich bringen. Eine Liste von Blutwerten (neben Nährstoffen), die Sie routinemäßig bestimmen lassen können und die viel über Ihre Gesundheit aussagen, finden Sie im Anhang dieses Buches auf S. 147.

Blick auf die Nährstoffe im Einzelnen

Vitamin A ist zwar wichtig, lässt sich aber im Blut nur schwer bestimmen. Mit einer Portion Leber pro Woche (ich empfehle Rinderleber) oder mit 5000 IE Vitamin A als Tropfen täglich decken Sie Ihren Vitamin-A-Bedarf, ohne eine Überdosis zu riskieren (diese findet erst ab 50.000 IE täglich statt). Wenn Sie nicht gerade schwanger sind oder vorhaben, es zu werden, können Sie auch problemlos 10.000 IE täglich nehmen.

B-Vitamine (vor allem Folsäure B_9 und Cobalamin B_{12}) sind enthalten in rotem Fleisch, Innereien, Sauerteigbrot, Hülsenfrüchten, Kombucha und Sprossen.

- Gesunde Blutwerte Folsäure: > 13,3 nmol/l im Serum, > 567,5 nmol/l Erythrozyten
- Tagesbedarf Folsäure: 200–400 µg, in der Schwangerschaft bis 800 µg
- Bioaktive Form (Nahrungsergänzung): Methylfolat/Tetrahydrofolat
- Blutwerte Cobalamin: > 222 pmol/l oder 300 ng/l im Serum
- Tagesbedarf: 5–50 µg
- Bioaktive Form (Nahrungsergänzung): Methylcobalamin

B-Vitamine können nur sehr schwer überdosiert werden, sofern sie bioaktiv und in normalen Mengen zugeführt werden. Sie können sich auch nicht im Körper anreichern. Da selten alle B-Vitamine gemessen werden und auch B-Vitamine in bestimmten Verhältnissen im Körper vorliegen sollten, empfehle ich ein gutes Multipräparat oder einen B-Komplex mit aktiven Formen für jeden.

Vitamin C ist enthalten in frischem Obst, Gemüse, Beeren, Kombucha, Sprossen und Keimlingen.

- Gesunde Blutwerte: > 70 µmol/l im Serum
- Tagesbedarf: 300–600 mg, bei chronischen Entzündungen bis zu 2 g
- Bioaktive Form: Ascorbinsäure (aus Fermentation) funktioniert genauso wie ein Extrakt aus Hagebutte oder Acerola – Ersteres ist höher dosiert, Letzteres enthält mehr Flavonoide.

Vitamin D ist enthalten in Shiitake, Austernpilzen, Dorschleber, Eigelb.

- Gesunde Blutwerte: 50–80 ng/ml
- Tagesbedarf: 2000–10.000 IE (individuell, für die meisten Menschen sind 5000 IE gut für einen gesunden Blutwert)
- Hinweis: 30 Minuten Sonnenbaden ohne Sonnencreme mit dem ganzen Körper entspricht 5000–10.000 IE (hellere Hauttypen bilden mehr).
- Bioaktive Form (Nahrungsergänzung): Cholecalciferol (aus Schafwolle oder Flechten)

Kommentar: Mit den öffentlich empfohlenen 200–1000 IE hat noch niemand einen gesunden Blutwert geschafft. Besser am Blutwert orientieren und höher dosieren, bis ein gesunder Blutwert erreicht ist. Eine gute Versorgung mit Vitamin A, K_2 und Magnesium minimiert das Risiko für Überdosierungen oder Nebenwirkungen (vor denen gerne gewarnt wird, die in der Praxis aber so gut wie nie auftreten).

Vitamin K_2 ist enthalten in Weidekäse, Fermenten wie Natt.

- Gesunde Blutwerte: > 10 ng/ml (Serum)
- Tagesbedarf: 200–600 µg
- Bioaktive Form: Vitamin K_2 MK7

Omega-3-Fettsäuren sind enthalten in Fisch, Meeresfrüchten, Bio-Eiern, Weidefleisch.

- Gesunde Blutwerte: hs-Omega-3-Index 8–14 %, Omega-6:3-Verhältnis < 5:1
- Tagesbedarf: 2000–3000 mg (in Form eines Vollspektrum-Fischöls oder Algenöls)

Hinweis: Offiziell werden 300 mg täglich empfohlen, was viel zu wenig ist. Achten Sie auf eine gute Nahrungsergänzung, um den Tagesbedarf zu decken. Auch vor Omega 3 wird häufig unnötigerweise gewarnt (Auerswald, 2024), dabei ist es eines der besten Dinge, die Sie für Ihre Gesundheit tun können.

Eisen ist enthalten in rotem Fleisch, Vollkorngetreide, Hafer, Hirse, Spinat.

- Gesunde Blutwerte: im Serum: 40–150/60–160/µg/dl; im Vollblut: 420–460/440–500 mg/l. Serum-Ferritin (Indikator für Speichereisenmangel), Referenzbereich: 50–200 µg/l
- Tagesbedarf: 10–20 mg, je nach Blutwert. In der Schwangerschaft bis zu 30 mg
- Bioaktive Formen (Nahrungsergänzung): Eisenbisglycinat, Eisen mit Laktoferrin, Eisen aus Curryblatt

Hinweis: Aufnahme über die Ernährung ist am besten. Als Nahrungsergänzung früh nüchtern mit etwas Vitamin C einnehmen.

Jod ist enthalten in Algen, Fisch und Meeresfrüchten.

- Gesunde Blutwerte: > 0,04 µg/ml in Erythrozyten oder 100–200 µg/l Urin
- Tagesbedarf: 200–600 µg
- Bioaktive Formen: Kelp, Kaliumiodid

Hinweise: Ich empfehle kein jodiertes Speisesalz. Bei Schilddrüsenüberfunktion, Morbus Basedow oder einem aktiven Hashimoto Jod nur in Absprache mit dem Arzt einnehmen.

Zink ist enthalten in rotem Fleisch, Innereien, Meeresfrüchten, Hafer, Hirse und Pilzen.

- Gesunde Blutwerte: im Vollblut: Referenzbereich: 4,0–7,5 mg/l (61,2–114,8 umol/). Im Serum: normal: 0,75–1,25 mg/l
- Tagesbedarf: 15–25 mg
- Bioaktive Formen: Zinkcitrat, Zinkbisglycinat

Selen ist enthalten in Paranüssen, Kokosprodukten, Eigelb und Innereien.

- Gesunde Blutwerte: 100–140 µg/l (im Serum), 120–160 µg/l (im Vollblut)
- Tagesbedarf: 200–400 µg
- Bioaktive Formen: Selenomethionin, Natriumselenit (ich empfehle Letzteres, weil es sich im Körper nicht anreichern kann)

Magnesium ist enthalten in grünem Gemüse, Wildkräutern, Fleisch, Nüssen und Vollkorngetreide.

- Gesunde Blutwerte: > 0,9 mmol/l (im Serum), 1,38–1,5 mmol/l (im Vollblut), 2,25–3 mmol/l (Erythrozyten)
- Tagesbedarf: 300–500 mg
- Bioaktive Formen: Magnesiumcitrat, -glycinat, -threonat, -malat, Magnesiumoxid + -hydroxid

Hinweis: Bedarf individuell, an manchen Tagen nehme ich 800–1000 mg ein. Kaffee, Sport, Stress und Schlafmangel erhöhen den Verbrauch.

Coenzym Q_{10} ist enthalten in Innereien, Chlorella (und unmöglich zu decken).

- Gesunde Blutwerte: 0,8–1,2 µg/ml (cholesterinkorrigiertes Q_{10}: > 0,3 pmol/mmol, > 2,5 µg/ml oder 2,8 pmol/l
- Tagesbedarf: 50 mg (Ubiquinol) bzw. 200 mg (Ubiquinon)

Hinweis: Bei Statineinnahme oder ab 40 Jahren lässt die körpereigene Produktion stark nach. Auch bei jungen Menschen mit Müdigkeit und Erschöpfung ist Coenzym Q_{10} häufig im Mangel.

Es gibt noch weitere wichtige Nährstoffe, die in unserem Epigenetik-Code stehen sollten. Doch das hier sind die wichtigsten und häufigsten, auf die wir achten sollten. In unserer Online-Weiterbildung zum Thema »Nähr- und Vitalstoff-Coach« kriechen wir wesentlich tiefer und umfassender in den Kaninchenbau. Eine gute Übersicht liefert auch mein Buch »Faktencheck Nahrungsergänzungsmittel«, im Kosmos Verlag erschienen.

Je nach Defizit und Blutwert lohnen sich bestimmte Nahrungsergänzungsmittel. Achten Sie hier auf Qualität, die auch mal ein paar Euro mehr kosten darf. Ich nehme als Basis-Nährstoffversorgung auf täglicher Basis ein:

- Vitamin A- & D-Tropfen
- Vitamin K_2 (Kapselpräparat)
- Omega 3 (aus Fischöl oder Algenöl)
- Multi-Präparat mit B-Vitaminen, Vitamin C, Magnesium, Zink, Selen, Jod und anderem

Das ist meine Basisversorgung ergänzend zu einer gesunden und ausgewogenen Ernährung.

Folgende Nähr- und Vitalstoffe nehme ich aktuell gerne und regelmäßig und ohne Blutanalyse (dafür mit einer risikofreien Dosis):

- Kollagen (10–20 g)
- Bor (3–10 mg)
- Lithium (5 mg)
- Essenzielle Aminosäuren (5–10 g)
- Kreatin (4 g)
- Taurin (4 g)
- Glycin (4–8 g)

Das nur mal für Sie zur Orientierung. Bei Mangelerscheinungen stellt es sich anders dar.

SEKUNDÄRSTOFFE

Ihre Epigenetik liebt Sekundärstoffe! Denn sie aktivieren die verschiedenen epigenetischen Schalter (viele kennen wir noch gar nicht) und Gene, sie unterstützen und verstärken sich gegenseitig. Sie hemmen sogar epigenetische Schalter, die uns vorzeitig altern lassen, wie NFκB, und lindern chronische Entzündungen und oxidativen Stress. Einige können sogar dabei helfen, die Telomere zu verlängern (Luca, Macovei, Bujor, & al, 2020, Vol. 60). Dazu fällt mir das Stichwort Synergien ein – wenn die Summe der Einzelstoffe höher ist als die Stoffe an sich. So verhält es sich auch mit Sekundärstoffen (und Ballaststoffen) – sie ergänzen und verstärken sich gegenseitig (Maleki, Khelghati, & al, 2020). Das können Sie für Ihren Epigenetik-Code im Blick behalten.

Sekundärstoffe sind das, was Pflanzen und Pilze bunt und aromatisch macht. Das tiefe Blau von Blaubeeren wird durch Sekundärstoffe namens Anthocyane hervorgerufen, das Grün vom Feldsalat von Chlorophyll und Carotinoiden, das Grün von Grüntee durch Catechine, die leuchtenden Farben des Reishi durch Triterpene. Sekundärstoffe haben verschiedene chemische Klassen, von denen die Triterpene, Polyphenole, Phenolsäuren und Flavanole die bekanntesten sind. Für Ihren Epigenetik-Code sind zwei Aspekte wesentlich: 1.) eine gute Menge Sekundärstoffe (Stichwort Antioxidantien) aufnehmen und 2.) eine hohe Diversität. Mit einer »guten Menge« meine ich, dass Sie es nicht übertreiben sollten. Über eine gesunde Ernährung bekommen Sie eine große Menge und Vielfalt, aber irgendwann ist Schluss. Mehr hilft nicht immer mehr. Auch nicht, wenn Sie viele antioxidative Nahrungsergänzungen nehmen.

Wenn Sie den hier beschriebenen Tipps folgen und ein paar Antioxidantien als Nahrungsergänzung einnehmen, ist das ideal.

Grüner Tee belebt und ist gesünder als schwarzer Tee.

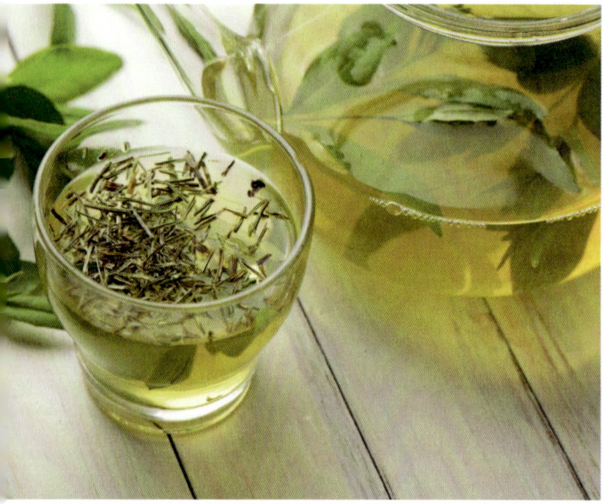

Diversität im Alltag

Diversität und Abwechslung bringen Ihnen eine große Vielfalt an Sekundärstoffen und geben dem Alltag eine gewisse Würze. Ich empfehle als Faustregel, dass Sie pro Woche etwa 30–40 verschiedene Pflanzen und Pilze essen. Das klingt erstmal nach viel, aber ist gut machbar (Naturvölker essen bis zu 300 verschiedene Pflanzen und Pilze wöchentlich, das ist dann schon eine andere Hausnummer).

Wie schaffen Sie diese Diversität? Ernähren Sie sich gesund und vielseitig. Probieren Sie verschiedene Pilze aus und nicht nur immer Champignons. Austernpilze, Kräuterseitlinge, Shiitake, Enoki, Buchenpilze und Pfifferlinge sind auch lecker und gesund. Chaga-Brocken können Sie auch immer zu Hause haben und sich daraus einen Tee machen. Wechseln Sie als »grüne Beilage« zwischen Rucola, Grünkohl, Feldsalat, Spinat. Probieren Sie verschiedene Kohlsorten als Beilage zu Fleischgerichten aus, auch wenn Sie bisher vielleicht dachten, kein Kohlgemüse zu mögen.

Haben Sie immer ein paar Kräutertees auf Lager (Mischungen sind hier ideal) und stocken Sie Ihren Gewürzschrank auf: eine Gewürzmischung, eine gute Currymischung und eine Kräutermischung sind eine gute Grundlage. Dann wären da noch Ingwer, Knoblauch, Paprika, Chili, Fenchel, Anis, Zimt, Nelken, Beifuß, Majoran, Thymian, Rosmarin, Salbei – Kräuter gehen natürlich auch immer frisch.

Essbare Wildkräuter und Wildpflanzen, die Sie bei einem Spaziergang im Wald ernten und dann naschen können, sind Löwenzahn, Brennnessel, Birkenblätter, Lindenblätter, Gänseblümchen, Vogelmiere und Giersch, die mal für den Anfang. Wechseln Sie frische und gefrorene Beeren für Ihr Müsli, Smoothies oder Salate ab: Blaubeeren, rote & schwarze Johannisbeeren, Stachelbeeren, Himbeere, Erdbeeren, und essen Sie Obst und Gemüse nach Saison und das, was gerade reif ist. Probieren Sie auch mal verschiedene Sorten aus, z. B. gibt es in Deutschland mehr als 2000 verschiedene Apfelsorten, die sich auch hinsichtlich des Gehalts an Sekundärstoff unterscheiden.

Wenn Sie Kombucha selbst machen, wechseln Sie zwischen Schwarztee, Grüntee, Rooibostee, Früchtetee und reichern Sie Ihr Müsli mit Haferflocken und Leinsamen an, aber auch mit Chiasamen, Nüssen und Kernen, gepufftem Amaranth. Immer mal etwas Neues bzw. Anderes, dann bleibt die Abwechslung erhalten. Dann noch ein bisschen Tee und Kaffee, ein paar Pilze, Gewürze, Kräuter, Obst, Gemüse – und ehe Sie sich versehen, haben Sie – völlig unbemerkt und unproblematisch – Diversität.

Von einer diversen Ernährung profitiert auch Ihr Darm, denn eine höhere Diversität auf dem Teller bringt auch eine hohe Diversität an Ballaststoffen, worüber sich Ihr Mikrobiom (»Darmflora«) freut. Auch im Darm werden Stoffe gebildet, die wichtige Epigenetik-Schalter sind, wie Hormone, Botenstoffe, kurzkettige Fettsäuren und Vitamine. Wir Menschen sind Gewohnheitstiere und kaufen meist das Gleiche, doch ich empfehle, immer mal etwas Neues auszuprobieren. Erst vor wenigen Wochen habe ich Pak Choi für mich entdeckt und kaufe ihn nun regelmäßig im Supermarkt ein. Außerdem habe ich auf unserem Grundstück wilde Vogelmiere und wilden Fenchel entdeckt und nasche hin und wieder davon. Auch wilde Beeren und essbare Blüten und Blätter finden sich, wenn man danach sucht und weiß, welche gut sind.

Nahrungsergänzungen

Über eine gesunde und abwechslungsreiche Ernährung nehmen Sie etwa 750 mg Antioxidantien/Sekundärstoffe am Tag auf. Das ist gut und deutlich mehr, als die meisten Menschen aufnehmen, die wahrscheinlich eher bei 100–200 mg anzutreffen sind. Wobei für die Mehrheit Kaffee die wichtigste Quelle für Antioxidantien im Alltag ist (Pulido, Hernández-García, & Saura-Calixto, 2003). Das spricht für den Kaffee und gegen die »klassische westliche Ernährung«.

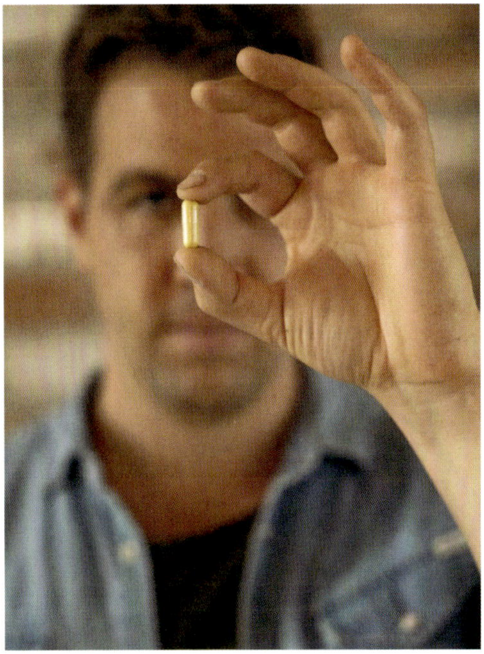

In Maßen einsetzen: Nahrungsergänzungsmittel

Ich denke, dass es sich lohnt, ein paar Antioxidantien »extra« einzunehmen, weil der Gehalt an Antioxidantien in unserer Nahrung in den letzten 100 Jahren stark abgenommen hat und die Belastung mit Giftstoffen im Alltag eher zunimmt. Auch gibt es einige Naturheilmittel, die wir für unsere Gesundheit gezielt einsetzen können, die sich als Nahrungsmittel aber nicht eignen. Studien zeigen zudem immer wieder, dass Sekundärstoffe aus Ernährung und Nahrungsergänzung die Methylierungsmuster in unserem Körper so verändern, dass chronische Erkrankungen weniger Chancen haben (Beetch, Harandi-Zadeh, Shen, Lubecka, & al, 2020). Dafür gibt es unzählige Beispiele – allein zu Curcumin, einem der Wirkstoffe in Kurkuma, finden sich über 24 000 wissenschaftliche Studien.

Über Nahrungsergänzungen habe ich ein Buch geschrieben und auch, wie Sie diese sinnvoll einsetzen und worauf bei der Qualität zu achten ist. Das ist ganz wichtig. Und sofern Sie Medikamente

Wie viel ist ideal? Diversität bei der Lebensmittelauswahl ist ideal!

Reishi	Grüntee-Extrakt
Cordyceps	Quercetin
Löwenmähne	Fisetin
Chaga	Olivenblatt
Curcumin	Artischocke
OPC	Mariendistel
Pycnogenol	Bittertropfen
Weihrauch	Ashwagandha
Ginkgo	Rosenwurz
Ginseng	Grüne-Superfood-Mischungen

einnehmen, sprechen Sie vorab mit Ihrem Arzt. Welche Naturheilmittel lohnen sich? Das hängt von Ihren gesundheitlichen Zielen ab und wo Sie aktuell in Ihrem Leben stehen. Ich weiß, welche mir guttun und mich unterstützen – ich wechsle aber auch immer mal ab und nehme keinen Sekundärstoff dauerhaft ein. Auch das ist Diversität.

Bei der Einnahme heißt es ausprobieren, Erfahrungen sammeln und beibehalten, was Ihnen guttut. Ich kann empfehlen, hier ein wenig Experimentierfreude zu behalten, denn Sie werden merken, was wie wirkt, und ganz nebenbei wird Ihr Epigenetik-Code unterstützt.

FASTEN

Neben dem Essen ist es ebenfalls wichtig, zwischendurch zu fasten. Fasten war immer Teil des menschlichen Lebens, gewollt oder ungewollt, es gab immer Phasen mit »weniger«. Wir müssen deshalb beim Fasten keine Angst haben, gleich »vom Fleisch zu fallen«, denn die meisten von uns haben auf der Hüfte und in den Zellen (zelluläre Ablagerungen) genügend Reserven, um zumindest einen oder mehrere Tage gut über die Runden zu kommen.

Wenn wir nichts essen, und sei es auch nur, mal das Frühstück ausfallen zu lassen, geht unser Körper an die Reserven und lernt, wieder die Fettverbrennung zu nutzen. Innerhalb weniger Tage werden wichtige Stoffwechselenzyme epigenetisch hochreguliert (via AMPK, PPARα und PPARγ) und die Fettverbrennung im ganzen Körper unterstützt. Weil bestimmte Zellen (z. B. rote Blutkörperchen und Nervenzellen) kein Fett verwerten können, beginnt die Leber damit, Ketonkörper zu bilden. Dieser Prozess wird Ketogenese genannt und findet bereits statt, wenn wir ab und an nur einen »Kaffee frühstücken«. Nach 3–5 Tagen erreicht die Ketogenese ihr Maximum. Ketonkörper sind auch wichtige Epigenetik-Schalter für regenerative Prozesse, für das Immunsystem, unsere Stammzellen und vieles mehr. Fasten hat also viele Vorteile: Gewichtsverlust, Entgiftung, zelluläre Entrümpelung, Entzündungslinderung und Antioxidation (durch Sirtuine & Nrf2), Immun-Balancierung.

In diesem Buch geht es viel um Zyklen – und so dürfen sich auch Phasen, in denen wir überdurchschnittlich viel essen (z. B. die Weihnachtsfeiertage), mit Phasen des Fastens abwechseln. Dies können wir im Kleinen machen, indem wir immer mal wieder das Frühstück oder Abendessen ausfallen lassen oder auch einen ganzen Tag fasten. Im Englischen heißt Frühstück passenderweise »breakfast«, also Fastenbrecher. Wenn Sie erst frühstücken, wenn Sie richtig Hunger haben,

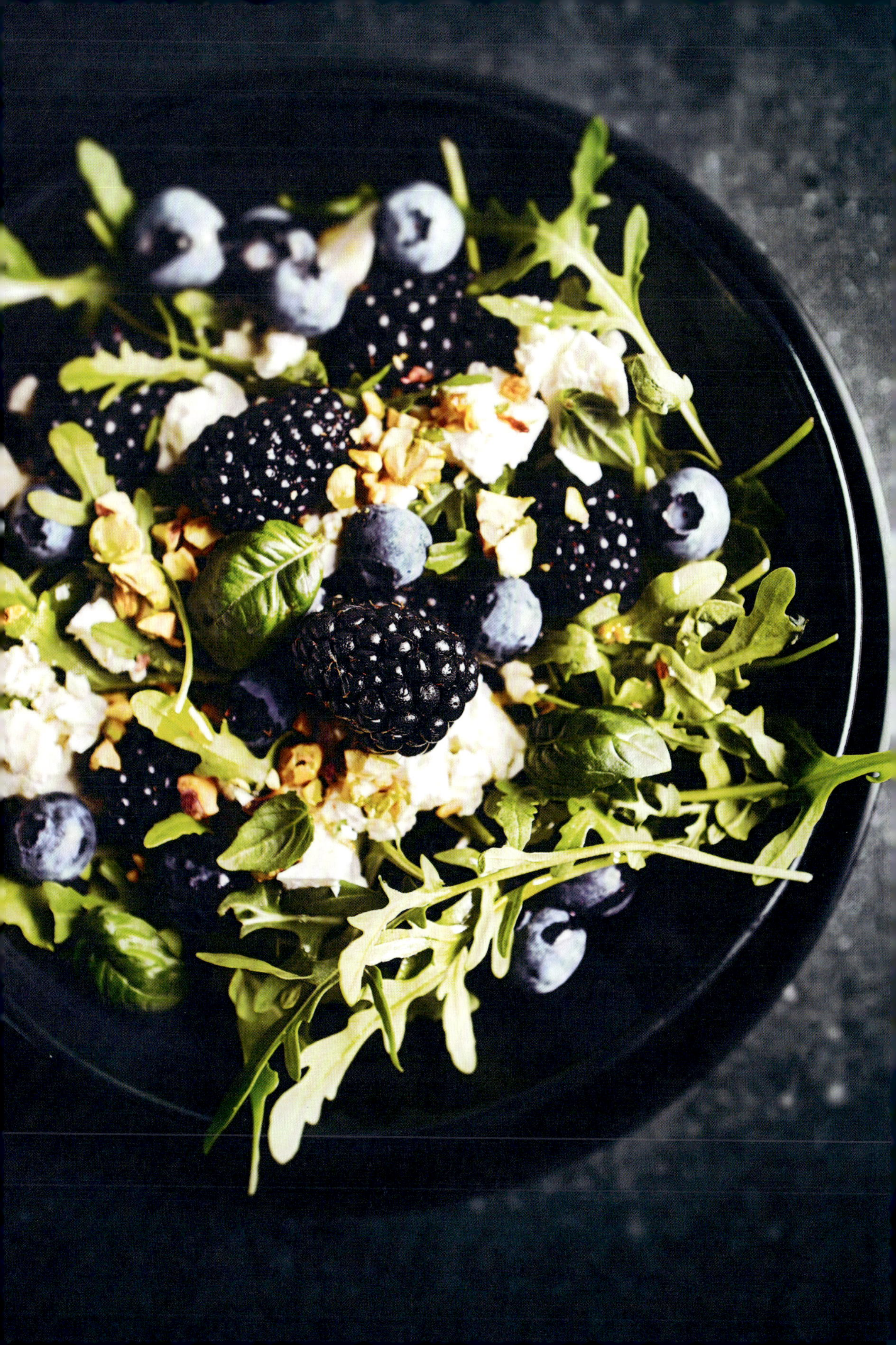

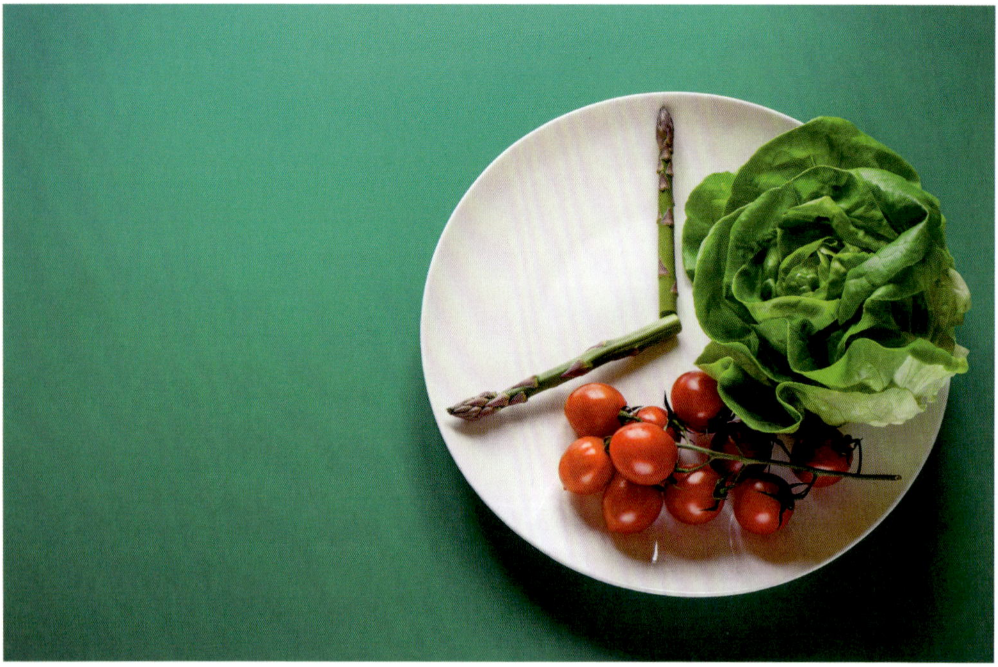

Zeitweiliger Verzicht auf Nahrung frischt die Zellen auf.

bringt das bereits viele Vorteile. Intervallfasten wird das auch genannt.

Die meisten Menschen essen etwa 7- bis 9-mal am Tag. Kleine und größere Mahlzeiten sind hier ebenso aufgeführt wie kleine Snacks oder Kaffee mit Milch und Zucker. Das ist, als würden Sie den ganzen Tag essen. mTOR ist ununterbrochen aktiv, zudem ist das alles andere als gut für Ihren Stoffwechsel. Diesen Kreislauf sollte man mal durchbrechen, um den Körper zur Ruhe kommen zu lassen.

Eine regelmäßige Heilfasten-Kur kann wertvoll sein. Ich empfehle, sich an dieses Thema langsam heranzutasten und es nur in Begleitung zu machen. Wer länger nicht oder noch nie gefastet hat, hat unter Umständen sehr viele Giftstoffe gespeichert, die dann freigesetzt werden. Frauen sollten es auch vorsichtiger angehen als Männer, da ihre Periode unter Umständen darauf reagieren kann, z. B. durch Ausbleiben. Grundsätzlich ist das Fasten sehr reinigend und erfrischend.

Die Prozesse sind natürlich, aber wer es noch nie gemacht hat, sollte sich langsam herantasten und eine Heilfasten-Kur vorbereiten:

- **Stufe 1:** Lassen Sie die kleinen Snacks weg und nehmen Sie Kalorien nur zu den Hauptmahlzeiten auf.
- **Stufe 2:** Lassen Sie regelmäßig das Frühstück ausfallen oder warten Sie, bis Sie richtig Hunger haben. Bei den meisten Menschen ist das etwa 16–18 Stunden nach dem Abendessen.
- **Stufe 3:** Lassen Sie das Frühstück ausfallen, trinken Sie einen großen Kaffee oder Tee, und bewegen Sie sich. Ein Spaziergang, eine kleine Wanderung, eine lockere Sporteinheit. Danach könnten Sie noch kalt duschen, wenn Sie mögen. Das trainiert den Fettstoffwechsel und bringt Sie der Ketose näher.
- **Stufe 4:** Fasten Sie einen Tag pro Woche. Bei mir ist das oft der Montag, wenn das Wochenende mal etwas üppiger war. Ich esse dann erst Montag zu Abend. Tagsüber nehme ich nur

Tee, Kaffee, Wasser und Ballaststoff-Präparate oder Bindemittel wie Heilerde oder Aktivkohle zu mir.
- **Stufe 5:** Eine kleine Heilfasten-Kur von 3–5 Tagen.

Welche Fastenprogramme gibt es?

Fasten bzw. Heilfasten: Die Kalorienaufnahme wird für einen Zeitraum von mehr als 24 Stunden unterbrochen. Beliebt und effektiv sind Heilfasten-Programme, die etwa 5–7 Tage andauern. Während dieser Zeit werden nur Wasser, in einigen Fällen Tee sowie einige Vitalstoffe zugeführt.

Intermittierendes Fasten: Intermittierendes Fasten beschreibt den festgelegten Wechsel von Phasen der Nahrungsabstinenz und -aufnahme. Am bekanntesten ist das 16 : 8-Intervallfasten, bei welchem 16 Stunden gefastet wird, gefolgt von einem 8-stündigen Zeitfenster, in dem Nahrung konsumiert werden darf. Ein weiteres Konzept ist zum Beispiel das 20 : 4-Intervallfasten. Empfehlenswert ist ein Minimum von 12 Stunden Nahrungsentzug, um zelluläre Effekte der Autophagie und Ketose zu erreichen.

5 : 2-Fasten: Beim Intervallfasten 5 : 2 nimmt man an zwei nicht aufeinanderfolgenden Tagen maximal 500 bis 600 Kalorien (max. 25 % des normalen Tagesbedarfes) zu sich und isst die anderen fünf Tage ganz normal.

Intermittierende Energieeinschränkung: Evolutionsbedingt sind auch kalorienarme Phasen normal. So können Tage mit geringerer Kalorienaufnahme (400 bis 500 kcal) ebenfalls zu Anpassungsmechanismen auf mitochondrialer Ebene führen. Diese werden mit Tagen normaler Kalorienmengen gewechselt.

Ich empfehle folgendes, alltagspraktisches Protokoll, bei dem Sie mit minimalem Aufwand eine Vielzahl der Effekte erreichen:

- 2- bis 3-mal pro Woche 16 : 8-Intervallfasten ausführen
- 1-mal pro Monat 24–36 Stunden fasten
- 1-mal pro Jahr eine Woche Heilfasten (am besten angeleitet von einem Fastenleiter)

Während Sie sich im Fastenzustand befinden, können Sie Ihren Körper unterstützen, die Autophagie anzuregen. Nehmen Sie schwarzen Kaffee, Grüntee, Ceylon-Zimt, Ingwer, Kurkuma (oder Curcumin), Ginseng sowie Chaga und Reishi-Tees zu sich.

MUSIK

Musik ist Teil der menschlichen Natur. Schon immer. Möglicherweise kam die Musik vor der Sprache. Das menschliche Gehirn ist einzigartig in der Art und Weise, wie Musik erzeugt und verarbeitet wird. Auch Musik ist Harmonie und Balance – und wirkt sich auf unser Epigenom auf verschiedene Weisen aus (Nair, & al., 2021). miRNAs spielen hierbei eine Rolle, aber auch andere Methylierungsmuster. Musik zu hören ist hierbei genauso wichtig, wie selbst zu musizieren. Musik verbindet uns Menschen, lindert Stress und fördert die Bildung von Glückshormonen.

Welche Musik ist am besten? Das, was Ihnen gefällt. Hier gibt es kein Patentrezept. Ich denke, singen ist immer gut – ansonsten sind Musikrichtungen und Geschmäcker vielfältig. Musik kann in unserem Leben an verschiedenen Stellen vorkommen: bei der Arbeit , in der Freizeit und beim Sport, beim Lernen eines Instrumentes, beim Singen im Chor – oder Sie hören einfach anderen zu!

Kinder schon von klein an für Musik zu begeistern und auch selbst zu musizieren, scheint die Intelligenz, Konzentration, Sprachentwicklung und das Gehirnwachstum zu fördern. Außerdem könnte es im Erwachsenenalter unsere Stressresistenz verbessern. Die Liebe zur Musik ist auch epigenetisch vererbbar (Habibi, Damasio, Ilari, & al,

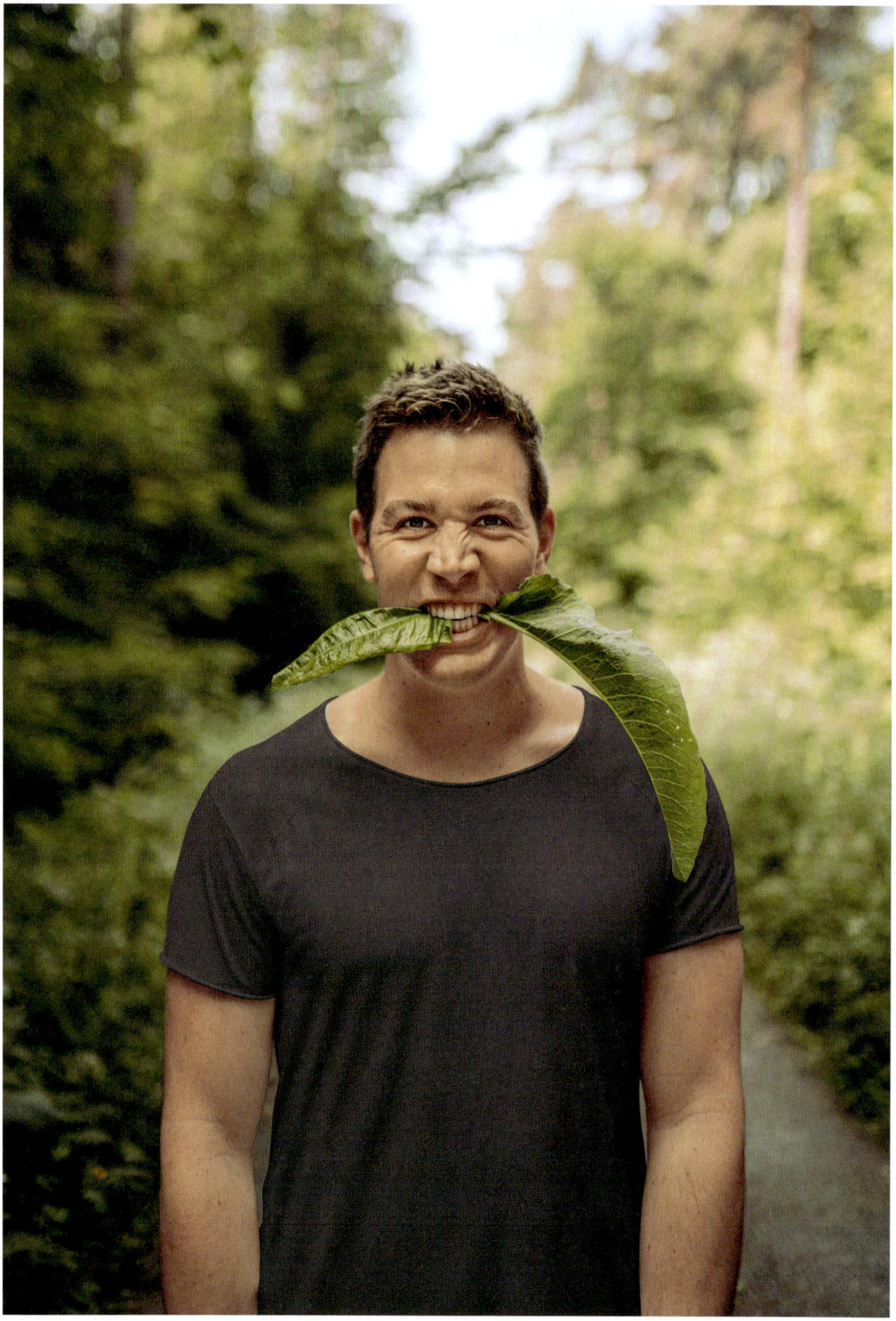

Ich selbst könnte immerzu in der Natur sein.

2018), liegt aber in der Natur von uns allen. Hier gibt es also keine Tipps oder Regeln, nur diese: Genießen Sie die Musik. Singen Sie. Trommeln Sie. Klimpern Sie. Lernen Sie. Haben Sie Spaß!

NATURERFAHRUNG

In der Natur zu sein, war für uns Menschen über Jahrmillionen der Standard. Dann haben wir uns sesshaft gemacht und damit begonnen, einen Unterschied zu machen zwischen der ungezähmten, wilden Natur und unserem gepflegten Garten und Acker. Wir entfremdeten uns stückweise von der Natur. Irgendwann begannen wir, große Städte zu bauen, und seit 150 Jahren lebt der Großteil der Menschen in Städten und ist nur noch sporadisch in der Natur.

Natur, das sind Wälder, Wiesen, Ebenen, Berge, Meer, Seen, Flüsse, Wüste. Alles, bei dem der Mensch nicht eingegriffen hat. Allein durch den Aufenthalt in der Natur verändert sich unsere Epigenetik (Alexander, Bailey, Perez, Mitchell, & Su, 2013) und wir sind entspannter, gesünder, glücklicher und haben ein fitteres Immunsystem. Zwei Stunden pro Woche in der Natur sind, wenn man den Studien glaubt, das Minimum, das wir Menschen brauchen. Wenn es nach mir ginge, dürfte es täglich ein Stündchen oder mehr sein.

Wenn wir in der Natur sind, passiert vieles, das war gar nicht bewusst wahrnehmen:

- Die **Aromen des Waldes** verändern über das olfaktorische Zentrum im Gehirn unsere gesamte Epigenetik.
- Diese Aromastoffe – **Terpene und Phytonzide** – machen unser Immunsystem kompetenter, allen voran erhöht sie die Menge der NK-Zellen, welche seneszente Zellen und Tumorzellen erkennen und ausschalten können.
- Die **frische Luft** bringt Sauerstoff in den Körper und Schadstoffe nach draußen.
- Die **Farben Grün und Blau** sowie die weite Sicht lindern Stress.
- Die **Geräusche der Natur** entspannen.
- **Negativ-Ionen** in der Luft lindern oxidativen Stress.
- **Mikroorganismen** in der Luft und am Boden fördern unsere Gesundheit und trainieren unser Immunsystem.
- **Wir bewegen uns, erden uns vielleicht.** Dabei nimmt der Körper freie Elektronen aus der Erde auf, was oxidativen Stress lindert.
- Die **Frequenzen der Erde**, des Wetters, der Natur, sind ebenfalls Teil unseres Wesens und helfen unserem Körper dabei, sich in der Welt zurechtzufinden. Ein gutes Beispiel dafür ist die sogenannte Schumann-Resonanz, die Eigenschwingung der Erde, die unser Gehirn wahrnehmen und einordnen kann (Cherry, 2003).

Unsere Epigenetik braucht die Natur. Ich denke, chronische Erkrankungen nehmen genau deswegen so rapide zu, weil wir uns von der Natur entfernt haben, von unserem natürlichen »Ich« als Mensch, und wir dadurch unwissentlich unsere Epigenetik von »gesund« auf »krank« umprogrammiert haben.

Wie schaffen Sie es nun, mehr Natur in Ihr Leben zu bringen? Wenn Sie im Grünen leben, ist alles wunderbar. Wenn Sie städtisch leben, suchen Sie den schnellsten Weg in einen Stadtpark oder den nächsten Wald. Gehen Sie raus, genießen Sie die Natur in allen Zügen. Ob ein Spaziergang, eine Joggingrunde, Verstecken spielen oder Zwergenhäuser bauen mit den Kindern, spielen. Bringen Sie die Natur in Ihre eigenen vier Wände, mit Zimmerpflanzen, einem Zimmerbrunnen, ätherischen Ölen und Erdungsmatten.

GERÜCHE UND AROMEN

Erstaunliche drei Prozent unserer Gene codieren für die Verarbeitung von Gerüchen. Auch das ist Teil unserer Natur – es gibt dazu zwar keine guten Studien, aber ich bin überzeugt, dass es für uns

SICH GUTES TUN
Unsere Gene boostern mit Aromen und Gewürzen

Ätherische Öle verwenden

- Diffusor nutzen: Verwenden Sie einen Aromadiffusor, um ätherische Öle in die Luft zu bringen. Öle wie Lavendel, Eukalyptus, Pfefferminze und Zitrusfrüchte sind besonders angenehm und haben unterschiedliche Vorteile, z. B. Entspannung oder Belebung.
- Raumsprays herstellen: Mischen Sie ätherische Öle mit Wasser und versprühen Sie es in Ihren Räumen. Ein einfaches Spray aus Lavendelöl kann beispielsweise helfen, eine beruhigende Atmosphäre zu schaffen.

Blumen im Haus und Garten

- Frische Blumen: Stellen Sie regelmäßig frische Blumen in Vasen in Ihrer Wohnung auf. Blumen wie Rosen, Jasmin und Lilien haben starke, angenehme Düfte.
- Blumengarten: Pflanzen Sie duftende Blumen in Ihrem Garten oder auf Ihrem Balkon. Pflanzen wie Lavendel, Rosen und Geißblatt sind nicht nur schön, sondern verströmen auch wunderbare Düfte.

Gartenarbeit

- Kräutergarten: Pflanzen Sie duftende Kräuter wie Basilikum, Rosmarin, Minze und Thymian. Diese Kräuter verbreiten nicht nur beim Wachsen einen angenehmen Duft, sondern auch bei der Verwendung in der Küche.
- Kompostierung: Halten Sie Ihren Garten gesund durch Kompostierung. Ein gut gepflegter Garten mit gesunder Erde riecht frisch und lebendig.

Duftkerzen und Räucherstäbchen

- Duftkerzen: Verwenden Sie Duftkerzen in verschiedenen Räumen. Achten Sie auf natürliche Inhaltsstoffe, um eine gesunde Raumluft zu gewährleisten.
- Räucherstäbchen: Diese können eine intensive Duftquelle sein und eignen sich gut für Meditation oder Zeiten der Entspannung.

Kochen mit Aromen

- Gewürze: Nutzen Sie intensiv duftende Gewürze beim Kochen. Zimt, Nelken, Kardamom und Vanille sind Beispiele für Gewürze, die nicht nur gut schmecken, sondern auch aromatisch duften.
- Frische Zutaten: Verwenden Sie frische Zutaten wie Zitronen, Orangen und Kräuter. Diese bringen Geschmack und frische Düfte in Ihre Küche.

Natürliche Reinigungsmittel

- Hausgemachte Reinigungsmittel: Stellen Sie Ihre eigenen Reinigungsmittel her, die ätherische Öle enthalten. Ein Allzweckreiniger mit Zitronenöl oder Teebaumöl kann die Luft erfrischen und gleichzeitig reinigen. Rezepte und Anregungen finden Sie in meinem Buch »Gesund mit Natron«.
- Duftende Seifen: Verwenden Sie Seifen und Reinigungsmittel mit natürlichen Düften wie Lavendel oder Zitrusfrüchten.

Außerdem

- Wenn Sie sich fragen, ob ein Lebensmittel im Kühlschrank »noch gut« oder schon verdorben ist, benutzen Sie Ihre Nase – dafür ist sie da.
- Schnuppern Sie unauffällig an der Achsel Ihrer Mitmenschen – äh, nein, kleiner Spaß!

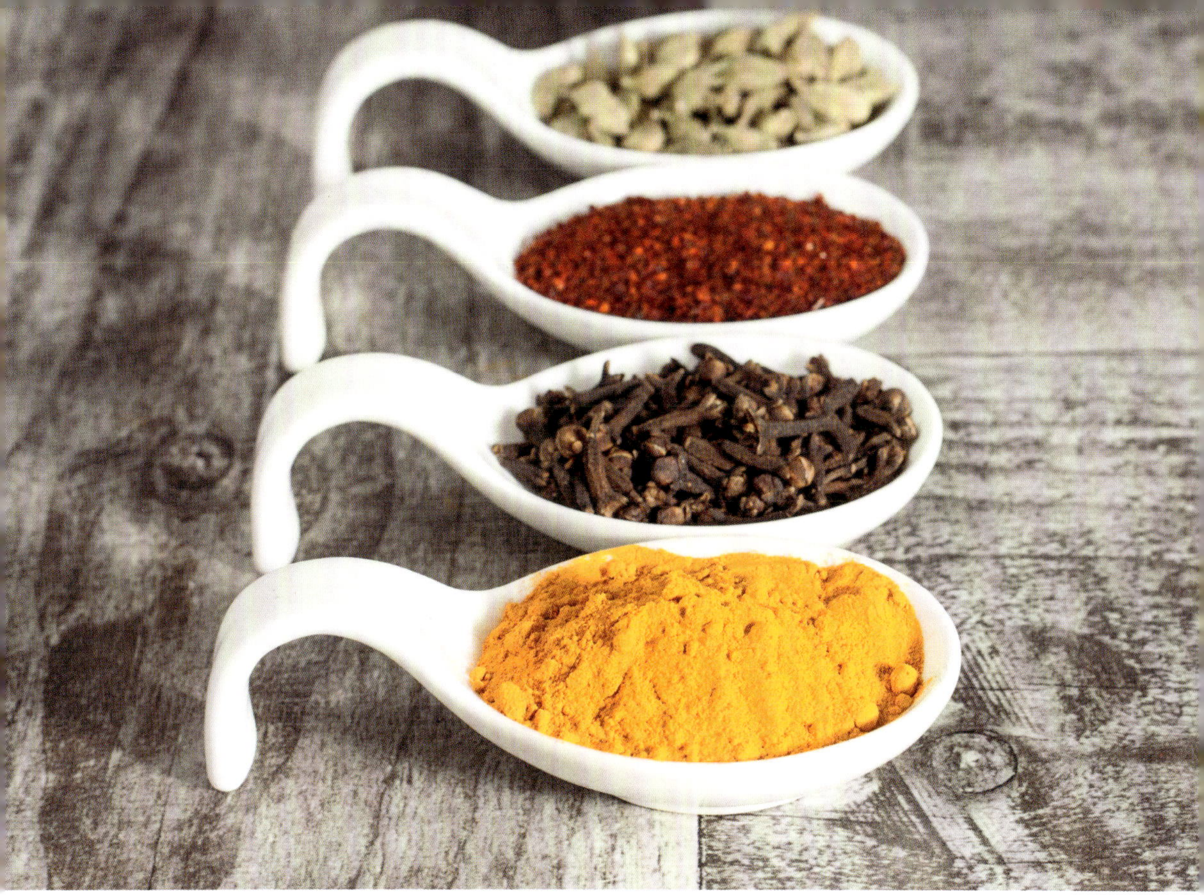

Gerüche für alle Sinne

wichtig ist, unseren Riechkolben zu benutzen und zu verwöhnen. Das macht das Leben auch schöner, oder?

Mäusestudien (Dias & Ressler, 2014) deuten darauf hin, dass unsere Riechfähigkeiten und -vorlieben epigenetisch vererbt werden. Naturvölker nehmen schätzungsweise 50- bis 100-mal mehr verschiedene Gerüche wahr als wir und können sie genau einordnen. Im Laufe der letzten Jahrtausende sind unsere Riechfähigkeiten wahrscheinlich von Generation zu Generation abgestumpft. Doch es geht auch wieder anders, und es macht das Leben einfach besser. Mit »riechen« meine ich keine künstlichen Parfüms oder Aromen, sondern natürliche Gerüche, die Teil unseres Alltags werden dürfen. Wenn Sie sich in der Natur befinden, auf einem Bauernmarkt, einem Park oder Zoo, nehmen Sie automatisch Gerüche wahr und trainieren. Auch beim Kochen mit aromatischen Gewürzen, Kräutern und Ölen passiert viel im Hintergrund, und Erinnerungen und Emotionen werden an Gerüche gekoppelt und abgespeichert.

Daher müssen viele an Weihnachten und Heimeligkeit denken, wenn Sie Glühwein oder Plätzchen riechen, und noch bevor irgendwas einverleibt wird, schmilzt schon das Karamell in unserem Bauch. Gerüche und Aromen sind also Teil unserer Natur.

HITZE UND KÄLTE IM ALLTAG NUTZEN

Wie bereits geschrieben: Wir sind nicht für klimatisierte Räume, Sitzheizung und Kuscheldecken gemacht. Es ist gemütlich, aber unser Körper braucht die Temperaturreize. Sowohl Hitze als auch Kälte – als hormetischer Reiz, also kurz und

MEIN TIPP: Schritt-für-Schritt-Anleitung für kaltes Duschen

Vielleicht sind Sie ein leidenschaftlicher Warmduscher. Doch die Effekte von Kälte haben Sie überzeugt, es auszuprobieren? Bevor Sie nun direkt den Regler der Dusche auf blau stellen, gebe ich Ihnen einige Tipps, wie Sie mit Bedacht in drei Schritten zum Kälteprofi werden.

Schritt 1: Langsame Gewöhnung

Geben Sie Ihrem Körper langsam Zeit, sich an die Kälte zu gewöhnen. Duschen Sie zu Beginn bei normaler, warmer oder heißer Temperatur und drehen Sie den Regler erst in der letzten Minute um 50 % in Richtung blau. Mit jedem Duschgang regeln Sie die Temperatur etwas niedriger. Es ist auch in Ordnung, immer heiß zu starten und erst nach 2-3 Minuten auf kalt zu drehen.

Schritt 2: Atemtraining

Je kälter es wird, desto mehr Bedeutung gewinnt die physische und mentale Vorbereitung. Bekannt ist in dieser Hinsicht Wim Hof mit seiner speziellen Wim-Hof-Atmung.

Der sogenannte Iceman vermittelt eine spezielle Atemtechnik, die die Kälte erträglicher macht. Er benutzt sie zwar hauptsächlich für das Eisbaden, doch das Prinzip funktioniert natürlich auch bei der kalten Dusche.

Bei der Wim-Hof-Atmung starten Sie mit 15 langen und tiefen Atemzügen. Anschließend bereiten Sie sich mit 30 weiteren Atemzügen auf die Kälte vor. Atmen Sie bei allen Atemzügen kräftig durch die Nase ein und lassen Sie die Luft durch den Mund entweichen - ruhig lautstark und in schnellem Tempo (nicht hektisch). Mithilfe dieser Atemtechnik wird der Körper auf die Situation vorbereitet und stellt bereits Energie zur Verfügung. Wenn Sie sich dann unter die Dusche stellen, können Sie ruhig und entspannt weiteratmen. Ihr Körper verfügt bereits über viel Sauerstoff, der Schockreflex ist nicht länger nötig. Konzentrieren Sie sich stattdessen auf einen ruhigen und entspannten Geist.

Schritt 3: Routine und Progression

Im dritten Schritt geht es um die Routine. Diese sollten Sie unbedingt aufrechterhalten, denn der Körper braucht Wiederholung, um sich an die Kälte anzupassen. Am besten eignet sich die kalte Dusche im Zuge einer Morgenroutine. Natürlich werden wir uns immer überwinden müssen, wenn wir kalt duschen, doch die Gewohnheit erleichtert es uns etwas. Der innere Schweinehund wird irgendwann verstummen.

knackig – macht uns robuster und fördert die Gesundheit auf verschiedene Weise. Auch wichtige Epigenetik-Schalter wie Hitze-Schock-Proteine (HSP), PPARs und PGC1α werden durch Hitze und Kälte angeregt (Jindal, 1996). Wichtig ist, dass es hormetische Reize sind – wenn es dauerhaft in Ihrer Wohnung zu heiß oder zu kalt ist, ist das eher ungünstig. Wenn Sie Ihre Raumtemperatur bei angenehmen 20–22 °C halten, sich aber gezielt Hitze und Kälte aussetzen, tun Sie sich viel Gutes. Hitze kann direkt angenehm sein, Kälte ist meistens erstmal unangenehm. Aber ich kann nur empfehlen, sich gezielt und regelmäßig auch der Kälte auszusetzen.

Am einfachsten ist dabei **eine kalte Dusche am Morgen**. Sie können zunächst normal warm-heiß duschen, um dann den Zeiger langsam auf kalt zu drehen. Dabei regulieren Sie die Temperatur jeden Tag etwas herunter, bis es nicht mehr kälter geht. Fangen Sie mit wenigen Sekunden des Aushaltens an und steigern Sie sich auf 1–3 Minuten. Nach wenigen Tagen werden Sie merken, dass es gar nicht mehr so schlimm, sondern sehr erfrischend ist.

So starte ich meinen Tag, seit zehn Jahren. Regelmäßig kalt zu duschen fördert die hormonelle Gesundheit (Schilddrüse, Testosteron), die Fettverbrennung, das Muskelwachstum und macht das Immunsystem effektiver. Kälte ist Teil unserer menschlichen Natur. Für Fortgeschrittene bietet sich ein erfrischendes Bad in der Natur an, in einem See, Fluss, Meer – ja, auch in der kalten Jahreszeit. Das würde ich allerdings nur in Begleitung machen. Alternativ bietet sich auch ein kaltes Bad in der Badewanne an.

Hitze sorgt für die Bildung von regenerierenden Hormonen wie hGH und regt die Bildung von Hitze-Schock-Proteinen an. Diese sorgen dafür, dass Proteine richtig gefaltet werden und weniger Zellschrott anfällt. Sie schützen aber auch die Zellen und wirken der Zellalterung entgegen.

Ein Sonnenbad ist hierbei ebenso förderlich wie Sport oder ein heißes Bad. Auch das erhitzt den Körper kurzzeitig. Am effektivsten ist jedoch der regelmäßige Gang in eine Sauna oder Infrarotsauna. Für Fortgeschrittene mit kaltem Guss oder einem Sprung in kaltes Wasser zwischen den Saunagängen. Saunieren ist wissenschaftlich gut erforscht, und es ist erstaunlich, auf welch vielfältige Weise wir davon profitieren können (Patrick & Johnson, 2021): Geringere Sterblichkeit, weniger Vorkommen von Diabetes, Herz-Kreislauf-Erkrankungen und Depressionen sprechen für sich. Wenn Sie am Saunieren Freude haben, können Sie dies nun mit dem Wissen tun, dass es Ihrem Epigenetik-Code entspricht.

SPORT

»Du brauchst doch keinen Sport!«, sagt die ältere schwedische Dame mit Blick auf meinen Oberkörper, als ich ihr erzähle, dass ich später am Nachmittag noch trainieren gehen möchte. Ich stutze kurz – aber ja, viele Menschen denken, Sport sei etwas, das man nur braucht, um abzunehmen. Oder aus Therapiegründen.

Ich sehe das anders: Sport ist ein Grundbedürfnis unseres Körpers. Wir machen Sport nicht, »um zu« (um abzunehmen, um schlank zu sein, ...), sondern einfach des Sportes wegen. Unser Körper braucht es, unsere Epigenetik braucht es. Wer regelmäßig Sport treibt, hat ganz andere Methylierungsmuster als jemand, der, sagen wir, eher am Spielfeldrand sitzt (Widmann, Nieß, & Munz, 2019). Grundsätzlich ist es einfach wichtig, dass Sie Sport machen. Welcher, ist zweitrangig. Bewegung und Spaß sollten im Vordergrund stehen.

Wenn Sie mich fragen sollten, welcher Sport ideal ist, gilt auch hier: Abwechslung.

Folgende Elemente sollten beinhaltet sein: Der Sport sollte das Herz-Kreislauf-System und die Ausdauer stärken, etwa durch Spaziergänge, Nordic Walking, Jogging, Wandern, Schwimmen. Die Muskulatur sollte ebenfalls gestärkt werden. Krafttraining ist hier ein Klassiker, aber auch viele Sportarten, bei denen es körperlich »zur Sache geht«. Spiel und Spaß sollte auch eine Rolle spielen dürfen – hier gibt es keine Grenzen: Badminton und Frisbee sind genauso gut wie Volleyball, Strandball und 3D-Bogenschießen. Spiel und Spaß verbindet und fördert die Koordination.

Idealerweise haben Sie in diesen drei Elementen jede Woche mindestens einen Durchgang. Ich achte z. B. darauf, dass ich mindestens einmal pro Woche joggen gehe, mindestens zweimal pro Woche ins Fitnessstudio komme und am Wochenende bei schönem Wetter mit Freunden oder der Familie etwas draußen spiele.

FRAGEN AN DR. MARTIN KROWICKI: Mit Krafttraining nachhaltig gesund und fit

Auch Krafttraining trägt zu epigenetischen Veränderungen bei, die unsere Ausdauer und unsere Muskelstruktur positiv beeinflussen können. Ich habe Dr. Martin Krowicki gefragt, was er uns dazu empfehlen kann. Martin ist Sportwissenschaftler, langjähriger Freund, Weggefährte, Geschäftspartner und Co-Autor unseres Bestsellers »Zell-Reset«.

Martin Auerswald: Wie beeinflusst regelmäßiges Krafttraining unsere epigenetische Expression und welche Mechanismen liegen diesem Einfluss zugrunde?

Martin Krowicki: Regelmäßiges Krafttraining führt zu epigenetischen Veränderungen, insbesondere durch DNA-Methylierung und Histonmodifikationen, die die Genexpression und damit die Anpassung der Skelettmuskulatur beeinflussen.

- **DNA-Methylierung:** Krafttraining führt zu Veränderungen in der DNA-Methylierung. Ein guter Methylierungsstatus verbessert die Funktion stoffwechselrelevanter Gene wie PGC-1α (verantwortlich für Mitochondrien und Ausdauer) und mTOR (verantwortlich für Muskelstruktur und Kraft).
- **Histonmodifikationen:** Histonmodifikationen wie Acetylierungen und Methylierungen ändern die Struktur des Chromatins und machen die DNA entweder zugänglicher oder weniger zugänglich, was die Genaktivität beeinflusst und die Anpassung der Muskeln durch Training unterstützt.
- **miRNAs:** Diese Moleküle regulieren die Genexpression, indem sie miRNAs abbauen oder inaktivieren. Trainingsreize können die Expression bestimmter miRNAs modulieren und so die Anpassungsprozesse in den Muskeln fördern.

Eine Studie von 2014 (Lindholm, Marabita, Gomez-Cabrero, & al., 2014) zeigte, dass dreimonatiges Bewegungstraining bei Probanden Veränderungen an über 4000 Genen ihrer Muskelzellen bewirkte.

Was verstehst du unter ganzheitlichem Krafttraining und warum ist es besonders wirkungsvoll für die epigenetische Gesundheit?

Ein ganzheitliches Krafttraining umfasst für mich die Stärkung von funktionellen Bewegungsmustern, die wir Menschen seit Jahrtausenden benötigen und für die unser Bewegungsapparat ausgelegt ist, z. B. Heben, Schieben, Ziehen, Tragen. Es kann aber auch das gezielte Trainieren von schwächeren Muskelpartien zur Herstellung des Muskelgleichgewichtes beinhalten. Krafttraining ist besonders wirkungsvoll für die epigenetische Gesundheit, weil es die Genexpression beeinflusst, indem es Gene aktiviert oder deaktiviert. Dies geschieht durch spezifische Trainingsreize wie die temporäre Entleerung der Energiespeicher, zum Beispiel Glykogen. Diese Veränderungen helfen, die Muskelstruktur zu verbessern und die Anpassungsprozesse in den Muskelzellen zu unterstützen.

Wie kann Sport und im Spezifischen Krafttraining die Gesundheit langfristig verbessern?

Krafttraining verbessert die Gesundheit durch eine Vielzahl von Mechanismen, die tief in die zelluläre und molekulare Ebene reichen. Zu den langfristigen gesundheitlichen Vorteilen gehören:

- **Verbesserte Muskelkraft und -masse:** Dies führt zu einer besseren körperlichen Leistungsfähigkeit und reduziert das Risiko von Verletzungen.
- **Metabolische Gesundheit:** Krafttraining beeinflusst positiv die Expression von Genen, die mit dem Stoffwechsel verbunden sind. Beispielsweise wird durch die Hypomethylierung von PGC-1α die Mitochondrienfunktion verbessert.

- **Immunfunktionen:** Beim Krafttraining werden Myokine ausgeschüttet (IL-6, Myostatin, BDNF). Sie werden auch als unsere körpereigene Apotheke bezeichnet, da sie entzündungshemmende Effekte haben können, neuroprotektiv wirken und das Immunsystem stärken.

Welche spezifischen Übungen empfiehlst du zur Steigerung von Fitness, Kraft und Ausdauer?
Im Fitnessstudio empfehle ich klassische Widerstandsübungen (mit Zusatzgewicht) wie Kniebeugen, Kreuzheben, Bankdrücken und Klimmzüge. Zu Hause eignen sich auch Körpergewichtsübungen wie Liegestütze, Ausfallschritte, Burpees, Beckenheben (auch einbeinig). Für einige Übungen, z. B. Ruderzug, sind Kleingeräte als Zusatz empfohlen (Theraband, Kettlebell, Hanteln). Die Kettlebell bietet die vielfältigsten Möglichkeiten, wie meine Lieblingsübung Kettlebell-Swings oder auch Rudern, Turkish Get-ups und Kreuzheben.
Unabhängig vom Krafttraining empfehle ich ein Intervalltraining pro Woche (z. B. Tabata Training oder Sprintintervalle) sowie eine längere moderate Ausdauereinheit über 30 Minuten Belastungszeit (z. B. Joggen, Schwimmen).

Wie sieht für dich ein guter Trainingsplan für Einsteiger und Fortgeschrittene aus?
Für die Übungsauswahl halte ich mich seit jeher an eine einfache Grundregel:

- eine kniedominante Unterkörperübung (z. B. Kniebeugen oder Ausfallschritte)
- eine hüftdominante Unterkörperübung (z. B. Kreuzheben oder Beckenheben)
- eine horizontale Zugübung (z. B. Ruderzug)
- eine vertikale Zugübung (z. B. Klimmzug oder Latzug)
- eine horizontale Druckübung (z. B. Liegestütze oder Bankdrücken)

Damit sind die wichtigsten und größten Muskelgruppen in einem guten Verhältnis abgedeckt. Im Training empfiehlt sich ein Wiederholungsbereich zwischen 6–12 Wiederholungen in 3 Sätzen. Der letzte Trainingssatz sollte als anstrengend empfunden werden. Das Trainingsgewicht sollte stetig erhöht werden, um Anpassungen sicherzustellen. Alle 6–8 Wochen können die Übungen leicht abgeändert werden (Griff, Stand ...).

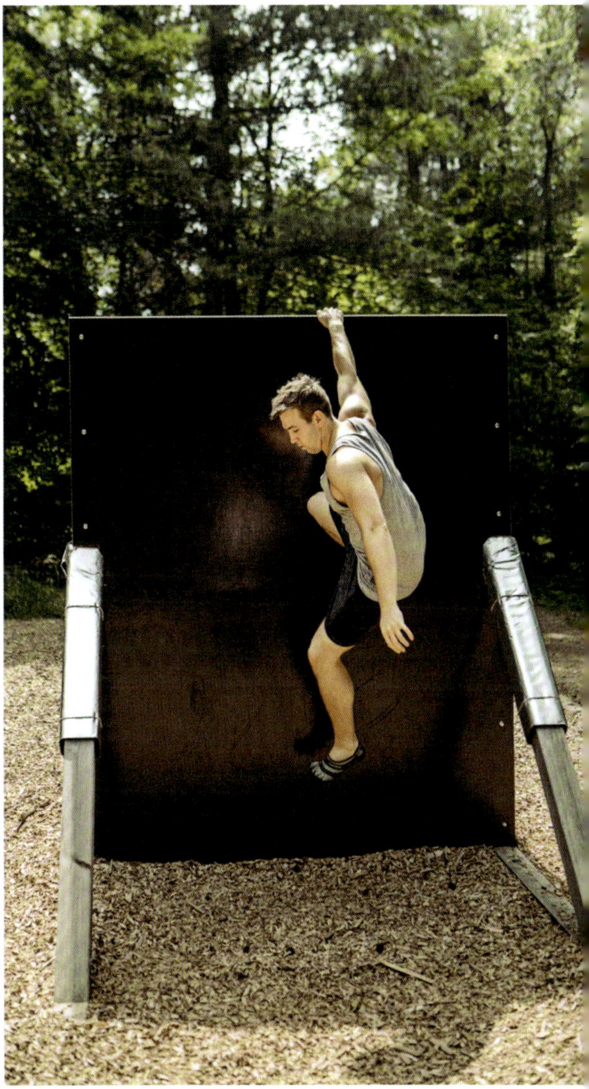

Einen herzlichen Dank an Martin Krowicki für dieses Interview.

Emotionale Balance schaffen

Das Wort »Emotion« kommt aus dem Englischen von »energy in motion«, also Energie in Bewegung. Emotionen sind Energieflüsse in unserem Körper, die wir als körperliche Empfindungen (z. B. Schmetterlinge im Bauch bei Freude oder enge Brust und Gänsehaut bei Angst) wahrnehmen.

Emotionen sind niemals gut oder schlecht – auch wenn wir im Laufe unseres Lebens meist gelernt haben, dass manche Emotionen eher erwünscht sind, andere weniger. Dabei sind alle Emotionen genau gleich wertig und gleich gültig. Emotionen wollen uns meist etwas sagen, weswegen es ungünstig ist, sie zu unterdrücken. Denn die Energie lässt sich nicht unterdrücken, sie möchte raus und gesehen werden. Unterdrücken wir sie, schlägt sie sich irgendwo im Körper nieder und kann zu chronischen Erkrankungen beitragen. Zumindest ist dies meine Beobachtung und Überzeugung, obwohl es dazu noch keine Studien gibt. Ihre Epigenetik reagiert auch auf Ihre Emotionen. So wissen wir, dass praktizierte Dankbarkeit die mitochondriale Vermehrung anregt und sie mehr ATP produzieren lässt. Ein Leben in emotionaler Balance ist aber auch ohne die ganze Epigenetik eine schöne Sache.

Wichtig ist, dass Sie sich von Ihren Emotionen nicht leiten und lenken lassen, sondern die Emotion wahrnehmen. Das sind zwei verschiedene Dinge. Denn nicht immer ist der richtige Zeitpunkt, Ihren Emotionen lautstark Ausdruck zu verleihen. Dennoch können Sie die Emotionen zulassen und im Körper spüren. In dem Moment, in dem wir sie wahrnehmen, entspannen wir uns meist schon wieder. So auch bei Wut, Angst oder Trauer. Ignorieren ist weniger hilfreich – wahrnehmen und dann loslassen schon eher. Das hatten wir doch schon einmal in diesem Buch, nicht wahr? Umso wichtiger, sich immer wieder daran zu erinnern.

EMOTIONEN WAHRNEHMEN LERNEN

Jede Emotion hat eine Aufgabe und möchte Ihnen etwas sagen. Alle Emotionen sollten einen Platz finden dürfen. Die wichtigsten Emotionen und ihre Aufgaben sind diese:

- **Freude:** Fördert soziale Bindungen und motiviert zur Wiederholung positiver Erfahrungen.
- **Traurigkeit:** Hilft beim Verarbeiten von Verlusten und fördert, sich Unterstützung von anderen zu suchen.
- **Angst:** Warnt vor Gefahren und mobilisiert Ressourcen zur Bewältigung von Bedrohungen.
- **Wut:** Mobilisiert Energie zur Abwehr und Durchsetzung eigener Grenzen und Rechte.
- **Ekel:** Schützt vor schädlichen Substanzen und unangenehmen Erfahrungen, aber auch vor unangenehmen Menschen.
- **Überraschung:** Erhöht die Aufmerksamkeit und Bereitschaft, auf neue und unerwartete Ereignisse zu reagieren.
- **Scham:** Reguliert das Verhalten in sozialen Kontexten und fördert Anpassung an gesellschaftliche Normen.

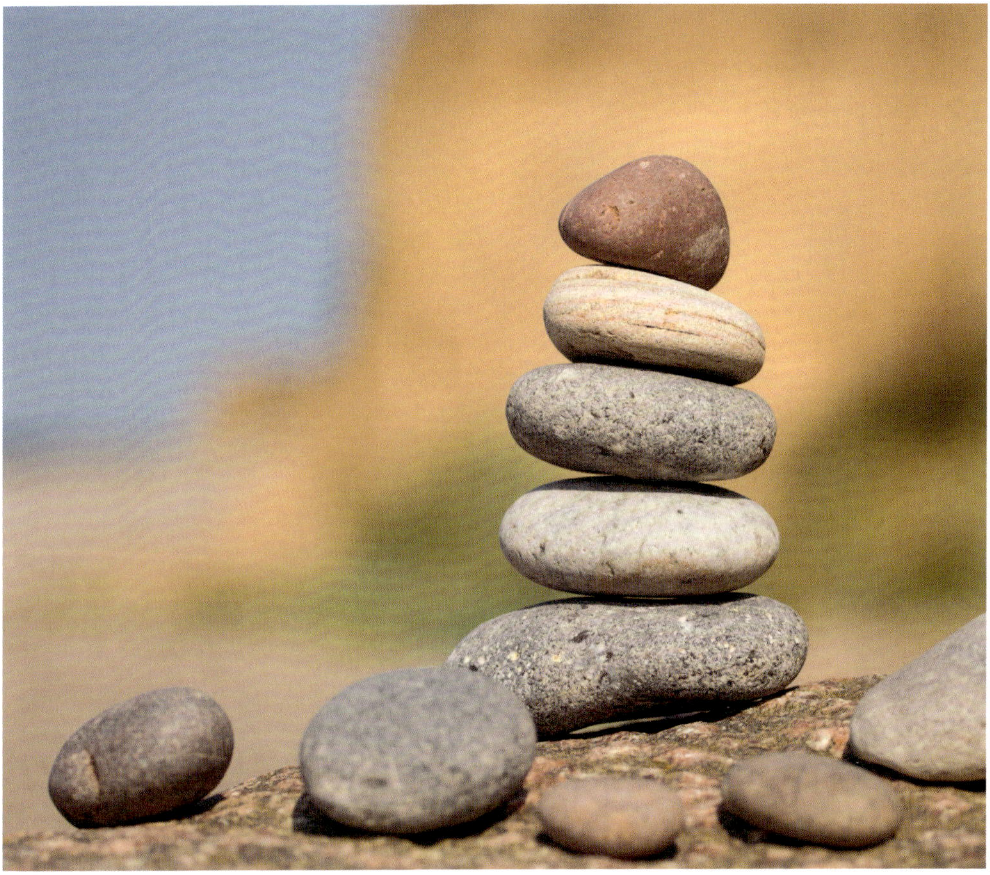

Sorgen Sie für Ruhe und Balance in Ihrem Leben.

- **Schuld:** Motiviert zur Wiedergutmachung und zur Vermeidung von Verhaltensweisen, die anderen schaden.
- **Stolz:** Verstärkt positives Verhalten und motiviert zu weiteren Anstrengungen und Leistungen.
- **Liebe:** Fördert tiefe soziale Bindungen und unterstützt die Pflege und den Schutz von Beziehungen.
- **Zuneigung:** Stärkt Bindungen und kooperative Beziehungen in sozialen Gruppen.

Alle Emotionen haben eine positive Absicht, die Sie in dem jeweiligen Moment auch erkennen dürfen. Ekel möchte uns schützen, Traurigkeit zeigt uns, dass uns etwas wichtig war, und Wut hilft uns dabei, für uns einzustehen. Meist ist es unsere Bewertung der Dinge, die uns Probleme bereitet, nicht die Dinge selbst. Das gilt auch für unsere Emotionen. Es ist ok, mal Angst zu haben oder wütend zu sein. Es ist ok, einen Verlust für eine Weile zu betrauern. Problematisch wird es, wenn eine Emotion unterdrückt oder ignoriert wird oder übermäßig viel Raum einnimmt. Wenn Angst unseren Alltag kontrolliert oder wenn wir mit unserer Liebe die ganze Welt überfluten möchten und dabei unsere Ziele und die Bodenhaftung aus den Augen verlieren. Um es praktischer zu gestalten, sehen wir uns im Anschluss an, wie emotionale Balance funktioniert.

EMOTIONALE BALANCE – DER SCHLÜSSEL ZU INNEREM WOHLBEFINDEN

In der Neurowissenschaft und Motivationspsychologie wird viel mit Emotionen gearbeitet. Wichtig ist zu erkennen, dass Emotionen ihren Sinn und Zweck haben – wir dürfen unsere Wahrnehmung schulen und prüfen, ob wir in emotionaler Balance sind. Denn die Emotionen sind kraftvolle innere Ressourcen, die Sie täglich begleiten. Sie helfen Ihnen, nicht nur sich selbst, sondern auch Ihre Umwelt auf einer tieferen Ebene wahrzunehmen und zu gestalten. Wenn Sie in Ihrer emotionalen Balance sind, spüren Sie innere Ruhe und Stabilität, die Sie im Alltag stärken.

Es gibt vier wesentliche Dimensionen, die Ihre emotionale Balance ausmachen:

Verbundenheit und Geborgenheit

Diese Seite Ihrer Persönlichkeit ist entscheidend dafür, dass Sie sich wohl und sicher fühlen – sowohl mit sich selbst als auch in Ihrem sozialen Umfeld. In dieser Dimension finden Sie Mitgefühl, Freude, Zufriedenheit, aber auch Trauer, die Ihnen hilft, emotionale Prozesse zu verarbeiten. Sie spüren die tiefe Verbindung zu den Menschen, die Ihnen wichtig sind, und erfahren ein Gefühl von Geborgenheit.

Durchsetzungskraft und Selbstbewusstsein

Hier finden Sie die Kraft, Ihre Ziele zu verfolgen und Hindernisse zu überwinden. Diese Seite verleiht Ihnen Mut, Entschlossenheit sowie die Fähigkeit, sich in schwierigen Situationen zu behaupten. Es geht um Selbstvertrauen und die Fähigkeit, sich klar auszudrücken und Ihre Bedürfnisse zu vertreten.

Kreativität und Leichtigkeit

Diese Dimension steht für Ihre Lebensfreude und Vitalität. Wenn Sie in dieser Energie sind, fühlen Sie sich inspiriert, kreativ und voller Neugier auf das Leben. Sie erleben Momente der Leichtigkeit, in denen Sie sich lebendig fühlen und die Welt als Spielplatz neuer Möglichkeiten betrachten.

Struktur und Stabilität

Diese Seite gibt Ihnen die innere Ruhe und Stabilität, die Sie benötigen, um auch in turbulenten Zeiten einen klaren Kopf zu behalten. Sie hilft Ihnen, sich zu organisieren, Prioritäten zu setzen und langfristige Pläne zu verfolgen. Stabilität gibt Ihnen Sicherheit, während Struktur Ihnen hilft, Ihre täglichen Aufgaben effizient zu bewältigen.

Ein zentrales Element, das all diese Bereiche miteinander verbindet, ist die Liebe. Liebe bedeutet, diese Emotionen in Balance zu halten und sie auf eine Weise zu leben, die Sie stärkt. Ohne Liebe neigen Emotionen dazu, aus der Balance zu geraten:

- Geborgenheit ohne Liebe führt zu Abhängigkeit.
- Durchsetzung ohne Liebe wird zu Überheblichkeit.
- Kreativität ohne Liebe kann in Chaos und Zerstreuung enden.
- Stabilität ohne Liebe wird zur starren Kontrolle.

Die Balance dieser vier Seiten ist unerlässlich, um in Harmonie mit sich selbst zu leben. Wenn eine Seite zu stark oder zu schwach ausgeprägt ist, kann dies zu innerem Ungleichgewicht und Unzufriedenheit führen.

CHECK: Wie hoch ist meine Lebensqualität?

Um herauszufinden, wo Sie möglicherweise noch mehr in Ihre emotionale Balance investieren sollten, haben wir einen Fragebogen entwickelt, der Ihnen helfen kann, Ihre emotionale Situation besser zu verstehen.
Bitte beantworten Sie folgende Fragen und notieren Sie sich die Ergebnisse.

1. Verbundenheit und Geborgenheit

1.1 Fühlen Sie sich in Ihren Beziehungen emotional sicher?
Nie ○ Selten ○ Manchmal ○ Oft ○ Sehr oft ○

1.2 Erleben Sie harmonische Momente mit Ihren Liebsten?
Nie ○ Selten ○ Manchmal ○ Oft ○ Sehr oft ○

1.3 Können Sie auf ein unterstützendes soziales Netzwerk zurückgreifen?
Nie ○ Selten ○ Manchmal ○ Oft ○ Sehr oft ○

2. Durchsetzungskraft und Selbstbewusstsein

2.1 Fühlen Sie sich in der Lage, Ihre Meinung und Bedürfnisse klar zu äußern?
Nie ○ Selten ○ Manchmal ○ Oft ○ Sehr oft ○

2.2 Haben Sie das Gefühl, dass Sie in Ihrem beruflichen oder privaten Umfeld Einfluss ausüben können?
Nie ○ Selten ○ Manchmal ○ Oft ○ Sehr oft ○

2.3 Können Sie in schwierigen Situationen Durchsetzungsvermögen zeigen?
Nie ○ Selten ○ Manchmal ○ Oft ○ Sehr oft ○

3. Kreativität und Leichtigkeit

3.1 Fühlen Sie sich oft inspiriert und voller kreativer Ideen?
Nie ○ Selten ○ Manchmal ○ Oft ○ Sehr oft ○

3.2 Haben Sie das Gefühl, dass Sie regelmäßig Zeit für Hobbys und Freizeitaktivitäten haben?
Nie ○ Selten ○ Manchmal ○ Oft ○ Sehr oft ○

3.3 Erleben Sie häufig Momente der Leichtigkeit und des Spaßes in Ihrem Alltag?
Nie ○ Selten ○ Manchmal ○ Oft ○ Sehr oft ○

4. Struktur und Stabilität

4.1 Haben Sie das Gefühl, dass Ihr Leben gut organisiert und strukturiert ist?
Nie ○ Selten ○ Manchmal ○ Oft ○ Sehr oft ○

4.2 Fühlen Sie sich emotional ausgeglichen?
Nie ○ Selten ○ Manchmal ○ Oft ○ Sehr oft ○

4.3 Können Sie mit unvorhergesehenen Veränderungen gut umgehen?
Nie ○ Selten ○ Manchmal ○ Oft ○ Sehr oft ○

Punktevergabe:
Nie = 1 Punkt; Selten = 2 Punkte; Manchmal = 3 Punkte; Oft = 4 Punkte; Sehr oft = 5 Punkte

Auswertung:
Addieren Sie die Punkte in den einzelnen Kategorien. Eine hohe Punktzahl in einem Bereich zeigt, dass dieser Aspekt Ihres Lebens in Balance ist. Eine niedrige Punktzahl in einem Bereich weist auf mögliche Ungleichgewichte hin, die es zu verbessern gilt.

CHECK: Stressabbau mit Yoga

Für eine Lebensweise, die unsere epigenetischen Schalter in eine gesunde Richtung bewegt, ist es wichtig, auch die emotionale Balance, also unsere seelischen Ressourcen, zu aktivieren und im Gleichgewicht zu halten. Die folgenden Übungen (Asanas) aus dem Yoga können Ihnen dabei helfen, bei Stresssituationen wieder in Ihre Mitte zu kommen. Die Haltungen in diesem kurzen Flow sind so ausgewählt, dass auch Anfänger sie gut üben können. Führen Sie die Übungen immer dann aus, wenn Sie das Gefühl haben, eine stärkende Pause zu benötigen. Ihre epigenetischen Schalter werden es Ihnen danken!

Übung 1: Herabschauender Hund

Wenn Sie an Yoga denken, kommt Ihnen vermutlich umgehend der herabschauende Hund, die wohl am häufigsten praktizierte Asana in den Sinn. Die einzigartige Wirkung des sogenannten Downward Facing-Dogs ist unumstritten: Er bietet die perfekte Mischung zwischen Entspannung und Anspannung, lädt zur Rückverbindung mit dem Atem und zur Fokussierung ein. Auf körperlicher Ebene dehnt und öffnet die Übung die komplette Körperrückseite – von Nacken und Schultern über den Rücken bis zu den Beinrückseiten. Gleichzeitig erfahren der vordere Brustkorb sowie der gesamte Schulterbereich eine sanfte Öffnung, während der ganze Körper – Arme, Körpermitte und Beine – gestärkt und aktiviert wird.

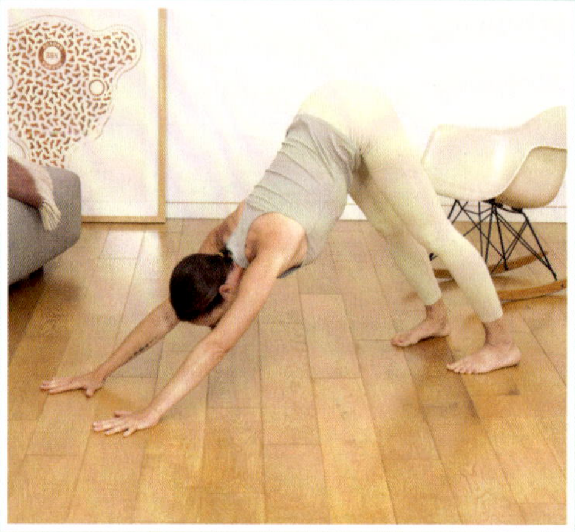

Durchführung:

1. Als Ausgangsposition wählen Sie die Liegestützposition. Erden Sie Ihre Hände flach auf der Matte und schieben Sie mit der Kraft Ihrer Arme das Gesäß nach hinten und oben. Alternativ können Sie in der Haltung des Kindes (siehe Übung 4) die Hände weit nach vorne ausgestreckt schulterbreit auf dem Boden platzieren und von dort aus starten.
2. Schieben Sie durch Pressen der Hände in den Boden Ihr gesamtes Gewicht in die leicht geöffneten Beine. Senken Sie die Fersen aktiv Richtung Boden. Wenn dies zu Lasten der Länge im Rücken geht oder die Dehnung in den Beinrückseiten zu intensiv ist, beugen Sie die Knie sanft.
3. Ziehen Sie die Oberarme von den Ohren weg und die Schulterblätter aktiv auseinander, um Raum für den oberen Rücken zu schaffen.
4. Halten Sie Ihre Körpermitte aktiv, den Nacken jedoch entspannt, und richten Sie Ihren Blick zwischen die Füße.
5. Verweilen Sie für 5–10 tiefe Atemzüge in dieser Asana und richten Sie Ihre Aufmerksamkeit bewusst auf die Atmung.

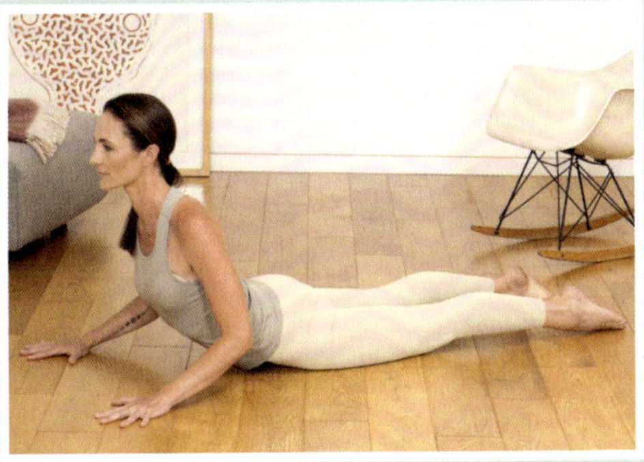

Übung 2: Kobra – Bhujangasana

Als fester Bestandteil des Sonnengrußes ist die Kobra eine der beliebtesten und anmutigsten Asanas. Ihre Ausführung erhöht die Flexibilität Ihrer Wirbelsäule und weitet den Brustkorb, wodurch Ihre Atmung vertieft wird. Außerdem erfährt Ihre gesamte Körpervorderseite eine angenehme Dehnung, und Verspannungen im Schulter- und Nackenbereich werden sanft gelöst.

Durchführung:

1. Legen Sie sich mit dem Bauch flach auf der Matte ab. Schieben Sie Ihre Hände mit den Handinnenflächen auf Schulterhöhe platziert in die Matte, sodass Ihre Ellenbogen nach hinten oben zeigen.
2. Lösen Sie mit der Einatmung zunächst nur die Stirn vom Boden, aktivieren Sie mit der Ausatmung Ihren Körper und ziehen Sie ihre unteren Rippenbögen sanft zueinander, sodass in der folgenden Rückbeuge Ihr unterer Rücken geschützt bleibt.
3. Heben Sie Ihren Oberkörper mit der nächsten Einatmung an – dabei kommt die Kraft aus der unteren Rückenmuskulatur, nicht aus Ihren Armen.
4. Lassen Sie ausatmend Ihr Becken nach unten sinken. Pressen Sie Ihr Schambein fest in den Boden. Ziehen Sie Ihre Schultern nach hinten unten. Der Spann Ihrer Füße sowie alle Zehen bleiben geerdet. Die Beininnenseiten ziehen zueinander, ohne dass Sie die Beine bewegen. So schaffen Sie wiederum eine solide Basis.
5. Falls Sie die Haltung intensivieren möchten, strecken Sie mit der nächsten Einatmung Ihre Arme ganz durch.
6. Halten Sie jederzeit Ihren Nacken lang.
7. Bleiben Sie für mindestens sieben Atemzüge in der Haltung.
8. Zum Auflösen der Haltung gehen Sie in umgekehrter Reihenfolge vor. Bilden Sie abschließend mit ihren Händen ein Kissen unter der Stirn und lassen Sie Ihre Fersen nach außen fallen, so dass sich Ihr unterer Rücken neutralisieren kann.

Übung 3: Heraufschauender Hund – Urdhva Mukha Svanasana

Diese intensive Rückbeuge ist als Gegenstück zum herabschauenden Hund die fortgeschrittene Variante der Kobra. Sie dehnt den Brustkorb noch intensiver und stärkt durch das Anheben der Beine vom Boden gleichzeitig die gesamte Körpermuskulatur. Auf energetischer Ebene wirkt die Übung aktivierend, macht wach und erfrischt den Geist.

Durchführung:

1. Beginnen Sie in Bauchlage. Erden Sie den Spann Ihrer Füße sowie die Zehen am Boden, ziehen Sie Kraft aus den Fersen ins Becken, um Länge in Ihre Beine und Wirbelsäule zu bringen. Aktivieren Sie Ihre Körpermitte.
2. Legen Sie Ihre Handflächen neben dem Brustkorb auf der Matte ab. Die Ellenbogen bleiben eng am Körper.
3. Pressen Sie mit der Einatmung beide Hände fest in den Boden und ziehen Sie diese mit der Ausatmung gefühlt ein wenig zurück, um sich vorzubereiten.

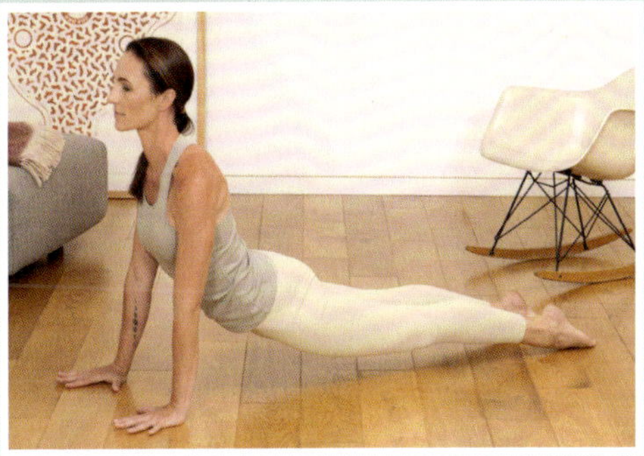

4. Mit der nächsten Einatmung strecken Sie Ihre Arme und heben den Oberkörper, die Beine inklusive der Knie vom Boden ab. Pressen Sie den Fußspann fest in den Boden. Um den unteren Rücken zu schützen, ziehen Sie Ihr Steißbein zum Schambein und das Schambein in Richtung Bauchnabel. Der Core bleibt aktiv. Ihre Schulterblätter ziehen zueinander und schieben sanft in den oberen Rücken hinein. Auch die Beinmuskeln sind aktiv, während der Nacken lang bleibt.
5. Atmen Sie tief und entspannt, während Sie sich in der Haltung ausdehnen.
6. Zum Auflösen schieben Sie Ihr Gesäß nach oben und rollen über die Zehen, um die Füße für den herabschauenden Hund umzustülpen (siehe Übung 1).

Übung 4: Kindhaltung – Balasana

Neben der Endentspannung ist es die beruhigende Haltung des Kindes, die im Yoga die schönste Form von Entspannung verspricht und Körper, Seele und Geist auf ganzer Linie entspannen und regenerieren lässt. Damit die Kindhaltung körperlich möglich ist, müssen sich einige Muskeln Ihrer Körperrückseite verlängern. Auf mentaler Ebene lädt die Position Sie dazu ein, Hingabe und Geduld zu üben und sich der Schwerkraft und dem Zustand des Nichtstuns hinzugeben. Wenn Sie sich diesen Qualitäten öffnen, entspannen Ihre Muskeln, und Schmerzen und Verspannungen können gelindert werden. Durch die Kompression Ihres Brustkorbs wird der Atem in andere Bereiche der Lunge gelenkt, was einem flachen Alltagsatem wohltuend entgegenwirkt.

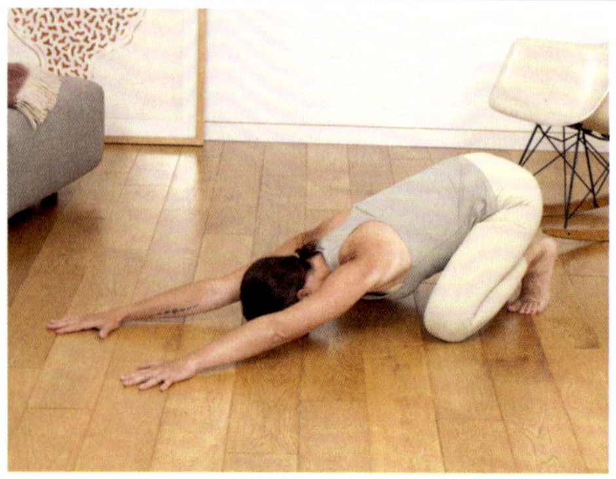

Durchführung:

1. Begeben Sie sich mit geschlossenen Knien und Füßen in den Fersensitz.
2. Beugen Sie sich mit der Ausatmung nach vorne und legen Sie Ihre Stirn auf der Matte vor Ihren Knien ab.
3. Für die Arme und Hände gibt es verschiedene Varianten. Wählen Sie aus, was sich für Sie am stimmigsten anfühlt. Sie können mit Ihren Fäusten einen Turm unter der Stirn bauen, um den Kopf höher zu erden. Wenn Sie Ihre Arme nach vorne ausstrecken und die Handflächen nach oben drehen, erfahren Sie eine schöne Schulteröffnung. Oder Sie umarmen sich liebevoll selbst und greifen mit Ihren Händen an die Schale der Fersen, um diese weiter zu öffnen, damit Ihr Gesäß noch tiefer hineinsinken kann.
4. Hinweis: Sollten Sie mit dem Gesäß nicht auf die Füße kommen, können Sie auch ein Kissen zwischen Gesäß und Füßen platzieren.
5. Bleiben Sie gleichmäßig atmend und mit dem Fokus auf die Ausatmung gerichtet für mindestens 30 Sekunden in dieser Haltung.

Übung 5: Tiefer Ausfallschritt – Anjaneyasana

Als fester Bestandteil des Sonnengrußes dehnt der tiefe Ausfallschritt die Hüftbeuger, Oberschenkel und Leisten und öffnet den Brustkorb. Diese Yogapose bietet den perfekten Ausgleich zum vielen Sitzen am Schreibtisch, lindert Ischiasschmerzen und dient der Erholung nach Ihrem sportlichen Training. Außerdem steigern Sie mit dessen Ausführung Ihre Energie, während Sie bewusst an der Verbesserung Ihrer Beweglichkeit und der Körperhaltung feilen. Mental stärken Sie Qualitäten wie Mut, Stärke, Hingabe, Tapferkeit und innere Kraft.

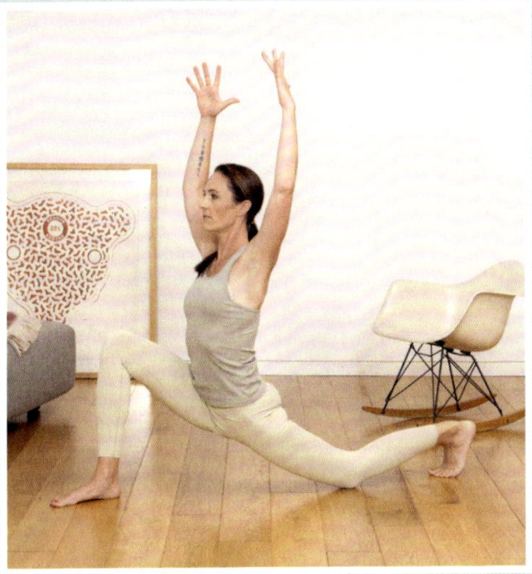

Durchführung:

1. Starten Sie im herabschauenden Hund. Heben Sie einatmend Ihr rechtes Bein nach hinten oben und treten Sie ausatmend mit dem rechten Fuß nach vorne, bis dieser zwischen Ihren Händen platziert ist. Gönnen Sie sich gerne einen Zwischenschritt unter dem Nabel. Das vordere Knie ist am Ende direkt über dem Sprunggelenk ausgerichtet.
2. Senken Sie das linke Knie weit hinter der Hüfte zum Boden ab, sodass eine angenehme Dehnung in Hüfte und Oberschenkel spürbar wird. Platzieren Sie bei Bedarf eine gefaltete Decke unter dem hinteren Knie, um dieses zu schonen. Legen Sie den hinteren Fußrücken am Boden ab, sodass der Fuß nicht knickt und eine Linie mit dem langen Bein bildet. Achten Sie darauf, dass die Hüften parallel stehen.
3. Für die Aufrichtung des Oberkörpers aktivieren Sie mit der Einatmung Ihren Core, heben den Oberkörper an und führen die gestreckten Arme nach oben seitlich neben die Ohren. Für eine optimale Schulteröffnung zeigen die Handflächen zueinander. Lehnen Sie sich sanft an Ihre Schulterblätter und die Wirbelsäule an, halten Sie hierbei aber Ihre Körpermitte aktiv.
4. Bleiben Sie für vier Atemzüge in der Position.
5. Zum Auflösen der Haltung senken Sie die Arme nach unten, stellen die Hände neben Ihrem Fuß ab und treten mit dem rechten Fuß wieder zurück in den herabschauenden Hund. Wiederholen Sie die Übung mit dem linken Fuß vorne.

Übung 6: Krieger 2 – Virabhadrasana B

Die »Haltung des guten Helden« soll Ihren Mut, Ihr Selbstbewusstsein und Ihre Ausdauer fördern, denn genau so dürfen Sie sich in dieser Standhaltung fühlen: kraftvoll, stark, fokussiert und den Blick bestimmt nach vorne in die Zukunft gerichtet. Als Ausgangsposition für viele weitere Asanas stärkt der zweite Krieger Ihre Oberschenkel- und Gesäßmuskulatur, die Schultern und Arme, öffnet den Brustraum und die Lunge, dehnt die Leisten und wirkt verdauungsfördernd. Zu seinen energetischen Benefits zählen neben Harmonisierung und Erdung der Ausgleich zwischen den einzelnen Energiezentren im Körper. Der senkrecht ausgerichtete Oberkörper soll Sie daran erinnern, dass es die vollkommene Präsenz im jetzigen Moment ist, die Sie in Ihre eigene Kraft führt.

Durchführung:

1. Los geht's im hüftbreiten Stand. Atmen Sie ein und setzen Sie Ihren linken Fuß weit nach hinten. Drehen Sie den hinteren Fuß so aus, dass dieser parallel zum hinteren Mattenende steht. Verankern Sie die Fußaußenkante fest im Boden, das Fußgewölbe

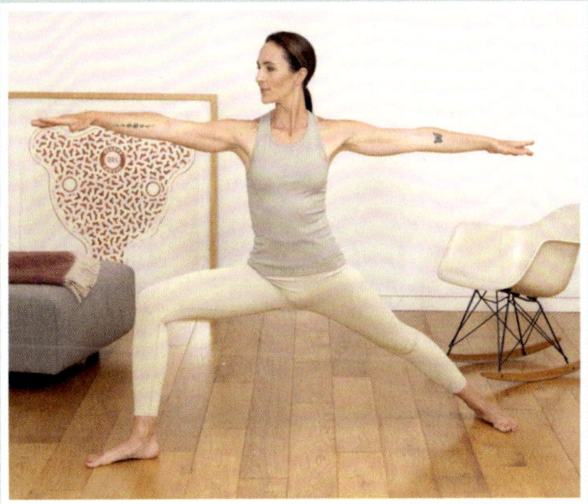

bleibt aufgebaut. Die Fersen beider Füße stehen auf einer Linie.

2. Atmen Sie aus und beugen Sie dabei das rechte Bein so weit, dass der vordere Oberschenkel parallel zur Matte steht. Das Kniegelenk sollte dabei über dem Fußgelenk stehen. Der Core ist aktiv, das Becken kippt sanft nach hinten, sodass ein Hohlkreuz vermieden wird. Achten Sie außerdem darauf, dass Ihre Hüfte parallel zum langen Mattenende steht.
3. Nun strecken Sie beide Arme seitwärts aus und blicken über den rechten Arm nach vorne. Lassen Sie die Schultern entspannt sinken. Achten Sie darauf, dass Ihr Oberkörper senkrecht steht und sich nicht nach vorne neigt.
4. Halten Sie die Übung für 3–5 tiefe Atemzüge.
5. Treten Sie mit dem hinteren Fuß nach vorne zurück, um die Haltung auf der anderen Seite aufzubauen.

Übung 7: Baum – Vrksasana

Der Yoga-Baum unterstützt Ihre Verwurzelung, Standhaftigkeit und Verbindung mit der Welt. Er wirkt sich besonders positiv auf Ihr Gleichgewicht und Ihre Konzentration aus und kräftigt darüber hinaus die Muskulatur Ihres ganzen Körpers sowie Hüfte und Knöchel. In der Haltung angekommen, erfährt der Brustkorb eine angenehme Öffnung, was wiederum eine weite und gleichmäßige Atmung unterstützt. Die Übung fördert darüber hinaus Ihre Entspannung und Konzentrationsfähigkeit, verhilft zu Ausgeglichenheit und wirkt sich befreiend auf Ihren Geist und Ihr Inneres aus.

Durchführung:

1. Beginnen Sie in einem stabilen, hüftbreiten Stand. Erden Sie die Fußballen, die Fußaußenkanten und die Fersen, sodass sich das Körpergewicht gleichmäßig verteilen kann. Ihre Arme befinden sich entspannt seitlich neben dem Körper.
2. Wählen Sie einatmend Ihr Standbein und schieben Sie den Fuß sanft in den Boden. Mit der nächsten Ausatmung lassen Sie Ihr Spielbein langsam nach oben gleiten. Sie können den Fuß entweder am Boden an das Sprunggelenk des Standbeines angelehnt platzieren, im Bereich von Waden- und Schienbein oder unterhalb des Schambeins, jedoch niemals direkt am Knie. Öffnen Sie das Knie des angewinkelten Beines so weit, dass es im 90-Grad-Winkel von Ihnen weg zeigt. Unterstützen Sie sich gerne selbst bei der Platzierung des Fußes mit Ihren Händen.
3. Legen Sie dann Ihre Hände auf Höhe Ihrer Brust zusammen, Ihren Blick richten Sie konzentriert geradeaus. Suchen Sie sich hierfür am besten einen ruhigen Fokuspunkt.
4. Stellen Sie sich vor, wie Ihr Körper nach oben wächst. Atmen Sie weiterhin ruhig und bewusst ein und aus. Ihre Gesichtszüge sind vollkommen entspannt. Wenn Sie sich stabil und sicher fühlen, heben Sie Ihre Hände und Arme über den Kopf zu einer imaginären Baumkrone.

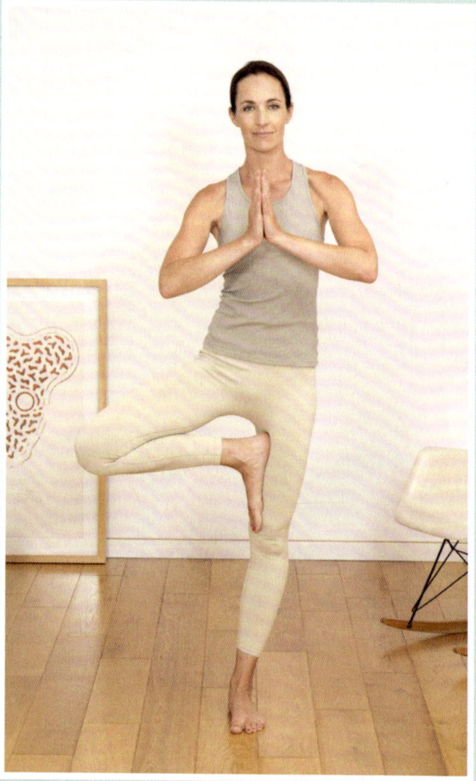

5. Halten Sie diese Stellung für ein paar nährende Atemzüge. Senken Sie dann das Bein langsam wieder ab, schwingen für ein paar Atemzüge hin und her, um das Standbein zu lockern, und wechseln Sie dann zur anderen Seite.

Hinweis: Sollten Sie sich in dieser Haltung wackelig fühlen, können Sie sich gerne mit einer Hand an einer Wand abstützen.

Übung 8: Drehsitz – Ardha Matsyendrasana

Der Drehsitz erhält die Flexibilität Ihrer Wirbelsäule und regt die Spinalnerven an. Durch den Druck auf den Magen werden zudem die inneren Organe massiert und Gifte, die durch die Verdauung entstehen, können besser ausgeleitet werden. Auch die Bauchmuskeln sowie der Brustkorb erfahren eine angenehme Dehnung. Mental betrachtet schult die Asana Ihren Rundumblick und hält Sie (geistig) beweglich.

Durchführung:

1. Begeben Sie sich mit nach vorn ausgestreckten Beinen in einen aufrechten Sitz. Damit sich Ihre Wirbelsäule besser aufrichten kann, können Sie eine gefaltete Decke unter die Sitzknochen legen und Ihr Becken leicht nach vorne kippen lassen. Ziehen Sie nun den linken Fuß unter dem rechten Bein hindurch und legen Sie ihn an die Außenseite der rechten Hüfte. Um ihr linkes Knie zu schonen, halten Sie den linken Fuß aktiv und ziehen Sie den Spann Richtung Schienbein. Das linke Knie sinkt in Richtung Boden. Setzen Sie nun den rechten Fuß möglichst dicht beim Körper außen neben das linke Bein. Das rechte Knie zeigt zur Decke.
2. Ziehen Sie mit den Händen das Sitzfleisch etwas nach hinten und außen und richten Sie in der Einatmung den Rumpf gerade auf. Dann drehen Sie Ihren Oberkörper in der Ausatmung nach rechts zum aufgestellten Bein. Zugleich platzieren Sie die rechte Hand auf hohen Fingern (als ob Sie einen Tennisball in der Hand halten würden) hinter dem Körper auf den Boden. Den linken Arm schlingen Sie locker um das aufgestellte Knie (einfachere Variante), oder Sie schieben zum Intensivieren der Drehung mit dem linken Oberarm gegen die Außenseite des rechten Oberschenkels (fortgeschrittene Variante).
3. Schieben Sie den aufgestellten rechten Fuß aktiv in die Matte, entspannen Sie die rechte Leiste und werden Sie noch länger im Oberkörper.
4. Falls es Ihr Nacken zulässt, können Sie den Kopf drehen und über die hintere Schulter blicken.
5. Geben Sie sich für ein paar Atemzüge ganz diesem pulsierenden Prozess hin: Mit jeder Einatmung wachsen Sie nach oben und schieben die Fingerkuppen der stützenden Hand noch fester in den Boden. Mit jeder Ausatmung twisten Sie tiefer in die Drehung hinein. Stellen Sie sich vor, Sie seien ein Schwamm, der gleichmäßig ausgewrungen wird.
6. Kehren Sie über die Ausatmung zurück in die Ausgangsposition, um von dort aus die Seite zu wechseln.

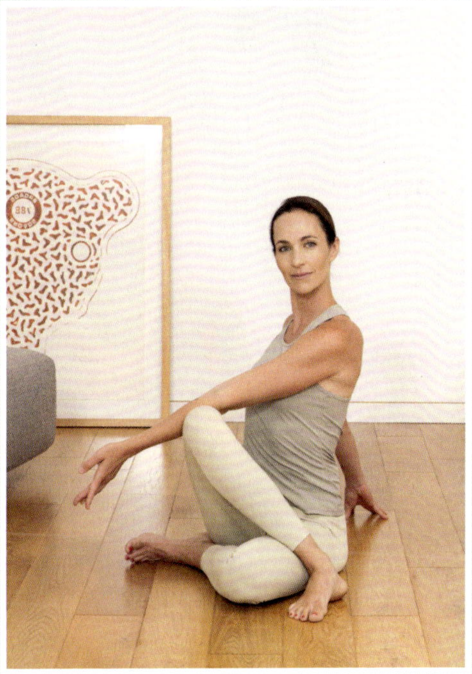

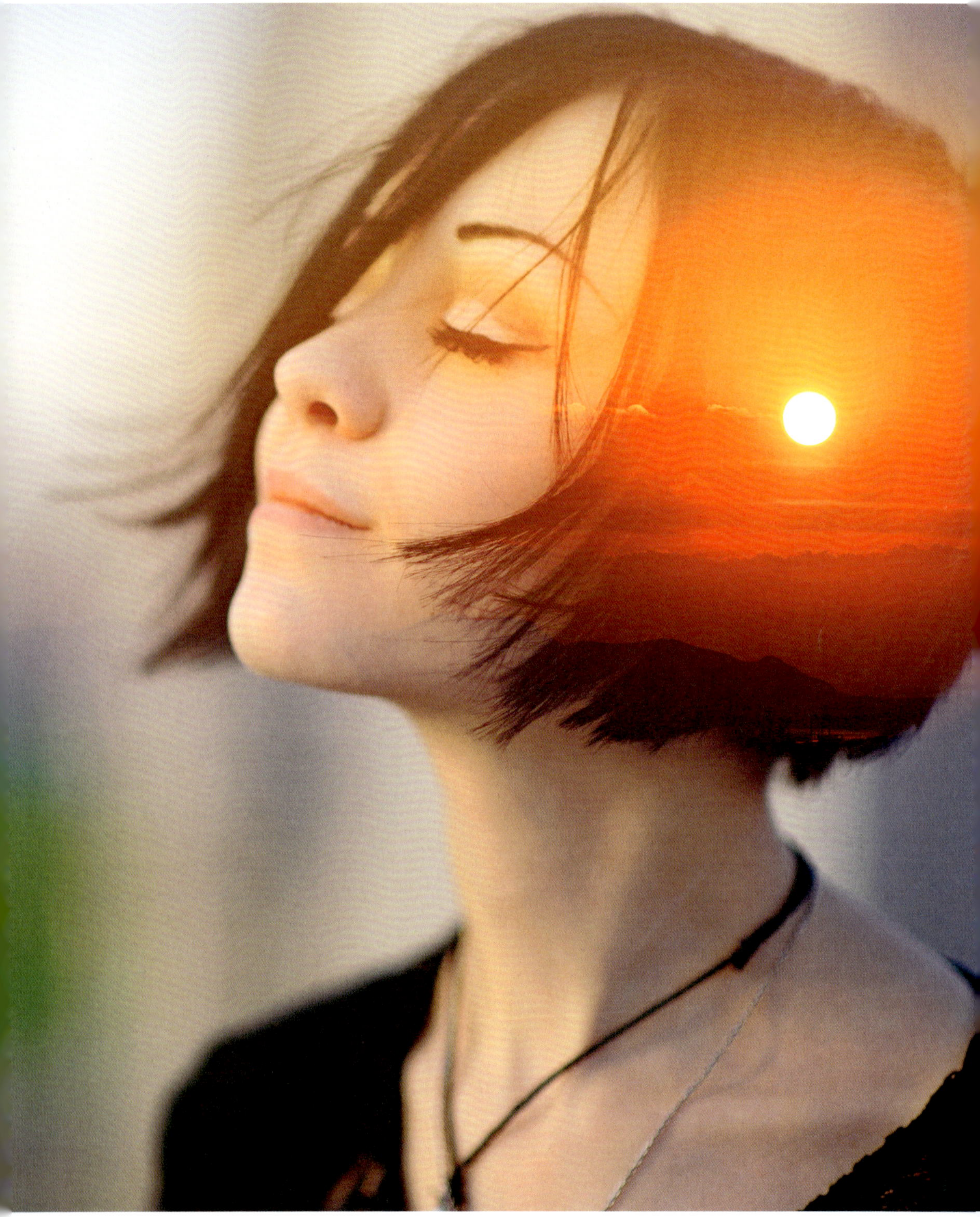

ÜBUNG ZUR STÄRKUNG DER RESSOURCEN

Diese Übung stärkt Ihre emotionale Balance, indem sie Ihre inneren Ressourcen aktiviert. Sie können diese Meditation jederzeit durchführen, wenn Sie das Gefühl haben, eine stärkende Pause zu benötigen. Diese Übung lässt sich besonders schön in Gruppen durchführen, da hier eine kollektive Energie im Raum spürbar wird, die verstärkend wirkt. Nehmen Sie sich für diese Übung ruhig zehn Minuten Zeit und baden Sie in Ihren Emotionen!

Vorbereitung

Suchen Sie sich einen ruhigen, angenehmen Ort. Setzen oder legen Sie sich bequem hin. Schließen Sie die Augen und atmen Sie tief ein und aus.

Meditation

Teil 1: Stolz
Denken Sie an einen Moment, in dem Sie auf etwas wirklich stolz waren. Gehen Sie in diese Situation rein – was sehen, hören und fühlen Sie? Lassen Sie das Gefühl in Ihrem Körper spürbar werden.

Teil 2: Ehrfurcht
Erinnern Sie sich an einen Moment, in dem Sie von der Schönheit und Größe der Natur überwältigt waren. Lassen Sie diese Ehrfurcht Ihre innere Stärke berühren.

Teil 3: Dankbarkeit
Fokussieren Sie sich auf etwas oder jemanden, für das/den Sie besonders dankbar sind. Lassen Sie die Dankbarkeit in Ihrem Herzen aufblühen.

Teil 4: Freude
Erleben Sie einen Moment der puren Freude in Ihrem Leben. Lassen Sie diese Freude Ihren gesamten Körper durchströmen.

Abschluss: Liebe

Visualisieren Sie Liebe – ein Gefühl, das all diese positiven Emotionen verbindet. Lassen Sie die Liebe sich in Ihrem Herzen ausbreiten und von dort aus in den ganzen Körper. Nehmen Sie noch einmal die Situationen von Stolz, Ehrfurcht, Dankbarkeit und Freude wahr … und nehmen Sie nun die Liebe mit hinein. Und genießen Sie einfach nur.

Kommen Sie langsam wieder zurück – fühlen Sie Ihre Füße am Boden, die Hände auf dem Schoß. Bewegen Sie sich langsam, strecken Sie sich, atmen Sie einmal tief ein und aus und schlagen dann die Augen wieder auf. Nehmen Sie dieses Gefühl mit in Ihren Alltag.

Was wir bis hierher wissen

Dieses Kapitel hat uns gezeigt, dass es sehr viele verschiedene epigenetische Schalter gibt, die wir maßvoll oder ausgiebig, intensiv oder zurückhaltend betätigen können. Es ist herrlich, sich um sich und die eigene Gesundheit, das eigene Wohlbefinden, die eigene Ernährung und die eigenen Emotionen zu kümmern. Es macht Spaß! Eine unserer Aufgaben ist es, dies wahrzunehmen und die ganze Bandbreite als Genuss zu empfinden. Das ist das Leben!

Bringen Sie Ihre Hormone auf Vordermann

In diesem Kapitel wollen wir Ihre Schilddrüsen- und Steroidhormone auf den Prüfstand stellen. Sie sind wichtige epigenetische Schalter und lassen uns – gut eingestellt – jederzeit energetisch und kraftvoll fühlen.

Das Sensibelchen: unsere Schilddrüse

Über Steroid- und Schilddrüsenhormone könnte man jeweils ein eigenes Buch schreiben. Da wir nur begrenzt Platz haben, habe ich es auf die Essenz eingedampft. Schauen wir zunächst auf die etwa walnussgroße Drüse unter unserem Kehlkopf, die Schilddrüse.

Die Schilddrüse liegt unter unserem Kehlkopf und hat die Form eines Schmetterlings, die Luftröhre und Blutgefäße umfasst. Stellen Sie sich mal vor einen Spiegel, legen Sie den Kopf in den Nacken, fixeren Sie im Spiegel Ihren Hals und schlucken Sie dann. Unter dem Kehlkopf müssen Sie eine Drüse sehen, die sich bewegt. Das ist die Schilddrüse. Sie wird auch als »Gaspedal des Körpers« bezeichnet und regelt maßgeblich die Energie, mit der wir durch den Tag gehen.

Die Schilddrüse bildet über 20 verschiedene Hormone für den Stoffwechsel, am bekanntesten sind dabei die Schilddrüsenhormone fT4 und fT3. Die Drüse bildet hauptsächlich fT4 und gibt es ans Blut ab – wenn eine Zelle im Körper gerade »mehr Energie« benötigt, nimmt es sich das fT4 aus dem Blut und aktiviert es zu fT3. Bei fT3 sprechen wir vom aktiven Schilddrüsenhormon – 20 % davon bildet die Schilddrüse selbst, 80 % der Rest des Körpers. fT3 aktiviert die Bildung vieler Enzyme und Proteine, darunter Cytochrom C-Oxidase und die ATP-Synthase, zwei Schrittmacherenzyme in den Kraftwerken unserer Zellen, den Mitochondrien. Außerdem ist fT3 der wichtigste Faktor zur Bildung von PGC-1α, das wiederum der wichtigste Wachstumsfaktor für unsere Mitochondrien ist.

Die Schilddrüse reguliert maßgeblich unseren Energiehaushalt. So ist es nicht verwunderlich, dass der Grundumsatz (die Energie, die jeder jeden

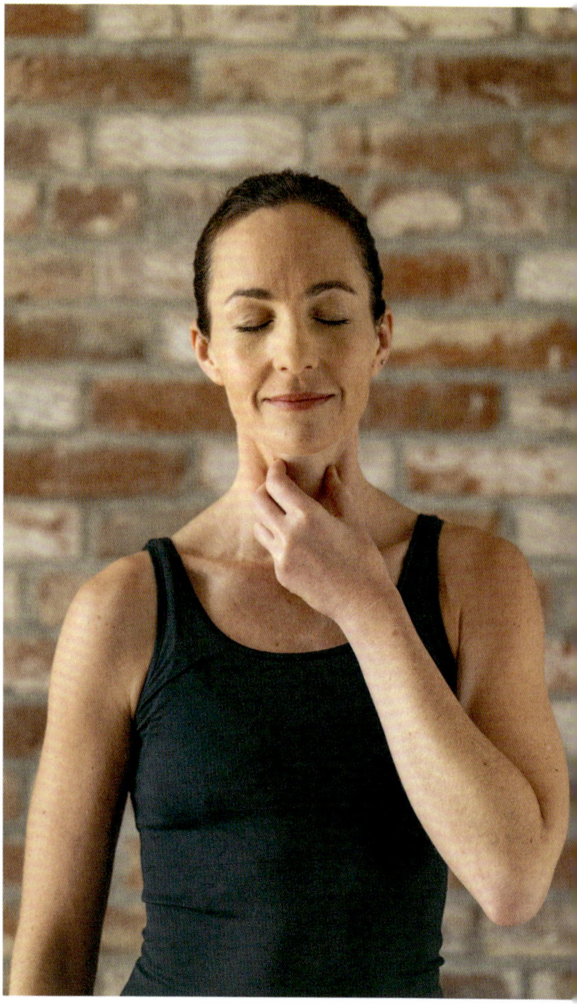

Unsere Schilddrüse ähnelt der Form eines Schmetterlings.

Tag »nebenher« verbraucht) um 300–500 kcal steigt, wenn Sie von einer Schilddrüsenunterfunktion zu einer normal arbeitenden Schilddrüse wechseln. Darüber hinaus regelt die Schilddrüse Fett- und Kohlenhydratstoffwechsel, Glückshormone (v.a. Dopamin), Sexualhormone (v.a. Testosteron), Muskelwachstum, Fruchtbarkeit, Cholesterinstoffwechsel (daher führt eine Schilddrüsenunterfunktion meist zu erhöhtem Cholesterin und Entgiftung in der Leber. Die Schilddrüse ist dabei ein Sensibelchen: Fühlt sie sich wohl, ist alles gut. Fehlt ihr etwas oder fühlt sie sich unwohl, reduziert sie die Bildung an Hormonen.

Das hat evolutionäre Gründe: Die Schilddrüse reguliert viele energieverbrauchende Prozesse, Ihr Körper ist auf Überleben programmiert: Sind die Umstände gerade nicht gut, sind Sie im Krieg, im Stress, im Schlafmangel, in einer Hungersnot, sind krank oder haben Nährstoffdefizite, geht der Körper in den berühmt-berüchtigten »Energiesparmodus«. Die Schilddrüse reduziert ihre Leistung und damit Ihren Energieverbrauch – und schützt damit Ihre wertvollen Fettreserven. Das ist gut für das Überleben, aber schlecht für die Gesundheit und die Lebensqualität im 21. Jahrhundert. Die Fruchtbarkeit wird so auch reduziert – daher bleibt bei Frauen häufig die Periode aus, wenn sie viel Stress haben, untergewichtig sind, Nährstoffdefizite haben oder exzessiv Sport treiben.

Die Schilddrüse ist also wie ein Thermostat und zeigt schonungslos ehrlich an, ob gerade etwas im Argen ist. Misst Ihr Arzt oder Ihre Ärztin eine Schilddrüsenunterfunktion, wird meist L-Thyroxin (synthetisches fT4) verschrieben. Nur in wenigen Fällen führt dies zu einer Besserung des Energiehaushaltes, da die Ursachen fortbestehen. Die konventionelle Medizin weiß sich nur mit Medikamenten und Operationen zu helfen. Die Inhalte in diesem Buch helfen Ihnen dabei, Ihre Schilddrüse wieder in eine natürliche Balance zu bringen. Einzig mit Jod sollten Sie bei beiden Erkrankungen aufpassen – bei Morbus Basedow sollte es möglichst reduziert werden, bei Hashimoto ist Jod sehr wichtig, aber solange die Schilddrüse entzündet ist, kann sie es nicht gut aufnehmen, da bei der Aufnahme von Jod freie Radikale in geringen Mengen entstehen. Das Einschleichen von Jod sollte bei Hashimoto daher mit einem erfahrenen Therapeuten erfolgen.

DIE WERTE BESTIMMEN

Am besten lassen Sie Ihre Werte mittels einer Blutanalyse von einer Fachärztin, einem Facharzt bestimmen. Für Frauen vor der Menopause ist der 21. Zyklustag ideal. Bestimmen Sie dabei die Schilddrüsenhormone TSH, fT4, fT3 und rT3. Meist wird nur TSH bestimmt, aber das, was Sie sich gut fühlen lässt, ist das fT3. Die Schilddrüse wird durch TSH angeregt, fT4 zu bilden, und gibt es an das Blut ab. Das aktive Schilddrüsenhormon ist dann fT3. rT3 ist die inaktive Form von fT3, die der Körper immer dann bildet, wenn etwas

So sehen die Idealwerte im Blut aus

Unten sehen Sie nicht die Referenzwerte, die Sie bei Ihrem Hausarzt finden werden, sondern die Idealwerte für eine gesunde Schilddrüse. Am Referenzbereich würde ich mich nicht orientieren. Dieser geht z. B. bei fT3 von 1,8 bis 4,2 pg/ml, wobei sich Menschen bei einem Wert von < 3,0 pg/ml bereits kraft- und energielos fühlen.

- TSH: 1-2 (über 2,5 geht es bereits in Richtung Schilddrüsenunterfunktion)
- fT4: 1,3-1,8 pg/ml
- fT3: 3,3-4,2 pg/ml
- rT3: 90-215 pg/ml

nicht passt. Sie dürfen nicht vergessen, dass fT3 Ihren Energieverbrauch und Ihre Fruchtbarkeit steuert. Wenn Ihr Körper merkt, dass Sie gerade gestresst sind, wenig Ressourcen haben, Nährstoffe fehlen, auf Dauerdiät sind oder es gerade kein guter Zeitpunkt für eine Schwangerschaft ist, bildet er statt fT3 das inaktive rT3. So spart der Körper Energie für schlechte Zeiten – und so fühlen wir uns dann auch. Das nennt sich Schilddrüsenunterfunktion.

WAS EINE GESUNDE SCHILDDRÜSE BRAUCHT

Ein wichtiger Schritt zu mehr Energie ist, der Schilddrüse das zu geben, was sie braucht.
Die Schilddrüse reagiert sensibel auf Mängel, Ungleichgewichte, Entzündungen und auch einige psychische und seelische Aspekte. Auf der anderen Seite hat sie bestimmte Bedürfnisse, die erfüllt sein sollten:

Bedürfnisse der Schilddrüse

Gesunde, ausreichende Ernährung mit reichlich Antioxidantien
Ausreichende Nährstoffversorgung
Sport – nicht zu exzessiv, nicht zu wenig
Gute Entgiftung (die Schilddrüse ist anfällig für bestimmte Giftstoffe wie Schwermetalle und Weichmacher)
Kompetentes Immunsystem (die Schilddrüse ist anfällig für bestimmte Krankheitserreger)
Guter Schlaf
Wenig Stress (Stress ist ein Überlebenskampf für Ihren Körper und hemmt die Schilddrüse)
Ausreichend Selbstakzeptanz und Selbstliebe
Regelmäßige Hitze- und Kältereize

Bei vielen Menschen im 21. Jahrhundert sind Nährstoffdefizite, chronische Entzündungen und Stress wichtige Gründe. Ich beobachte (häufig bei jungen Frauen) eine Unterfunktion aufgrund von sehr hohen Ansprüchen an sich selbst und hohen Schönheitsidealen. Diese führen zu exzessivem Sport und zu zu wenig zugeführter Nahrung – die Schilddrüse wertet das als Hungersignal. Dieses Hungersignal wiederum führt dazu, dass der Körper Energie sparen möchte. Das tut er, indem die Schilddrüsenleistung reduziert wird. Energiemangel ist die Folge. Die benötigten Nährstoffe bedürfen hier wahrscheinlich einer zusätzlichen Erklärung. Mit ein klein wenig Hintergrundinformationen können Sie oder ein erfahrener Therapeut, eine erfahrene Therapeutin zudem viel aus Ihren Schilddrüsenwerten herauslesen:

Für die Bildung von fT4 benötigt die Schilddrüse Tyrosin (eine essenzielle Aminosäure), Eisen, Jod, Zink und B-Vitamine. Außerdem Antioxidantien, um die freien Radikale, die bei der Fixierung von Jod entstehen, zu neutralisieren. Für die Bildung von fT3 wird Selen benötigt. Vitamin A, D und Omega-3-Fettsäuren regulieren außerdem, wie sehr die Schilddrüse zu Entzündungen neigt. Wahrscheinlich regulieren sie auch die Jod-Aufnahme in die Schilddrüse.

Diese Nährstoffe müssen also ausreichend vorliegen, damit die Schilddrüse gut arbeiten kann. Bereits der Mangel eines einzigen Nährstoffs kann bedeuten, dass Sie in eine Schilddrüsenunterfunktion kommen. Bei mir war es jahrelang das Jod – erst, als ich gezielt Jod in Form von Algenextrakt zugeführt habe, habe ich erlebt, wie sich eine gut arbeitende Schilddrüse anfühlt. Auf einmal war deutlich mehr Energie vorhanden. Im Laufe der letzten Jahre habe ich immer wieder gemerkt, dass ich kein Einzelfall bin und dass die hier gezeigten Tipps nicht nur wissenschaftlich fundiert sind, sondern auch gut funktionieren.

Steroidhormone in den Blick nehmen

Steroide sind ringförmig aufgebaute Moleküle, die eine wichtige Rolle in unserem Stoffwechsel spielen. Steroide bilden das Grundgerüst verschiedener Hormone und sind für Wachstum und Regeneration zuständig. Wichtig für unsere Epigenetik ist, dass die Steroidhormone in Balance sind. Dann können Sie Ihr epigenetisches Feuerwerk jederzeit zünden.

Auch hier kann ich eine Blut- oder Speichelanalyse auf Ihre Steroidhormone empfehlen. Dabei sollten Cortisol (am besten im Tagesprofil) sowie DHEA, Progesteron, Testosteron, SHBG, Östrogen und Estriol gemessen werden. Idealerweise auch Pregnenolon.

Steroidhormone sind essenziell für das ganzheitliche Wohlbefinden und gehen weit über ihre Rolle im Bodybuilding hinaus. Sie sind zentral für das Wachstum, die Regeneration und die Energieversorgung des Körpers. Diese Hormone beeinflussen die Libido, die Fruchtbarkeit sowie den Antrieb und die Motivation. Außerdem tragen sie zur Balance im Körper bei, stärken Muskeln und Knochen und fördern gesunde, strahlende Haut. Sie wirken wie Regulatoren des inneren Gleichgewichts und spielen eine Schlüsselrolle in der Aufrechterhaltung von Vitalität und Lebensfreude.

Sie sollten also für jeden von uns – in jungen Jahren bis ins hohe Alter – relevant und unser täglicher »Freund und Helfer« im Inneren sein.

Alle Hormone haben biologische Funktionen und eine wichtige Rolle, daher finde ich es immer kritisch, wenn Hormone plötzlich zum »Feind« erklärt und unerwünscht werden. Ich finde es wichtig, die Hormone zu verstehen und auch zu verstehen, wenn sie aus der Balance kommen –

So sehen die Idealwerte im Blut aus

- Testosteron sollte im oberen Drittel des Referenzbereichs liegen. Das gilt für Männer und Frauen.
- Progesteron sollte ausreichend hoch sein, das Progesteron-Östrogen-Verhältnis möglichst hoch (50:1, besser noch 100:1).
- DHEA sollte im Normbereich liegen, nicht zu hoch, nicht zu niedrig. Ein zu niedriger Wert deutet auf eine Nebennierenerschöpfung hin, ein sehr hoher Wert auf chronischen Stress.
- Cortisol sollte früh hoch sein und im Laufe des Tages abfallen.
- Estriol sollte im Normbereich liegen und zeigt an, wie geschmeidig und feucht die Schleimhäute sind.
- SHBG ist ein Stressmarker, denn es bindet und inaktiviert Hormone wie Testosteron, um Energie zu sparen (ähnlich wie rT3).

wenn wir etwa chronisch gestresst sind und der Cortisolspiegel erhöht ist, ist nicht das Cortisol das Problem, sondern der Stress – Cortisol ist der Bote, und die Botschaft sollte sein, Stress zu lindern. Dies mag banal klingen, aber es ist entscheidend, wie Sie mit sich selbst und Teilen von sich (und hier gehören die Hormone dazu) umgehen.

Sexualhormone haben auch emotionale Aspekte und Wirkungen, und hier schließt sich einmal wieder der Kreis zum Ganzheitlichen in diesem Buch. Für die Balance der Sexualhormone ist ein möglichst natürliches Leben entscheidend, mit nährstoffreicher Nahrung, gutem Schlaf, wenig Stress, Sport & Bewegung, natürlichen Reizen, einem ausgewogenen Tag-Nacht-Rhythmus und einer guten inneren Einstellung zum Leben.

Zusätzlich helfen uns die Hormone: Testosteron gibt uns den Antrieb, unsere Ziele anzugehen und umzusetzen. Für einen guten Testosteronspiegel sollte sich daher jeder Mensch fragen, was er/sie möchte im Leben. Progesteron gibt uns innere Entspannung, lässt uns in uns selbst ruhen. Ich stelle mir Progesteron immer vor wie eine innere Hängematte unter einer Palme. Östrogen gibt uns Ausstrahlung, schöne Haut und stärkt die Knochendichte. Cortisol lässt uns früh wach werden, gut in den Tag starten und hält uns tagsüber aktiv und wach.

Versuchen Sie also, Ihre Hormone in der Balance zu halten und immer zu schauen, ob Ihr Leben ausgeglichen ist. Die Hormone zeigen an, wenn sich eine Baustelle oder Ungereimtheit auftun. Dabei helfen die Analysen sehr.

FÜR EINEN AUSGEGLICHENEN HORMONHAUSHALT SORGEN

In diesem Kapitel kommen viele Dinge aus dem ganzen Buch zusammen. Die wichtigsten Tipps für einen ausgeglichenen Hormonhaushalt möchte ich Ihnen gerne hier mitgeben:

Essen Sie ausreichend und gesund. Wer zu wenig isst, signalisiert dem Körper »Hungersnot«, er schaltet in den Energiesparmodus um. Das reguliert die Hormone herunter. Bedeutet für Sie, auch ausreichend gesunde Fette zu essen. Eine fettarme Ernährung reduziert Ihre Stresshormone. Gesättigte Fettsäuren aus Kokos, Eiern und Weidefleisch sowie ungesättigte aus Olivenöl und Omega-3-Ölen sind besonders hilfreich.

Lernen Sie einen gesunden Umgang mit Stress. Stress erhöht rT3 und bringt Ihre Steroidhormone durcheinander. Denken Sie an Sport, ausreichend Schlaf, einen gesunden Tag-Nacht-Rhythmus und eine gute Nährstoffversorgung, all das, was Sie schon weiter oben gelesen haben. Ihr Körper benötigt die besprochenen Nährstoffe (alle!), um die Hormone zu bilden. So drückt unser Körper auch nur auf das Gaspedal, wenn er weiß, dass genügend Ressourcen vorhanden sind. Sie müssen wissen, dass bei einem Defizit von Vitamin A, D, K_2, Jod und Zink Ihre Steroidhormone reduziert sind, bei einem Defizit von Eisen, Jod, B-Vitaminen und Selen kann es zu einer Schilddrüsenunterfunktion kommen.

Nehmen Sie sich genug Zeit für sich und Ihre Bedürfnisse. Nehmen Sie sich ernst genug. Das ist ein wichtiges emotionales Signal an Ihre Hormondrüsen (»Ich bin mir wichtig und wertvoll«), stehen Sie für sich, Ihre Werte, Ziele und Bedürfnisse ein. Umgeben Sie sich mit Menschen, die Sie respektieren und wertschätzen, daraus können Sie viel Energie ziehen.

Versuchen Sie, Wasser aus Plastikflaschen und die häufigsten Giftstoffquellen im Alltag zu vermeiden. Weichmacher wie Bisphenol A wirken ähnlich wie Östrogen und bringen viel durcheinander. Wenn Sie die Pille nehmen, sollten Sie Alternativen in Betracht ziehen, denn auch diese synthetischen Hormone können gesundheitliche Nachteile mit sich bringen. Bei Übergewicht könnte es guttun, ein wenig abzunehmen. »Hüftgold« verstärkt die Umwandlung von Testosteron in Östrogen, was Entzündungen fördert. Falls Sie

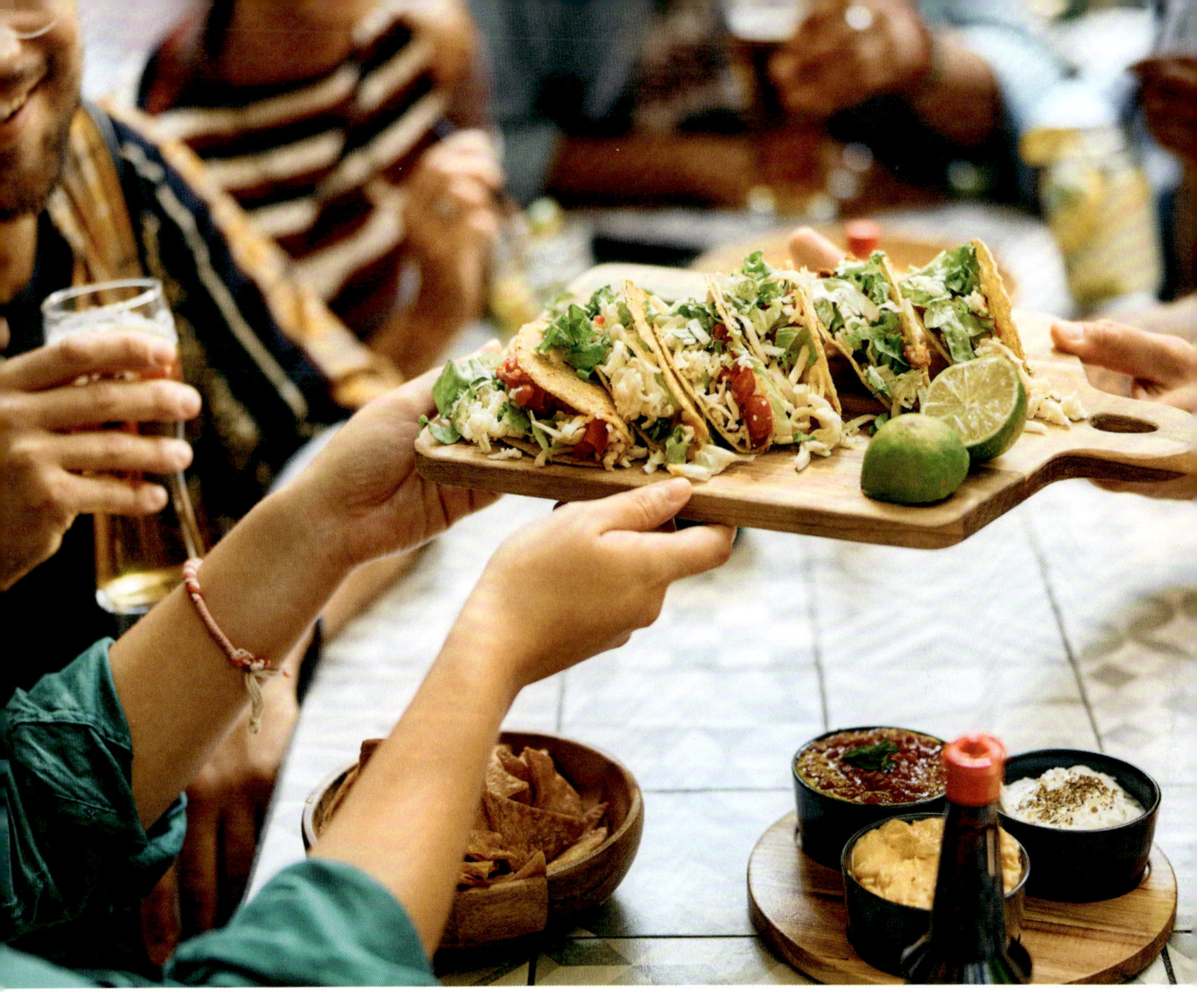

Gemeinsam Gutes zu essen, befriedigt viele Bereiche unseres Lebens.

einen starken Hormonmangel haben oder als Frau bereits in der Postmenopause sind: Ziehen Sie eine Hormonersatztherapie mit bioidentischen Hormonen in Betracht, das könnte Ihrem Hormonhaushalt und Ihrer Energie zuträglich sein.

Haben Sie ein aktives und bedeutungsvolles (nicht oberflächliches) Sexleben? Das macht Spaß, tut gut und lässt uns das Leben genießen. Zwischendurch Sonne zu tanken, verstärkt das Glücksgefühl.

Und schließlich: Überlegen Sie sich, warum Sie hier sind. Was ist Ihr Warum, Ihr Antrieb, Ihr Lebenssinn? Warum das Ganze? Antworten auf diese Fragen zu haben, kann Ihnen dabei helfen, in ein gutes Gleichgewicht zu finden und Ihren Epigenetik-Code zu leben.

Was wir bis hierher wissen

Es gibt ein paar Grundvoraussetzungen, die gewährleistet sein müssen, damit Sie den Epigenetik-Schalter umlegen können. Definitiv gehören eine gute Schilddrüsenfunktion und ein ausgeglichener Steroidhormonhaushalt dazu. Aber auch andere Faktoren – wie wir schon davor gelernt haben – sind Teil des Ganzen: Sorgsam und bewusst mit sich und seinen Bedürfnissen umzugehen, ist einer der Aspekte. Ab dem Moment, wo Sie für eine gute Basis gesorgt haben, kehren Energie und Wohlbefinden zurück.

Weglassen, was schadet

Gesundheit findet immer dann statt, wenn Sie Ihrem Körper das geben, was er braucht, und das weglassen, was ihm nicht guttut. Auf die wichtigsten epigenetischen »Schädlinge« werden wir in diesem Kapitel eingehen.

»Stille« Entzündungen

Mit Entzündungen kennen wir uns aus, wir alle hatten schon mal einen Infekt, eine Verletzung oder sind auf einen Legostein getreten. Es wird dick, es tut weh, die Blutung wird gestoppt, es wird heiß. Das ist eine akute Entzündung: Der Schaden wird vom Körper erkannt, beseitigt und die Regeneration eingeleitet.

Diese Entzündungen werden auch »laute« Entzündungen genannt, denn wir spüren sie. Doch gibt es auch die »stillen« Entzündungen – die kleinen Glutherde in Ihrem Körper, die Sie nicht direkt spüren oder an die Sie sich schon gewöhnt haben. Wie ein Rauschen im Hintergrund, an das wir uns gewöhnt haben. Das sind die chronischen Entzündungen.

In der Wissenschaft gibt es einen schönen Begriff: »Inflammaging« (Theworldcounts – chemicals in the human body, 2024) – Zellalterung durch Entzündungen. Alle chronischen Erkrankungen und Zivilisationserkrankungen hängen mehr oder weniger direkt mit chronischen Entzündungsprozessen zusammen. Warum? Das werden Sie sich nach Lektüre dieses Buches schon denken: Wir haben uns als Menschen so weit von der Natur entfernt wie noch nie zuvor in der Menschheitsgeschichte. Wir leben in einer Welt, für die wir eigentlich nicht gemacht sind, ernähren uns mit künstlichem Essen, führen künstliche Beziehungen, werden künstlich unterhalten. Dieses »Künstliche« werden wir auf den folgenden Seiten besprechen, denn das ist es, was Ihrem Epigenetik-Code so gar nicht entspricht. Echte Gesundheit im 21. Jahrhundert nutzt uraltes Naturheilwissen und verheiratet es mit moderner Technik.

Chronische Entzündungen werden durch Epigenetik-Schalter wie TNFα und NFκB angefeuert. Eine Entzündung ist für den Körper Stress – und Stress ist ein Überlebenssignal. Wenn wir um unser Überleben kämpfen, sind Gesundheit und Glücksempfinden nicht wichtig. Reduzieren Sie das Künstliche in Ihrem Leben und ersetzen es durch alles, was natürlich oder »echt« ist, und Sie haben das Geheimnis für ein gutes Leben in Ihren Händen.

URSACHEN ERKENNEN

Die Ursachen für chronische Entzündungen sind vielfältig. Auf Zellebene passiert dabei so einiges: Das Immunsystem wird aggressiver und inkompetenter – Autoimmunerkrankungen, Heuschnupfen, Allergien, sogar Krebs kommen häufiger vor. Unsere Zellen sind auch mehr freien Radikalen ausgesetzt, reaktiven Molekülen, die im Übermaß Zellstrukturen schädigen. Im Blutbild können Sie die chronischen Entzündungen an den Werten **hsCRP, BSG** und **TNFα** gut bestimmen. Bei chronischen Entzündungen sind sie erhöht. Oxidativen Stress können Sie am Blutmarker **Nitrotyrosin** (erhöht) und der **antioxidativen Kapazität** (reduziert) messen. Auch das **GSH/GSSG**-Verhältnis ist meist nicht gut.

Wie Sie chronische Entzündungen lindern können, füllt Bücher. Hier einige nützliche Werkzeuge:

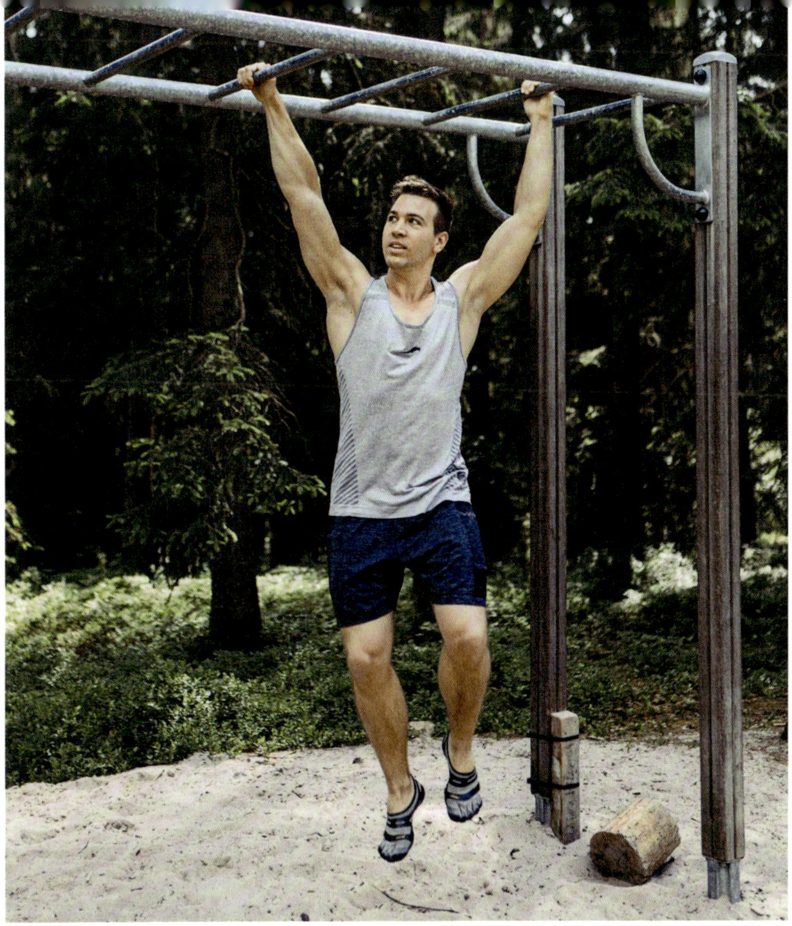

Mit viel Bewegung beugen Sie den stillen Entzündungen vor.

ENTZÜNDUNGEN EINDÄMMEN

Ernähren Sie sich gesund, führen Sie Nährstoffe zu und nehmen Sie gegebenenfalls zusätzliche Antioxidantien. Integrieren Sie Bewegung und Sport in Ihren Alltag und erden Sie sich regelmäßig. Am besten gehen Sie dafür in die Natur – und lassen Sie auch mal Handy, Fernseher und Laptop aus. Erholsamer Schlaf ist wichtig, acht Stunden sind ein gesundes Mittelmaß. Achten Sie auf sauberes Wasser, frische Luft, Liebe und fasten Sie auch mal. Das sind so grob die Grundpfeiler.

Doch es ist auch wichtig, die Ursachen zu beseitigen. Diese könnten Sie auf eine wichtige Fährte locken, zu den meisten Punkten finden Sie in diesem Buch und auf www.schnelleinfachgesund.de weiterführende Tipps:

- Prüfen Sie, ob Sie ein Leaky-Gut-Syndrom oder eine Leberproblematik haben.
- Reduzieren Sie die Einflüsse von elektromagnetischen Feldern im Alltag.
- Minimieren Sie den Konsum von Zucker, Gluten, Transfetten, Alkohol, Tabak und Medikamenten.
- Reduzieren Sie Kunstlicht, künstliche Beziehungen, künstliche Unterhaltung.
- Falls Sie übergewichtig sind, denken Sie über eine Gewichtsabnahme nach. Übergewicht ist ein entscheidender Entzündungsauslöser.
- Prüfen Sie bei einem Infektiologen, ob Sie von chronischen Infektionen betroffen sind. Diese kleinen Biester können hartnäckig sein!
- Falls Sie Amalgamfüllungen und/oder wurzelbehandelte Zähne haben, suchen Sie einen biologischen Zahnmediziner auf und überlegen Sie, zumindest die Füllungen entfernen zu lassen.

Stress lass nach!

Stress ist ebenfalls ein offensichtlicher und verbreiteter Saboteur, der Ihnen und Ihrem Epigenetik-Code im Weg stehen kann. Stress beeinträchtigt zudem Ihren Stoffwechsel, Ihr Immunsystem und nicht zuletzt Ihre Psyche.

Per Definition ist Stress etwas, »dass uns aus der Balance bringt und uns viel abverlangt«. Stress ist zunächst einmal nur ein Reiz und lässt sich als Phänomen in zwei Hauptarten unterscheiden: positiven Stress (Eustress) und negativen Stress (Disstress). Disstress kann epigenetische Markierungen verändern, was zu einer verstärkten Entzündungsreaktion führt und das Risiko für verschiedene Krankheiten erhöht. Eustress hingegen kann positive epigenetische Veränderungen fördern, die unsere Resilienz stärken und unsere allgemeine Gesundheit verbessern.

Eustress lässt Sie über sich hinauswachsen, er treibt uns an. Das ist der Fußballer, der im Champions-League-Finale endlich den Pokal gewinnen will, das sind Sie am Tag Ihrer Hochzeit oder vor einer Prüfung (sofern Sie keine Prüfungsangst haben, das wäre Disstress). Eustress ist aber auch Hormesis: Es ist positiver Stress, der uns kurzzeitig fordert, anstrengend ist, uns jedoch langfristig stärker und widerstandsfähiger macht. Eustress kann sogar Spaß machen.

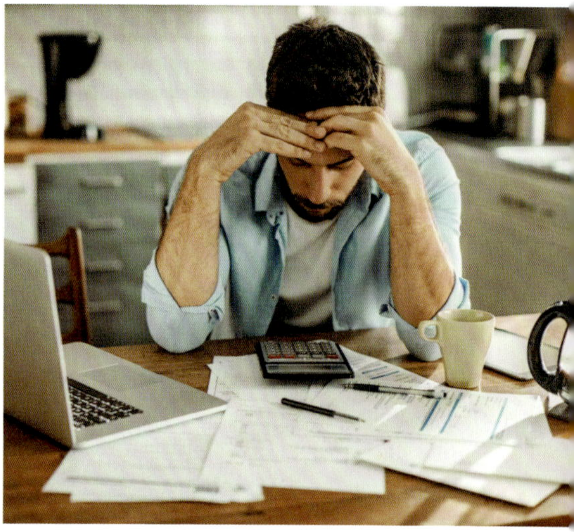

Versuchen Sie, Ihr Stresslevel zu senken.

Gut zu wissen

Eustress ermöglicht es uns, über uns hinauszuwachsen, und befähigt uns zu großen Leistungen. Beispiele für Eustress sind sportliche Betätigung, Fasten, kalte Dusche oder ein Saunagang.

Disstress ist nichts dergleichen. Das ist der Nachbar, der am Samstagmorgen um sechs Uhr Nägel in die Wand klopft, das ist diese lästige Deadline in 30 Minuten, während der Chef schon mit dem Baseball-Schläger hinter Ihnen steht. Distress ist kein Stress, der Sie wachsen lässt. Es ist hartnäckiger, chronischer Stress, der uns auf Dauer erschöpft – auch ein schmerzendes Knie, ein

nerviger Arbeitskollege oder ein Unfall können Distress auslösen.
Interessant an Eustress und Disstress ist der Fakt, dass es zu einem großen Teil an unserer Bewertung liegt, ob etwas als Eustress oder Disstress empfunden wird:

Für den einen ist eine Stunde Joggen im Wald reine Freude, für den anderen der blanke Horror. Für den einen ist ein Vortrag vor 200 Leuten eine riesige Chance, für den anderen ein Grund, zu Hause zu bleiben.
Eine Frage der Bewertung? Oh ja!

STRESSKOMPETENZ

Die Fähigkeit, gut mit Stress umzugehen, wird als Stresskompetenz bezeichnet. Stress ist nicht per se gut oder schlecht; vielmehr hängt seine Wirkung – wie wir bereits wissen – stark von unserer Bewertung, unseren Glaubenssätzen und Automatismen ab. Jeder Mensch kann Stresskompetenz erlernen und dadurch bewusster entscheiden, wie er mit Stress umgeht und wie viel Stress er in seinem Leben zulässt. Stresskompetenz gibt Ihnen außerdem einen Werkzeugkasten an die Hand, um Stressprävention zu betreiben und die Auslöser in Ihrem Alltag gering zu halten. Daher werden wir uns neben Tipps zur Stresslinderung auch intensiv mit dem Thema Stresskompetenz auseinandersetzen.

Stressreduktion

Stressreduktion umfasst alles, was uns in einem bestimmten Moment beruhigt und unser Stresslevel senkt. Es ist unrealistisch, den ganzen Tag im Hochleistungsmodus zu verbringen – unser Körper und unser Immunsystem benötigen regelmäßige Erholungsphasen. Genau das ist Stressreduktion. Cortisol als maßgebliches Hormon für chronischen Stress wirkt sich im Übermaß negativ auf unseren gesamten Hormonhaushalt – und damit unsere Epigenetik – aus. Auch Noradrenalin und Adrenalin sind nicht unschuldig. Im Übermaß sind auch diese kontraproduktiv.
Es ist essenziell, dass Sie täglich Aktivitäten einplanen, die Sie beruhigen, Ihr Stressniveau senken und die Ihnen Freude bereiten. Ein guter Ansatz ist, sich jeden Tag eine Stunde Zeit für sich selbst zu nehmen – ohne Ablenkungen durch Handy, Laptop oder Fernseher. Was machen Sie in dieser Stunde? Vielleicht gehen Sie spazieren, treiben Sport, hören Musik, lesen ein gutes Buch oder machen auch einfach mal gar nichts?

Damit diese Maßnahmen effektiv sind, ist es wichtig, dass sie nicht auf Leistung oder ein konkretes Ergebnis abzielen. Es geht darum, im Hier

MEIN TIPP:
Vorschläge zur aktiven Stressreduktion

- Atemübungen
- Zeit in der Natur verbringen, Sonnenlicht und frische Luft
- lachen
- Musik machen
- Spazierengehen
- Joggen im Wald
- kreative Hobbys ausüben
- Meditation
- Yoga
- schwimmen
- reiten
- wandern
- kuscheln
- ausreichend schlafen
- ein gutes Buch lesen
- leistungsorientierte Spiele vermeiden (besser sind sogenannte kooperative Spiele)

und Jetzt zu sein, den Moment zu genießen, mit Körper und Umwelt im Einklang zu sein, in sich hineinzuhören und zur Ruhe zu kommen.
Viele Menschen finden, dass eine oder mehrere dieser Aktivitäten sofortigen Stressabbau bewirken. Wichtig ist, dass Sie sich täglich Zeit für sich selbst nehmen, um genau diesen Aktivitäten nachzugehen.

Ich persönlich nehme mir jeden Tag Zeit für ein Runde Joggen oder Spazierengehen, genieße eine Stunde mit einem guten Buch, meditiere etwa jeden zweiten Tag und verbringe meine Pausen und Feierabende lieber draußen als drinnen. Das ist, was für mich aktuell funktioniert – mit Kindern zum Beispiel würde das natürlich ganz anders aussehen. Jeder muss seinen Weg und seine Art finden.

Stressfaktoren beseitigen

Stressreduktion ist ein wichtiger Schritt, aber es ist ebenso entscheidend, die Ursachen des Stresses aufzuspüren und dann zu ändern. Typische Stressfaktoren sind zum Beispiel Ihre Arbeitssituation, übermäßiger Druck, lange Arbeitszeiten oder schwierige Arbeitskollegen. Dann funken uns ebenso hohe Eigenansprüche (»hausgemachter Stress«) oder limitierende Glaubenssätze (»ich schaffe das nicht, ich bin nicht gut genug, ich bin nichts wert, ich werde niemals gesund/abnehmen/erfolgreich sein«) dazwischen. Leicht passieren überfüllte Terminpläne in der Freizeit, ständige digitale Erreichbarkeit, zu wenig Ausgleich und Zeit für sich selbst und zu wenig Zeit mit geliebten Menschen.

Gerne ist dies gepaart mit schlechter Ernährung, hohem Kaffeekonsum, zu wenig oder zu viel Sport und zu wenig Zeit an der frischen Luft und in der Natur, lauter Straßenverkehr. Kommen dann noch finanzielle Sorgen oder gestresste Personen in Ihrem Umfeld dazu, kollabiert unser inneres System.
Sie merken: Stress hängt häufig mit einem »zu viel« oder »zu wenig« von etwas zusammen. Fragen Sie sich: Welche dieser Faktoren betreffen Sie? Welche belasten Sie täglich?

Es ist wichtig zu unterscheiden zwischen Faktoren, die Sie ausschalten oder umgehen können, und solchen, die Sie akzeptieren müssen (dazu kommen wir noch). Die meisten Stressoren in Ihrem Leben können Sie kontrollieren, viele haben Sie sich selbst auferlegt. Ihre Ernährung, Ihren Kaffeekonsum, Ihre Zeiteinteilung mit Menschen und Tätigkeiten, die Termindichte und Erreichbarkeit in Ihrer Freizeit, den Straßenverkehr und Ihre Finanzen haben Sie weitgehend selbst in der Hand. Nahezu alle Stressoren im Alltag lassen sich lösen, umgehen oder zumindest lindern. Viele Menschen sagen nun vielleicht: »Aber ich habe nun mal kein Geld/stecke in dieser Arbeit fest/muss dauernd erreichbar sein/will keinen Sport machen« – doch meistens sind das nur Ausreden.

Wissen Sie, Sie müssen gar nichts. Sie müssen nicht zur Arbeit gehen, nicht in einem überfüllten Bus dorthin fahren, sich nicht mit unangenehmen Arbeitskollegen herumschlagen, nicht ständig erreichbar sein und nicht Ihre wertvolle Freizeit mit Personen verbringen, die Sie nicht mögen. Sie müssen sich vor niemandem rechtfertigen, außer vor sich selbst.

Wir leben in einem freien Land, und jeder kann selbst entscheiden, wie er seine Arbeit, seine Freizeit und sein Sozialleben organisiert. Wenn wir sterben, was bleibt dann noch von unserem Leben außer den Menschen, die wir glücklich hinterlassen, und unserem ausgelebten Lebenssinn? Lieben und leben Sie daher das Leben, das Sie möchten, und nicht das, was andere von Ihnen erwarten. Entscheiden Sie jeden Tag neu, wie Sie mit Stress umgehen möchten und was für Sie gut ist. Ich möchte Ihnen nicht raten, Ihre ungeliebte Arbeit sofort zu kündigen oder sich von allen Menschen zu trennen, die Ihnen nicht guttun. Ich möchte nur ermuntern, dass Sie einmal kritisch darüber nachdenken, was wirklich nötig und wichtig ist und was nicht. Suchen Sie nicht nach Ausreden, sondern nach Lösungen. Überlegen Sie für jeden einzelnen Stressor in Ihrem Alltag (am besten mit Zettel und Stift), wie Sie ihn lindern, lösen oder umgehen können.

Mit Stressfaktoren umgehen

Wenn Sie einen Stressfaktor nicht oder nur teilweise reduzieren können, entwickeln Sie eine Strategie, um damit umzugehen. Überlegen Sie, wie Sie dennoch einen Vorteil daraus ziehen, lernen und wachsen können. Hier einige Beispiele:

Sie müssen den überfüllten Bus zur Arbeit nehmen? Hören Sie einen interessanten Podcast im Gedränge und steigen Sie eine Station früher aus, um ein wenig zu laufen. Sollten Sie chronisch pleite sein, nutzen Sie diese Situation, um sparsam zu sein und besser mit Geld umzugehen. Entwi-

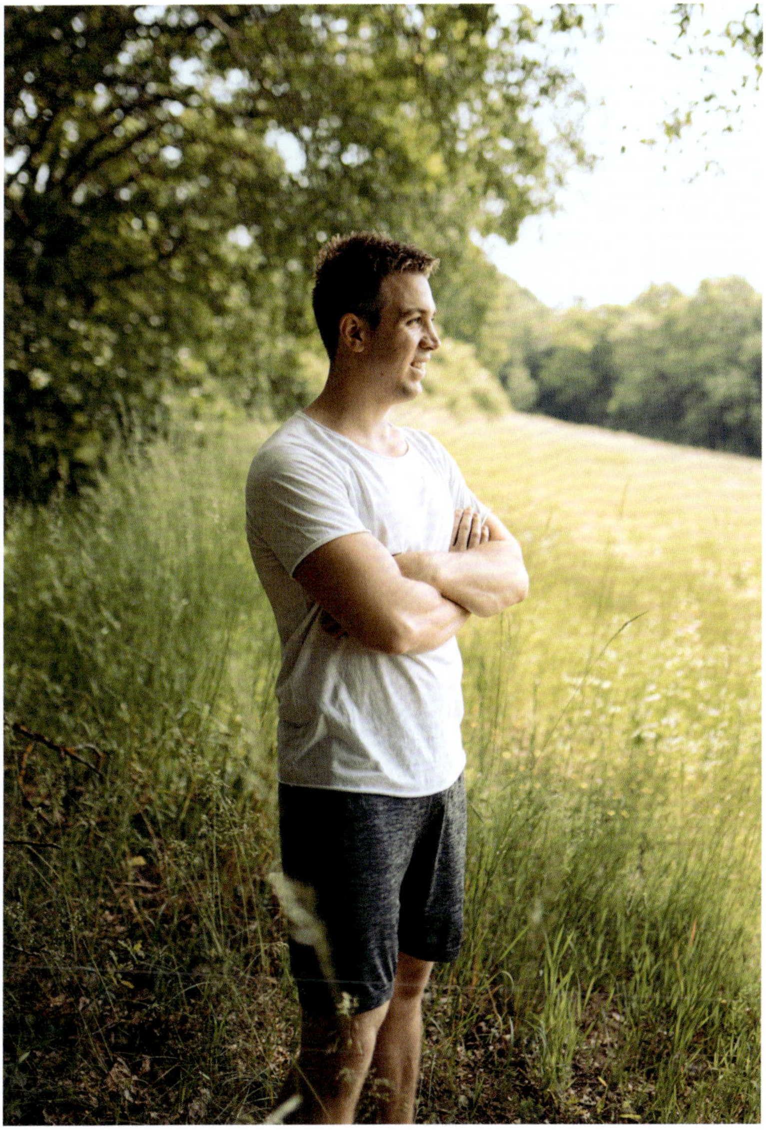

Dankbar durch den Alltag

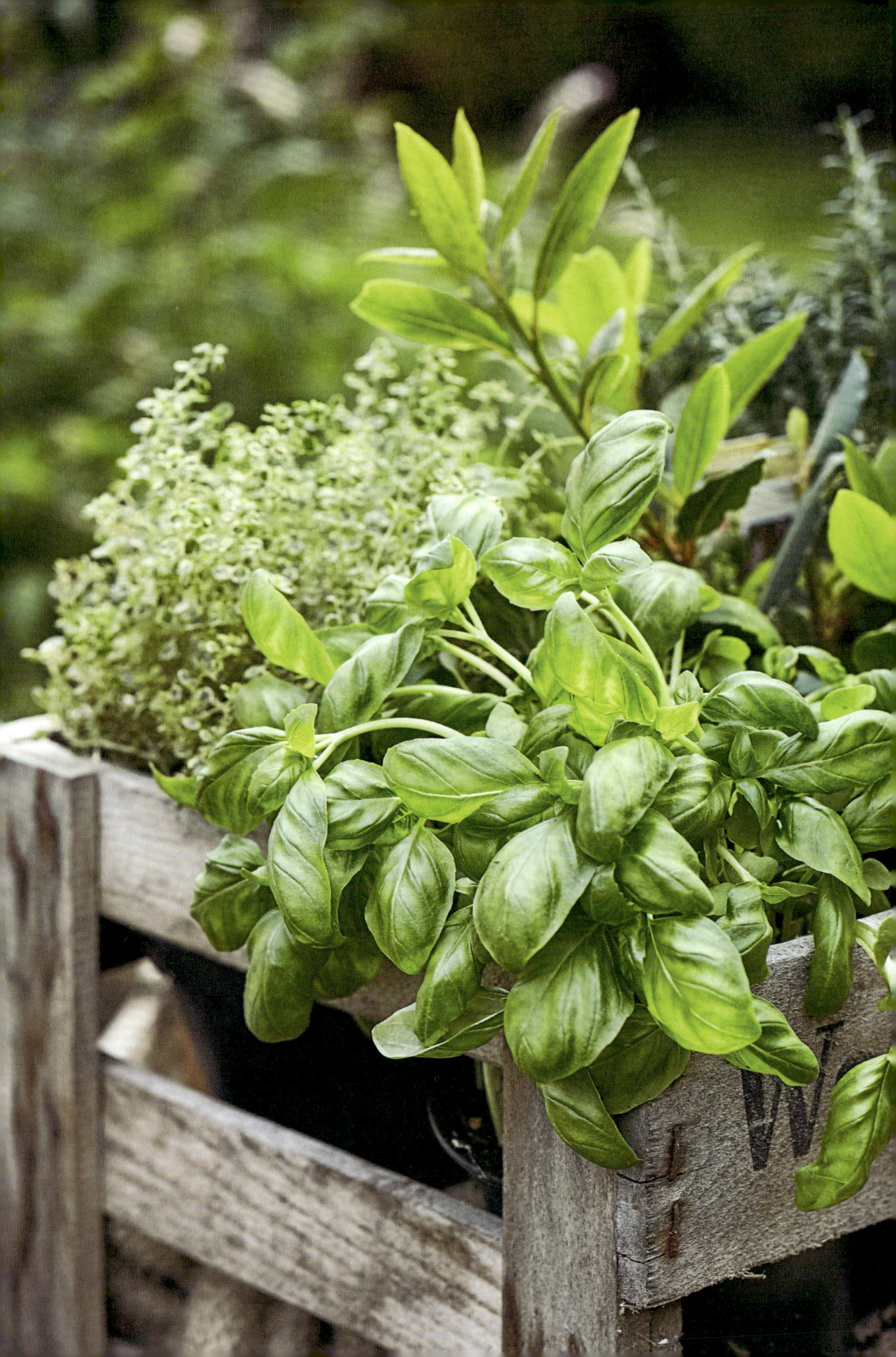

MEIN TIPP: Mentale Stresskompetenz aufbauen

Ergänzend zu dem bisher Geschriebenen können Sie Stresskompetenz auch erlernen und kultivieren, wie einen Muskel. Wenn Sie es richtig anstellen, werden Sie mit der Zeit mit dem Stress umgehen lernen, ohne dass er Sie aus der Bahn wirft. Diese Faktoren helfen Ihnen, eine gesunde Stresskompetenz aufzubauen und teilweise immun gegen Stress zu werden:

- täglich 10–20 Minuten meditieren (hilft, die innere Stimme zu kontrollieren)
- auf eine gute Körperhaltung achten
- Dankbarkeit üben (ein Dankbarkeitstagebuch ist sehr empfehlenswert)
- gesunden Schlaf fördern
- sich gesund ernähren
- Kräuter, Reishi und andere Adaptogene einnehmen
- eher Grüntee statt Kaffee trinken
- Optimismus üben
- Geduld erlernen
- Zeitmanagement verbessern: weniger vornehmen, mehr Freiraum einplanen
- lernen, auch mal Nein zu sagen

So einfach kann es sein. Wissen Sie, was hier das Erfolgsgeheimnis ist? Einfach machen – und dranbleiben. Konstanz ist die geheime Zutat.

ckeln Sie ein gesundes Geld-Mindset, um auch in Zeiten des Überflusses die richtigen Entscheidungen zu treffen. Sie sind auf Ihre Arbeit angewiesen, fühlen sich dort aber unwohl? Seien Sie dankbar dafür, eine Arbeit zu haben, und suchen Sie nach kleinen positiven Aspekten in Ihrem Job.

Wenn Sie einen heftigen Streit mit Ihrer Familie haben sollten, sprechen Sie mit guten Freunden oder anderen Familienangehörigen und schätzen Sie jeden freundlichen und positiven Menschen in Ihrem Leben.

Falls Sie sich über Ihre zu kleine und ungemütliche Wohnung ärgern, denken Sie daran, dass drei Milliarden Menschen auf diesem Planeten nicht einmal ein ordentliches Dach über dem Kopf haben – seien Sie dankbar für das, was Sie haben. Denken Sie in Dankbarkeit und Überfluss – selbst der ärmste Mensch in Deutschland ist oft besser dran als die meisten »reichen Menschen in den ärmsten Ländern dieser Welt«.

Es ist mein voller Ernst: Alle Stressoren, die Sie nicht umgehen, lindern oder beseitigen können, sollten Sie hinterfragen – denken Sie scharf nach, wie Sie daraus Vorteile ziehen und daran wachsen können. Genau an diesen Punkten entscheidet sich, ob jemand ein gesundes und erfolgreiches Leben führt oder nicht. Nicht die Dinge, die uns passieren, prägen unser Leben, sondern wie wir damit umgehen.

Es sind oft die einfachen Dinge, die wir konsistent über Monate und Jahre durchführen, die den Unterschied machen. Bauen Sie damit ein stabiles Fundament auf, ein Urvertrauen und Selbstbewusstsein, das aus Ihrem tiefsten Inneren kommt. Das ist die wichtigste Quelle für Energie und alles, was Sie Ihren gesundheitlichen und persönlichen Zielen näherbringt.

Viele frische Kräuter bringen Ihren Körper in Balance.

CHECK:
Lymphtapping: Der sanfte Weg

Beim Lymphtapping werden die Lymphknoten im Körper – Knotenpunkte des Lymphflusses und der zellulären Entgiftung – gezielt mit Klopfen stimuliert, um den Lymphfluss zu unterstützen.
Diese Methode nutzt die Mechanik der Klopfbewegung, um die Lymphgefäße mit dieser sanften Stimulation die Drainage von überschüssiger Flüssigkeit, Abfallstoffen und Giftstoffen anzuregen. Das Lymphsystem ist ein essenzieller Bestandteil des Immunsystems und hilft dabei, Krankheitserreger und Toxine aus dem Körper zu transportieren. Ohne ein gut funktionierendes Lymphsystem könnte unser Körper nicht effizient entgiften und regenerieren.
Ein gestörter Lymphfluss wiederum kann zu Schwellungen, Entzündungen und chronischen Beschwerden führen. Durch Lymphtapping wird der Lymphfluss wieder in Gang gebracht und das Immunsystem aktiviert, was entscheidend für unsere Gesundheit ist. Besonders nach Verletzungen, Operationen oder bei chronischen Erkrankungen und zur täglichen Entgiftung kann Lymphtapping helfen, Heilungsprozesse zu beschleunigen.

Epigenetisch ist Lymphtapping insofern relevant, als dass es eine natürliche Methode darstellt, die Genaktivität positiv zu beeinflussen. Der Stressabbau und die verbesserte Entgiftung, die durch das aktivierte Lymphsystem erreicht werden, wirken sich direkt auf die Genexpression aus. Damit ist Lymphtapping nicht nur eine rein physische Behandlung, sondern auch eine Unterstützung, die unser genetisches Potenzial positiv beeinflussen kann – ein entscheidender Faktor für langfristige Gesundheit und Wohlbefinden.
Durch Bewegung, Sport, Saunagänge und Wechselduschen kann der Lymphfluss gezielt unterstützt werden – doch auch diese Übung, die nur zwei Minuten täglich beansprucht, kann einen Unterschied machen.

Übung: Lymphtapping

Täglicher Aufwand: 2 Minuten

Ich empfehle diese Übung täglich nach dem Aufstehen – nachts entgiften unsere Zellen sehr stark und es ist vorteilhaft, die Lymphe am Morgen wieder in Schwung zu bringen, sodass die Abfallstoffe effektiv abtransportiert werden können.

Ausführung der Übung

Diese Übung können Sie gut vor dem Spiegel durchführen und dabei Ihre Bewegungen beobachten.
Vorher können Sie sich ein wenig strecken und die Arme ein paar Mal kreisen lassen, um den Kreislauf zu aktivieren.
Klopfen Sie etwa 10- bis 20-mal jeweils mit der flachen Hand bestimmt, aber liebevoll auf wichtige Lymph-Knotenpunkte im Körper und streichen Sie anschließend über die Stelle in Richtung Herz. Das Klopfen fördert den Lymphfluss, das Streichen gibt die Richtung vor.

1. Tapping der Kniekehlen (nicht abgebildet)
2. Tapping der Leisten am Übergang zwischen Bauch- und Beinmuskulatur → Abb. 1 und 2
3. Tapping der Achsel, linke und rechte Seite → Abb. 3 und 4
4. Tapping direkt über den Schlüsselbeinen → Abb. 5
5. Tapping am Hals direkt unterhalb des Kiefergelenks → Abb. 6
6. Tapping Im Gesicht, jeweils Stirn, Schläfen, unter den Augen und auf den Wangen (nicht abgebildet)

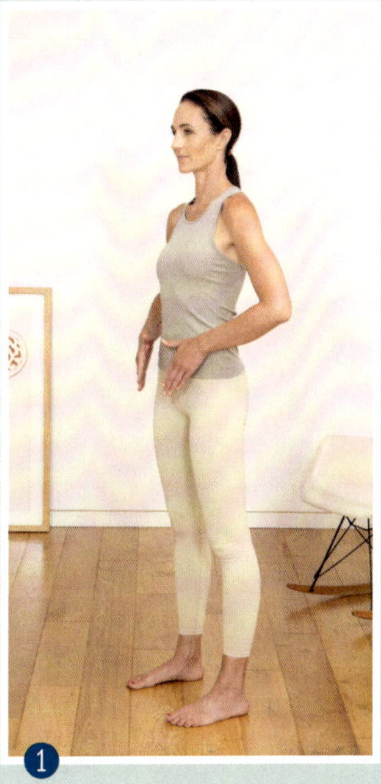
1

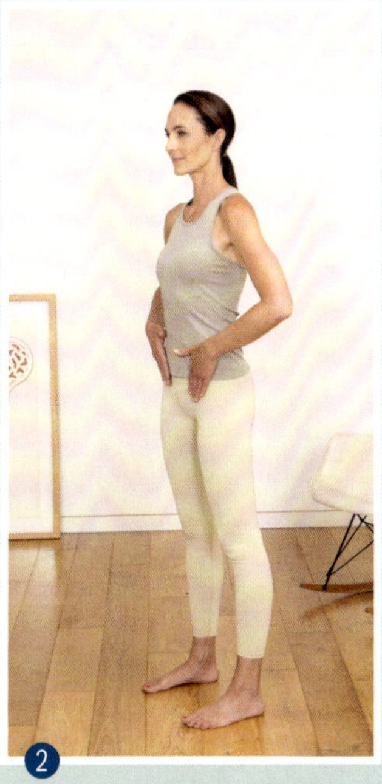
2

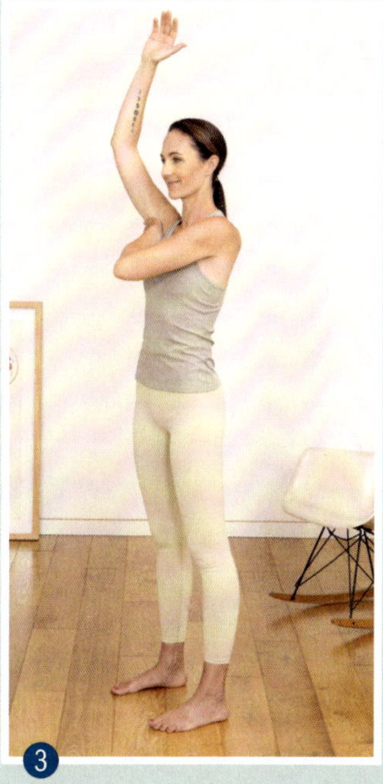
3

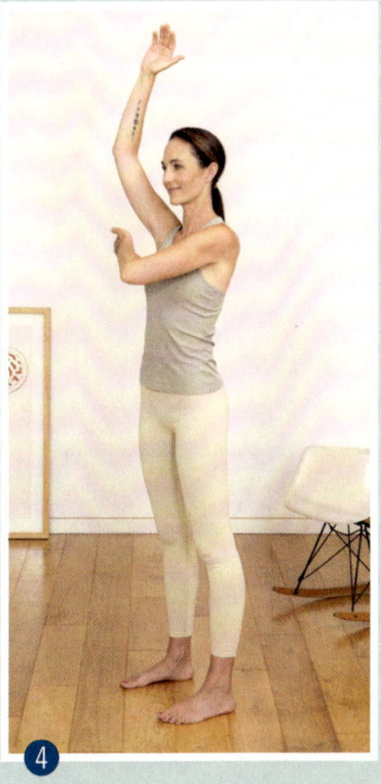
4

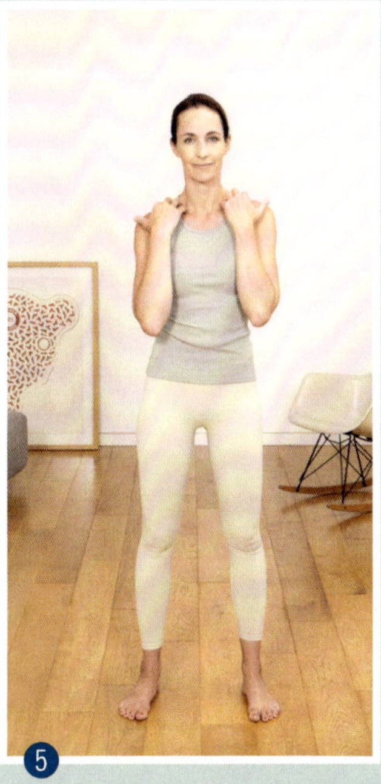
5

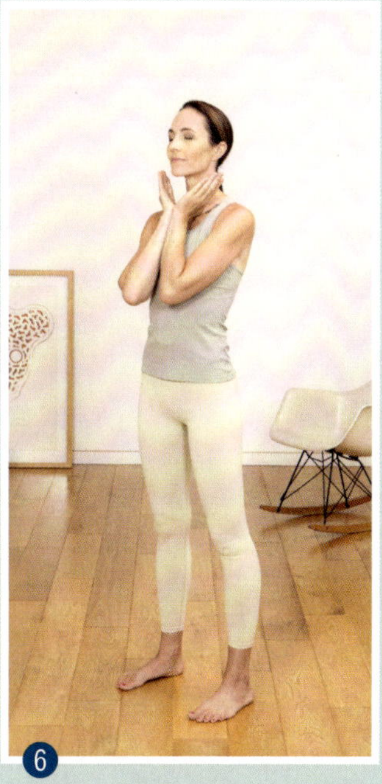
6

Die ersten Male fühlt sich diese Übung vielleicht noch etwas ungewohnt an. Aber sobald Sie die richtigen Stellen und die für Sie gute Klopffrequenz gefunden haben, spüren Sie die Aktivierung Ihres Lymphsystems förmlich. Sie fühlen sich aktiv und erfrischt – jetzt kann der neue Tag kommen!

FRAGEN AN DR. CONSTANZE LOHSE: **Epigenetik und moderne Medizin**

Constanze Lohse ist Fachärztin für Allgemeinmedizin und Ernährungsmedizinerin und mit eigener Praxis in Norderstedt tätig. Sie ist zudem Partnerin bei unserer Weiterbildung zum »Nähr- und Vitalstoff-Coach« auf www.schnelleinfachgesund.de

Martin Auerswald: Was sind deiner Meinung nach die größten Schwächen und Probleme des aktuellen Gesundheits- und Medizinsystems?
Constanze Lohse: Unser Gesundheitssystem fußt auf dem Grundsatz Krankheitsverwaltung statt Gesundheitserhaltung. Wir haben folglich das Problem, dass wir in der Regel erst dann aktiv werden, wenn das Kind bereits in den Brunnen gefallen ist, also wenn wir bereits erkrankt sind, statt präventiv zu agieren. Darüber hinaus zielt die Therapie insbesondere bei der Behandlung von chronischen Erkrankungen eher auf eine Symptomunterdrückung statt auf echte Ursachenbehandlung ab. Es werden meist lediglich Medikamente verordnet, und diese verordneten Medikamente haben in der Regel Nebenwirkungen, die dann mit dem nächsten Medikament therapiert werden – ein Teufelskreis zum Wohle der Pharmaindustrie, aber nicht unbedingt zum Wohle des Patienten.

Ein weiteres Problem ist, dass altbewährte Heilmittel und Therapiestrategien heutzutage nicht groß beachtet werden, obwohl sie seit Jahrtausenden bewährt sind. Leider wird die Gabe neuester Medikamente bevorzugt, statt bewährte naturheilkundliche Strategien anzuwenden. Eine weitere Schwäche ist, dass es keine oder kaum Zusammenarbeit zwischen den verschiedenen Fachdisziplinen gibt. Eine Krankheitsentstehung ist jedoch multifaktoriell. Fächerübergreifende Zusammenarbeit wäre einfach angebracht.

Es herrscht außerdem ein monetäres Ungleichgewicht. Für teure Operationen werden zum Beispiel finanzielle Anreize gesetzt, die sprechende Medizin oder Lebensstilmedizin dagegen werden nicht unterstützt. Des Weiteren ist der Wissenstransfer sehr schleppend. Eindeutige Forschungsergebnisse, welche z. B. die positive Wirkung von Mikronährstoffen wie Vitamin D auf das Immunsystem belegen, liegen vor, fließen aber nicht in die Leitlinien ein, nach denen wir Ärzte uns richten. Es vergehen meist 10–15 Jahre, bis solche Erkenntnisse zum Behandlungsstandard werden, falls es nicht sogar durch interessengeleitete Einflussnahme gänzlich verhindert wird.
Und schließlich gibt es diese ungleiche Versorgung von Kassenpatienten und Privatpatienten. Wir Ärzte sind dazu angehalten, möglichst wirtschaftlich, ausreichend, notwendig und zweckmäßig zu behandeln, was dahinführt, dass eine ganzheitliche Betrachtung schon allein aus Zeitmangel und Wirtschaftlichkeitsgründen nicht möglich wird.

Wie beeinflusst das derzeitige Gesundheitssystem die individuelle Verantwortung und Selbstbestimmung der Patienten in Bezug auf ihre Gesundheit?
Eigenverantwortung und Selbstbestimmung werden in diesem System nicht gefördert. Das Gegenteil ist der Fall. Die Patienten gehen zum Arzt mit der Erwartungshaltung, die richtige Pille gegen ihre Beschwerden zu bekommen. Selbst aktiv zu werden durch gesunden Lebensstilwandel bzw. das eigene (Fehl-)Verhalten zu hinterfragen, fehlt dagegen. Dabei ist Gesundheit Eigenverantwortung! Es geht vor allem darum, Hilfe zur Selbsthilfe zu leisten und unterstützend und beratend dem Patienten beiseitezustehen. Das würde auch auf epigenetischer Ebene gute Auswirkungen haben.

Inwiefern trägt das aktuelle Medizinsystem zur Vernachlässigung ganzheitlicher und präventiver Ansätze bei der Gesundheitsversorgung bei?
Präventive Maßnahmen sind in der Regel Selbstzahlerleistungen, und da gilt bei den meisten Patienten noch der Grundsatz: Wenn meine (Kranken-)Kasse es nicht zahlt, dann mache ich es nicht bzw. dann ist es anscheinend nicht sinnvoll oder notwendig. Doch die kassenärztlichen präventiven Leistungen sind oft nicht ausreichend. So besteht der Check-up 35, der alle drei Jahre ab dem 35. Lebensjahr möglich ist, neben Anamnese, Impfcheck, körperlicher Untersuchung inclusive Messung von Größe, Gewicht und Blutdruck sowie Urinstix zwar aus einer Blutanalyse, aber diese umfasst lediglich fünf Werte (Nüchtern-Blutzuckerwert, Gesamtcholesterin, LDL-Cholesterin, HDL-Cholesterin und Triglyceride) – aber diese geben nur minimal Aufschluss über das aktuelle kardiovaskuläre Risikoprofil und sind auf keinen Fall ausreichend, um den aktuellen Gesundheitsstatus den Patienten zu beurteilen. So wissen wir beispielsweise, dass der Nüchternblutzucker zum Teil erst Jahrzehnte später auffällig ist bei einem Diabetes mellitus und dass man die Vorboten der Insulinresistenz mit anderen Werten wie HbA1c und HOMA-Index wesentlich früher und genauer detektieren könnte.

Welche Rolle spielt die Epigenetik in der modernen Medizin, und wie könnte ein besseres Verständnis dieses Feldes die Zukunft der Medizin verändern?
Die meisten Patientinnen und Patienten gehen von einer starken genetischen Komponente vieler Krankheiten aus und ruhen sich darauf aus. Wie wir heute durch das Feld der Epigenetik wissen, kann man sehr wohl seine genetische Ausstattung durch Lebensstil und Umweltfaktoren beeinflussen – und darüber gilt es aufzuklären. Es lohnt sich immer, seinen Lebensstil zu optimieren, sowohl bei der Prävention als auch bei der Therapie von Erkrankungen.

Wie sollte das ideale Gesundheitssystem der Zukunft aussehen, um sowohl präventive als auch ganzheitliche medizinische Ansätze zu integrieren?
Erst einmal ist ein grundlegendes Umdenken erforderlich unter uns Ärztinnen und Ärzten, in der Politik und bei den Patientinnen und Patienten. Wir brauchen einen Paradigmenwechsel: weg von Krankheitsverwaltung hin zu Gesundheitserhaltung, weg von Nachsorge hin zu Vorsorge, weg von Symptombekämpfung hin zu Ursachenmedizin, weg von One-fits-all-medicine hin zu individuellen Präventions- und Therapiestrategien, weg von jeder Therapeut kocht sein eigenes Süppchen hin zu gemeinschaftlicher ganzheitlicher Behandlung ... und vieles mehr. Die Förderung der Prävention und Aufklärung über gesunden Lebensstil sollten im Vordergrund stehen.

Welche konkreten Schritte müssten unternommen werden, um den Wandel hin zu einer patientenzentrierten und präventiven Medizin zu fördern?
Der genannte Paradigmenwechsel kann nur in kleinen Schritten erfolgen.
Wir brauchen Präventionsprogramme, eine bessere Vernetzung sowie digitale und telemedizinische Lösungen. Das Honorarsystem der Ärzte sollte umgekrempelt werden. Die sprechende Medizin und Lebensstilmedizin sollten mehr gefördert und monetär belohnt werden im Vergleich zu reinen Geräteleistungen und Operationen. Man könnte überlegen, Ärzte nach Gesundheitsmarkern zu vergüten, also sie zu belohnen, je gesünder ihr

Patientenkollektiv ist, und Therapieerfolge zu bewerten, statt den finanziellen Fokus auf den kranken Patienten zu setzen.
Ganzheitliche Therapiezentren könnten geschaffen werden, in denen verschiedene Fachdisziplinen unter einem Dach Hand in Hand zusammenarbeiten und der Patient im Mittelpunkt steht. Dazu würde dann auch gehören, dass eine ganzheitliche Ausbildung von Therapeuten gefördert wird und auch schon im Medizinstudium eine grundlegende Rolle spielt,
Gesundheitszentren könnten eröffnet werden in jedem Dorf und in jeder Stadt, in denen Menschen ganzheitlich präventiv betreut werden und über gesunden Lebensstil aufgeklärt werden.
Eigenes Risikoverhalten durch Rauchen, Alkohol etc. könnte mit höheren Krankenkassenbeiträgen einhergehen, erweiterte Bonussysteme für einen gesunden Lebensstil sollten dem gegenüberstehen. Es gibt bei jedem Bäcker den 10. Kaffee umsonst, warum kann es nicht beim Arzt beispielsweise gratis eine Bioimpedanzmessung (Körperzusammensetzungsanalyse) geben, wenn man seine Blutzuckerwerte verbessert hat?
Neuste medizinische Erkenntnisse müssen schneller in die Anwendung kommen durch bessere digitale Kommunikationsstrukturen, um das aktuelle träge System zu novellieren.
Wie man sieht, sind es viele kleine Bausteine, die den Wandel hin zu einer patientenzentrierten und präventiven Medizin möglich machen könnten.

Welche innovativen Ansätze oder Technologien siehst du als Schlüssel zur Verbesserung der medizinischen Versorgung und Gesundheit der Bevölkerung in der Zukunft?
Das Prinzip »messen – wissen – handeln« sollte im Vordergrund stehen. Dank neuester Technologien mit Vollblutanalyse, Mikrobiomuntersuchungen, Gensequenzierung, Liquid biopsy, Tracking von individuellen Daten durch Wearebles u.v.m. können wir frühzeitig individuelle Risikosituationen erkennen und therapieren.

Wie könnten sich mithilfe der neuesten Technologien ideal die medizinischen Erkenntnisse zu Genetik und Epigenetik ineinander verschränken?
Weiterentwicklungen in der Genom-Sequenzierung machen eine schnelle und preisgünstige Genom-Analyse des Individuums möglich. Durch die Kombination dieser Daten mit epigenetischen Informationen, wie beispielsweise DNA-Methylierungs-Mustern, ist ein besseres Verständnis der Wechselwirkungen zwischen Genetik und Epigenetik möglich und somit auch eine innovativere und sichere Behandlung.
Die Analyse großer Datenmengen aus genetischen und epigenetischen Studien mithilfe von Big Data und künstlicher Intelligenz kann Zusammenhänge und Muster aufdecken, die mit traditionellen Methoden schwer zu erkennen wären. Durch die Kombination von beidem können maßgeschneiderte Behandlungsansätze entwickelt werden, die auf die individuellen Bedürfnisse der Patienten abgestimmt sind. Dies könnte die Wirksamkeit von Therapien erhöhen und unerwünschte Wirkungen reduzieren.

Vielen Dank für dieses Interview an Constanze Lohse.

Toxine aus der Umwelt

Woher kommen synthetische Chemikalien im menschlichen Körper? Gifte, die wir Menschen selbst in die Umwelt ausgebracht haben, finden irgendwann den Weg zurück zu uns. Die Frage stellt sich, wie wir damit umgehen.

Kurz gesagt, die unerwünschten Chemikalien im Körper sind ein Produkt der chemischen Revolution der modernen Konsumgesellschaft. Seit 100 Jahren erst gibt es eine Lebensmittelindustrie, eine Pharmaindustrie, eine chemische Industrie, Auto- und Petroleumindustrie, industrielle Landwirtschaft, industrielle Tierhaltung und eine Kosmetikindustrie. Denken Sie, Ihr Körper ist für diese Menge und Vielfalt an Chemikalien gemacht? Nein, er ist damit überfordert.

SYNTHETISCHE CHEMIKALIEN SCHADEN

Die Welt produziert jährlich 250 Milliarden Tonnen von bis zu 150 000 verschiedenen menschengemachten chemischen Substanzen. Einige dieser Chemikalien gelangen in unseren Körper (Theworldcounts – chemicals in the human body, 2024). Funde von Industriechemikalien im menschlichen Körper umfassen 420 Substanzen, die bei Erwachsenen nachgewiesen wurden und von denen bekannt oder vermutet wird, dass sie Krebs verursachen. Unglaubliche 287 Substanzen wurden im Nabelschnurblut von Neugeborenen gefunden, von denen 63 % Krebs verursachen können, 76 % giftig für das Gehirn und Nervensystem sind und 72 % Geburtsfehler und/oder abnormale Entwicklungen verursachen können. Auch in Millionen von Alltagsprodukten sind synthetische Chemikalien enthalten. Hier sind einige Beispiele: Synthetische Chemikalien werden verwendet, um bei Lebensmitteln die »frische Optik« zu bewahren und ihre Haltbarkeit zu erhöhen. Im Durchschnitt enthält Leitungswasser in Großstädten über 500 verschiedene Chemikalien. 24 000 verschiedene Chemikalien können aus Plastikflaschen in Ihr Trinkwasser übergehen. Lufttests in neuen Autos haben 275 Chemikalien nachgewiesen, die mit Geburtsfehlern, Krebs, Lernbehinderungen und Leberschäden in Verbindung stehen. Über 10 000 Inhaltsstoffe in Körperpflegeprodukten gelten als reproduktionstoxisch, krebserregend oder hormonstörend. 8000 Chemikalien werden bei der Verarbeitung von Rohstoffen zu Textilien verwendet.

Diese Tatsachen zeigen deutlich, wie sehr wir in unserem täglichen Leben von synthetischen Chemikalien umgeben sind und wie wichtig es ist, sich der möglichen gesundheitlichen Auswirkungen bewusst zu sein. Ja, das klingt hart, ich weiß. Aber es ist, wie es ist. Es gibt Gründe, warum alle Welt von »Detox« spricht – weil wir unserem Körper wirklich ein wenig unter die Arme greifen dürfen. Diese Chemikalien wirken sich katastrophal auf unsere Gesundheit und unsere Epigenetik aus: Sie begünstigen Mutationen, interagieren mit DNA-Enzymen, mit RNA, mit Histonen, Zellstrukturen, sie blockieren Enzyme, sie wirken selbst geringfügig wie Hormone (z. B. der Weichmacher Bisphenol A oder polychlorierte Bisphenyle). Es schadet daher niemandem, auf weniger Giftstoffbelastung im Alltag zu achten und den Körper bei der Entgiftung zu unterstützen.

FÜR WENIGER GIFTSTOFFBELASTUNG IM ALLTAG SORGEN

Die wichtigsten Tipps für weniger Giftstoffbelastung im Alltag möchte ich gerne mit Ihnen teilen. Es sind nicht viele, aber sie sind wichtig. Beginnen wir mit dem Wasser. Trinken Sie kein Wasser aus Plastikflaschen und kein ungefiltertes Wasser. Ernähren Sie sich so gesund wie möglich, Bio-Produkte sind am besten, wenn es finanziell geht, und reduzieren Sie den Konsum von Fast Food, Industrienahrung und Konserven. Das schmeckt besser und lässt Sie sich wohler fühlen.

Filtern Sie Ihre Raumluft, sofern Sie städtisch leben. Verwenden Sie nur die nötigste Kosmetik, und wenn, dann Naturkosmetik. Das tut der Haut gut und vermindert Gifte, die wir von außen zuführen. Lassen Sie Amalgamfüllungen und Implantate entfernen und setzen Sie auf Keramikimplantate. Steigen Sie im Alltag von Teflon- und beschichteten Töpfen und Pfannen auf Gusseisernes und Edelstahl um, das minimiert den Kontakt mit Plastik im Alltag. Wenn Sie sich ein neues Kleidungsstück gekauft haben, waschen Sie dieses, bevor Sie es tragen. Auch neu gekaufte Möbel, Matratzen oder Autos sollten Sie »ausdünsten« lassen, bevor Sie sie verwenden oder ins Haus stellen. Und zu guter Letzt: Geben Sie das Rauchen auf.

Produkte aus der Natur schenken uns Gesundheit.

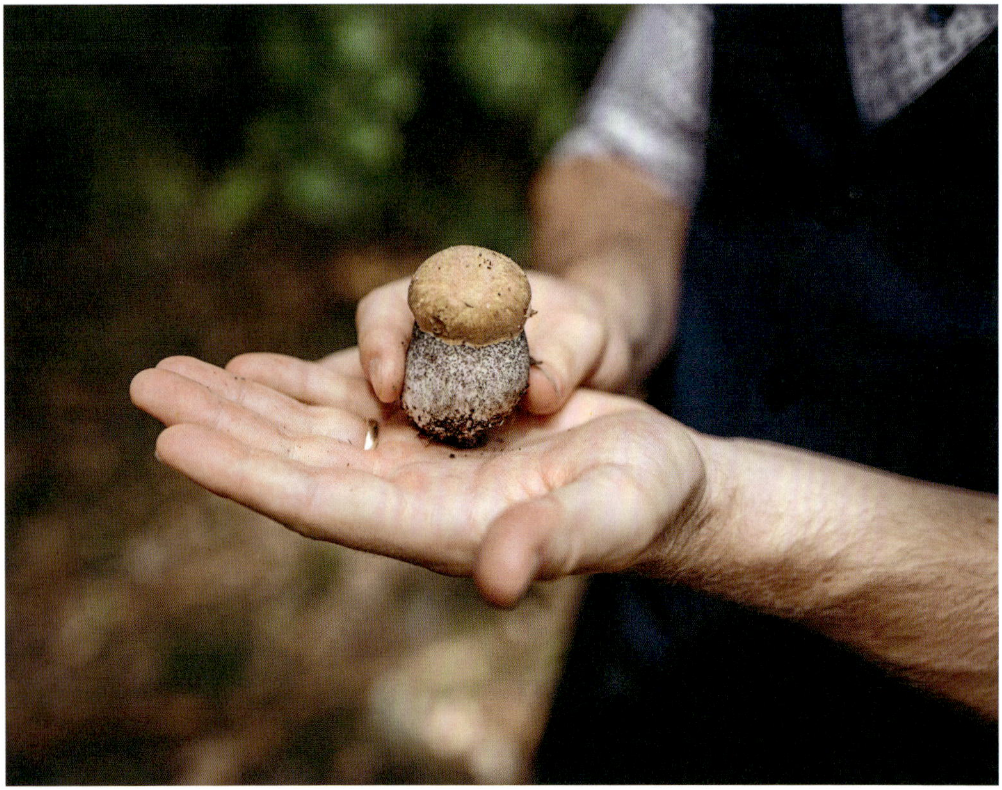

CHECK:
Das kleine Einmaleins der Entgiftung

Entgiftung ist wie Zähneputzen: Am Anfang etwas ungelenk, aber mit ein wenig Übung ist es gar nicht so schlimm und lässt uns auf Dauer richtig gut fühlen. Sie können Ihren Körper sowohl im Alltag mehr unterstützen als auch durch eine regelmäßige Fasten- oder Entgiftungskur die innere Reinigung beschleunigen. Mit diesen Tipps können Sie bereits im Alltag die Entgiftung anregen (sofern Sie darauf achten, weniger mit Belastungen in Kontakt zu kommen):

- **Kommen Sie jeden Tag einmal ins Schwitzen oder zumindest aus der Puste.** Wir schwitzen viele Giftstoffe wie Schwermetalle einfach aus.
- **Trinken Sie ausreichend Wasser.** Über den Urin verlassen die meisten Giftstoffe den Körper wieder.
- **Gehen Sie in die Sonne, in die Sauna oder nutzen Sie Infrarotlicht.** Diese Prozesse regen die Entgiftung an.
- **Lymphtapping hat sich bewährt.** Durch sanfte Klopfmassagen kann der Lymphfluss und damit die Entgiftung gefördert werden.
- **Bauen Sie natürliche Bindemittel in Ihren Alltag ein.** Leinsamen, Flohsamen, Aktivkohle oder Heilerde (vor dem Schlafen), Wildkräuter, Ackerschachtelhalm, Reishi, Chlorella.
- **Nutzen Sie die Kraft von Bitterstoffen.** Bitterstoffe regen die Produktion von Galle und Verdauungssäften an, was die Entgiftung über die Leber und den Darm unterstützt. Beispielsweise finden sich Bitterstoffe in Artischocken, Löwenzahn und Wermut.
- **Fasten Sie regelmäßig.** Intermittierendes Fasten oder längere Fastenkuren geben Ihrem Körper die Möglichkeit, sich zu regenerieren und Schadstoffe abzubauen.
- **Unterstützen Sie Ihre Leber.** Die Leber ist das zentrale Entgiftungsorgan. Nahrungsergänzungsmittel wie Mariendistel, Kurkuma und Löwenzahn können die Leberfunktion unterstützen.
- **Fördern Sie eine gesunde Darmflora.** Ein gesunder Darm ist essenziell für die Entgiftung. Probiotika und fermentierte Lebensmittel wie Sauerkraut und Kimchi fördern eine gesunde Darmflora.
- **Reduzieren Sie Ihre Belastung durch Umweltgifte.** Vermeiden Sie Plastik, wählen Sie Bio-Lebensmittel, lüften Sie regelmäßig und verwenden Sie natürliche Reinigungs- und Körperpflegeprodukte.
- **Machen Sie regelmäßig früh auf nüchternen Magen Ölziehen.** Ich nehme dazu am liebsten Kokosöl.

Zugegeben, es ist nicht viel und es ist auch nicht spektakulär – aber das ist Zähneputzen auch nicht.

Toxische Menschen

Kommen wir nun zu einem der unangenehmsten Kapitel des Buches – zu Menschen, die uns schaden. So selbstverständlich, wie wir einen störenden Stein im Schuh vor einem Marathonlauf herausnehmen, sollten wir uns auch von Menschen verabschieden, die uns schaden.

Im Laufe unseres Lebens begegnen wir vielen verschiedenen Personen. Während einige uns inspirieren, unterstützen und bereichern, gibt es andere, die uns belasten, auslaugen und negativ beeinflussen. Diese Menschen werden oft als »toxisch« bezeichnet. Toxische Menschen können in verschiedenen Formen und Rollen in unserem Leben auftreten – als Kollegen, Freunde, Familienmitglieder oder Partner. Es ist wichtig, toxische Menschen zu erkennen und zu lernen, wie man sich von ihnen löst, um unsere mentale und emotionale Gesundheit zu schützen.

TOXISCHE MENSCHEN ERKENNEN

Toxische Menschen können auf verschiedene Weisen erkennbar sein. Hier sind einige typische Merkmale:
Viele zeigen sich durch eine **negative Einstellung.** Toxische Menschen neigen dazu, immer das Negative in Situationen zu sehen. Sie beschweren sich ständig, kritisieren andere und haben selten etwas Positives zu sagen. Toxische Personen **manipulieren** oft ihre Mitmenschen, um ihre eigenen Bedürfnisse und Wünsche zu erfüllen. Sie können schuldzuweisend sein, emotional erpressen oder andere psychologische Tricks anwenden, um Kontrolle auszuüben. Ein weiteres Merkmal toxischer Menschen ist ihre **fehlende Empathie,** die mangelnde Fähigkeit, Mitgefühl oder Verständnis für die Gefühle und Bedürfnisse anderer zu zeigen. Sie sind oft selbstzentriert und wenig rücksichtsvoll. Außerdem scheinen toxische Menschen immer **von Drama und Konflikten umgeben** zu sein. Sie neigen dazu, Missverständnisse zu schaffen, Streit zu provozieren und Situationen unnötig zu verkomplizieren.

Nach dem Kontakt mit toxischen Menschen fühlen Sie sich oft erschöpft, ausgelaugt oder emotional belastet, es sind die reinsten **Energie-Vampire.** Diese Personen ziehen Energie aus Ihnen heraus, ohne Ihnen etwas zurückzugeben. Und schließlich ist auffällig, dass toxische Personen oft **lügen und unzuverlässig** sind. Sie brechen Versprechen, halten Absprachen nicht ein und schaffen eine Atmosphäre des Misstrauens.

LÖSEN UND VERZEIHEN

Sich von toxischen Menschen zu lösen, kann eine Herausforderung sein, insbesondere wenn diese Personen eng in unser Leben eingebunden sind. Hier sind einige Strategien, um sich erfolgreich von toxischen Menschen zu distanzieren:

Definieren Sie **klare, gesunde Grenzen** und kommunizieren Sie diese deutlich. Lassen Sie die toxische Person wissen, welches Verhalten Sie nicht tolerieren werden. Versuchen Sie, den **Kontakt zu minimieren.** Dies kann bedeuten, weniger Zeit mit ihnen zu verbringen, auf ihre Nachrichten

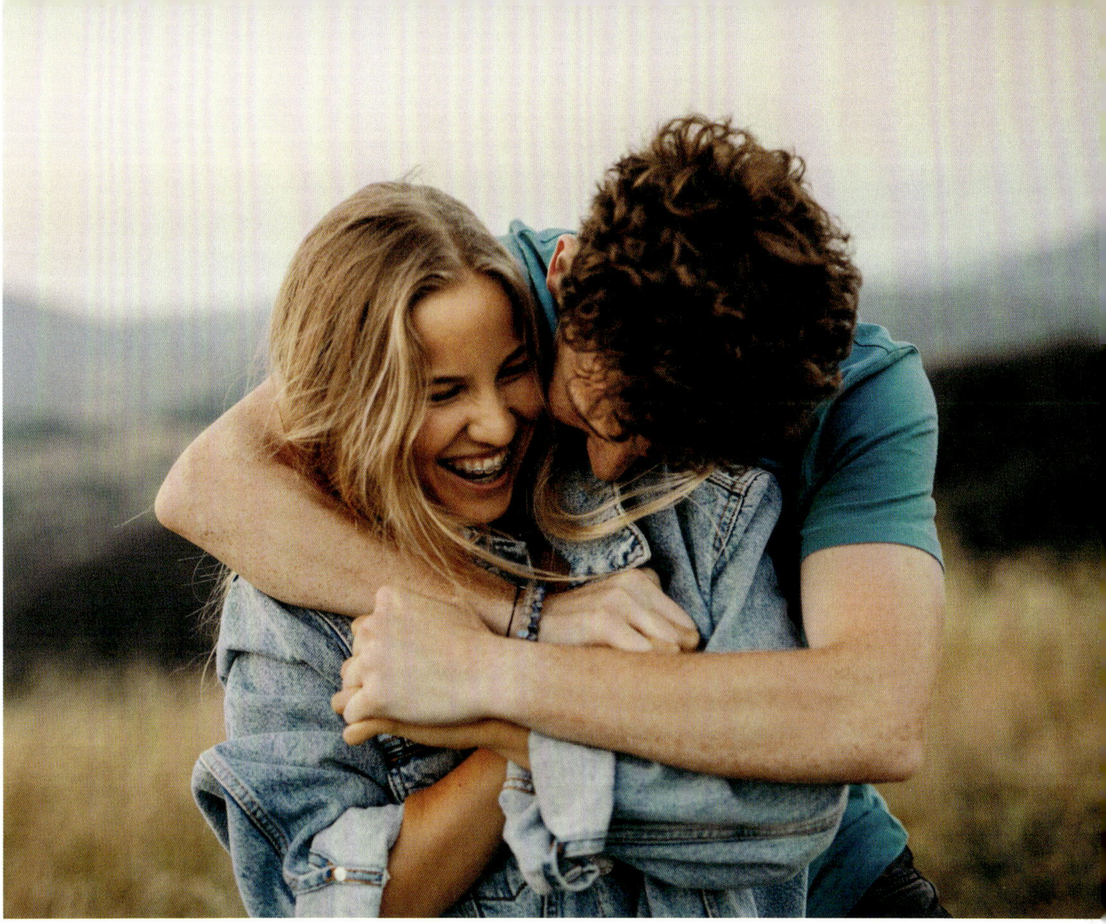

Verbinden Sie sich mit Menschen, die guttun.

nicht sofort zu reagieren oder physische Distanz zu schaffen. **Sprechen Sie offen** über Ihr Empfinden und die Auswirkungen des Verhaltens der toxischen Person auf Sie. Oft erkennen toxische Menschen nicht, wie sehr sie anderen schaden.

Es hilft ebenso, **sich Unterstützung zu holen.** Wenden Sie sich an Freunde, Familie oder einen Therapeuten, um Unterstützung zu erhalten. Ein starkes Unterstützungssystem kann Ihnen helfen, die emotionale Belastung zu bewältigen und sich zu stärken. In einigen Fällen ist es notwendig, den Kontakt vollständig abzubrechen. Dies kann eine schwierige Entscheidung sein, ist aber manchmal der einzige Weg, um Ihre eigene Gesundheit und Ihr Wohlbefinden zu schützen.

Wenn Sie dies geschafft haben, konzentrieren Sie sich auf Ihre eigene Gesundheit und Ihr Wohlbefinden und **pflegen Sie Ihre Selbstfürsorge.** Aktivitäten wie Meditation, Sport, gesunde Ernährung und ausreichend Schlaf können Ihnen helfen, sich emotional zu stabilisieren und Ihre Resilienz zu stärken. Abschließend tut es gut, keinen Groll mit sich herumzutragen. **Vergeben Sie diesen Menschen** und lassen Sie sie ziehen. Vergebung bedeutet nicht, das Verhalten der toxischen Person zu akzeptieren, sondern sich selbst von der emotionalen Last zu befreien.

Toxische Menschen können erheblichen Schaden an Ihrer mentalen und emotionalen Gesundheit anrichten. Es ist wichtig, sie zu erkennen und sich von ihnen zu lösen, um ein gesundes und ausgeglichenes Leben zu führen. Indem Sie klare Grenzen setzen, den Kontakt reduzieren und auf sich selbst achten, können Sie sich erfolgreich von toxischen Einflüssen befreien und Ihre Lebensqualität erheblich verbessern.

SICH MIT WOHLTUENDEN MENSCHEN VERBINDEN

Wohltuende Menschen – wenig ist so entscheidend für unseren Epigenetik-Code, wie sich mit den für uns »richtigen« Menschen zu umgeben. Menschen, die unser Herz zum Hüpfen bringen, die uns inspirieren. Menschen, bei denen Sie sich wohl, akzeptiert, wertgeschätzt und geliebt fühlen. Bei denen Sie sich nicht verstellen und nicht verstecken müssen. Wo Sie nichts tun müssen, um dazuzugehören – wo Sie einfach sein können. Diese positiven Beziehungen bereichern unser Leben, fördern unser Wohlbefinden und tragen zu unserer persönlichen und emotionalen Entwicklung bei. Doch wie finden und pflegen wir diese wertvollen Verbindungen?

Das fragen sich jetzt sicher einige. Besonders die Corona-Pandemie war für viele Menschen eine Zeit des Erwachens – in vielerlei Hinsicht. Ich habe keine Anleitung für Sie, wie Sie Freunde finden. Aber ich kann Ihnen ein paar Ratschläge geben, mit denen Sie sich auf den Weg machen können.

Was wir bis hierher wissen

Zusätzlich zu den Dingen, die uns guttun, gibt es eine ganze Menge an Dingen, die uns schaden, ich nenne sie Toxine: synthetische Chemikalien, Giftstoffe, denen wir im Alltag ausgesetzt sind, unangenehme Menschen, die uns umgeben. Für Ihren persönlichen Epigenetik-Code sollten Sie die »Schädlinge« meiden und Ihren Alltag dahingehend ausrichten, dass er Sie stärkt und aktiv sein lässt.

SELFCARE: **Ein positives Mindset etablieren**

Seien Sie authentisch

Ziehen Sie die Menschen an, die zu Ihnen passen, indem Sie authentisch und ehrlich zu sich selbst sind. Zeigen Sie Ihre wahre Persönlichkeit und verstecken Sie sich nicht hinter einer Fassade. Das musste auch ich erst lernen. Seit ich einfach ich bin – unkonventionell, anders, mit einem bitterbösen und manchmal auch kindischen Humor –, hat sich mein Sozialleben um fast 180 Grad gedreht.

Pflegen Sie Ihre Interessen

Engagieren Sie sich in Aktivitäten und Hobbys, die Ihnen Freude bereiten. Dadurch treffen Sie Gleichgesinnte, die Ihre Interessen teilen und mit denen Sie leicht in Kontakt kommen. Das können auch Vereine, Stammtische, Festivals, Retreats oder Network-Events sein. Im Nachhinein haben sich die meisten meiner Hobbys und Interessen, und seien sie noch so komisch, in Möglichkeiten verwandelt, Menschen kennenzulernen und sich auszutauschen.

Seien Sie offen und zugänglich

Zeigen Sie Interesse an anderen Menschen und seien Sie offen für neue Begegnungen. Lächeln Sie, stellen Sie Fragen und zeigen Sie echtes Interesse an den Geschichten und Erfahrungen anderer.

Kommunizieren Sie klar und ehrlich

Offene und ehrliche Kommunikation ist der Schlüssel zu tiefen und bedeutungsvollen Beziehungen. Teilen Sie Ihre Gedanken und Gefühle und hören Sie aktiv zu, wenn andere sprechen.

Investieren Sie Zeit und Energie

Bedeutungsvolle Beziehungen erfordern Zeit und Engagement. Investieren Sie Zeit in regelmäßige Treffen und gemeinsame Aktivitäten, um die Verbindung zu stärken.

Machen Sie Komplimente und seien Sie aufmerksam

Jeder freut sich über Komplimente, und das kann ein wertvoller Eisbrecher dabei sein, jemanden kennenzulernen.

Grenzen setzen und respektieren

Respektieren Sie Ihre eigenen Grenzen und die der anderen. Gesunde Beziehungen basieren auf gegenseitigem Respekt und dem Verständnis für die Bedürfnisse und Grenzen des jeweils anderen.

Seien Sie dankbar

Zeigen Sie Dankbarkeit für die Menschen in Ihrem Leben, die Ihr Herz zum Hüpfen bringen. Ein einfaches »Danke« oder eine kleine Geste der Wertschätzung kann eine Beziehung vertiefen und festigen.

Was bringt Ihr Herz zum Hüpfen? Was begeistert Sie? Warum sind Sie hier?

Es hilft ungemein, sich mit diesen Fragen zu beschäftigen, um Antworten und Menschen zu finden, die Ihr Leben bereichern.

Anhang

Ihr persönlicher Epigenetik-Code

Im Laufe des Buches hat sich bei Ihnen sicher ein bestimmtes Bild ergeben, was Ihr Epigenetik-Code ist – und wie wir eigentlich leben sollten, um ein zugleich natürliches, gesundes und modernes Leben zu führen.

Und es ist das, wofür ich einstehe und wie ich Gesundheit im 21. Jahrhundert vermitteln möchte: Die Kombination aus uraltem Naturheilkunde-Wissen und moderner Wissenschaft und Technik.

Gesundheit findet statt, wenn wir unserem »natürlichen Selbst« entsprechen und möglichst viele natürliche Reize in unseren Alltag bringen und das mit moderner Technik ergänzen.

Ich wohne mittlerweile in einem wunderschönen Holzhaus mitten in der Natur und mit großem Garten – aber mit Glasfaser-Internet, Kühlschrank, Waschmaschine, Sauna. Ich gehe möglichst viel raus, erde mich, gehe in die Sonne – und nutze im Winter auch mal eine Infrarotlicht-Matte und bei der Arbeit Erdungsmatten. Ich ernähre mich gesund und vielseitig, ergänze aber zielgerichtet mit Nährstoffen und Naturheilmitteln. Ich habe viel meine Ruhe, lebe aber in einem sozialen Gefüge. Jeder darf dieses Buch als Arbeitsbuch sehen und als Inspiration. Sie dürfen sich also die Frage stellen: Wie möchten Sie leben? Wie leben Sie aktuell? Wo darf es hingehen – und wie können Sie jetzt schon möglichst viel Natur in Ihr Leben lassen?

Jeder Mensch hat einen anderen Alltag, Zeit, Budget, Ziele, Ideen, Verpflichtungen – und daher wird sicher jeder, der dieses Buch gelesen hat, meine Anregungen anders umsetzen. Und das ist absolut in Ordnung! Sie dürfen so viel davon umsetzen, wie Sie möchten – ich würde sagen, je mehr, desto besser. Aber bitte nach und nach und in Ihrem Tempo – sonst ist es wieder Stress, und Stress macht alt, dumm und hässlich!

Ich persönlich setze auch nicht alles um, und nicht jeden Tag – aber ich versuche, jeden Tag das zu nutzen, was ich habe. Ich lasse am Wochenende auch mal »fünf gerade sein« und esse ein Stück Kuchen (oder diese leckeren skandinavischen Kokosbällchen), aber bin die restliche Woche diszipliniert. Ich verbringe auch mal einen Tag auf dem Sofa mit einem Buch oder einer guten Serie – aber gehe dennoch jede Woche ins Fitnessstudio und in den Wald (zum Joggen oder Baumstämmewerfen natürlich). Sie merken, worauf ich hinauswill.

Dieses Buch beinhaltet die Anleitung für ein gesundes und glückliches Leben – wie das genau bei Ihnen aussieht, entscheiden Sie selbst. Es ist auch ein Angebot zum Spielen und Ausprobieren – denn Gesundheit beinhaltet viele schöne Facetten. Werden Sie zur Königin oder zum König Ihres Lebens! Haben Sie Spaß – ich wünsche Ihnen viel Freude und ein gesundes und glückliches Leben!

PS: Wenn Sie gerne weiterhin wissen möchten, was ich so mache, besuchen Sie mich auf Instagram (@martinauerswald), auf meiner Gesundheitsplattform www.schnelleinfachgesund.de (unbedingt in den Newsletter eintragen!) und in meinen anderen Büchern beim Kosmos und beim herbig Verlag, die dieses hier gut ergänzen.

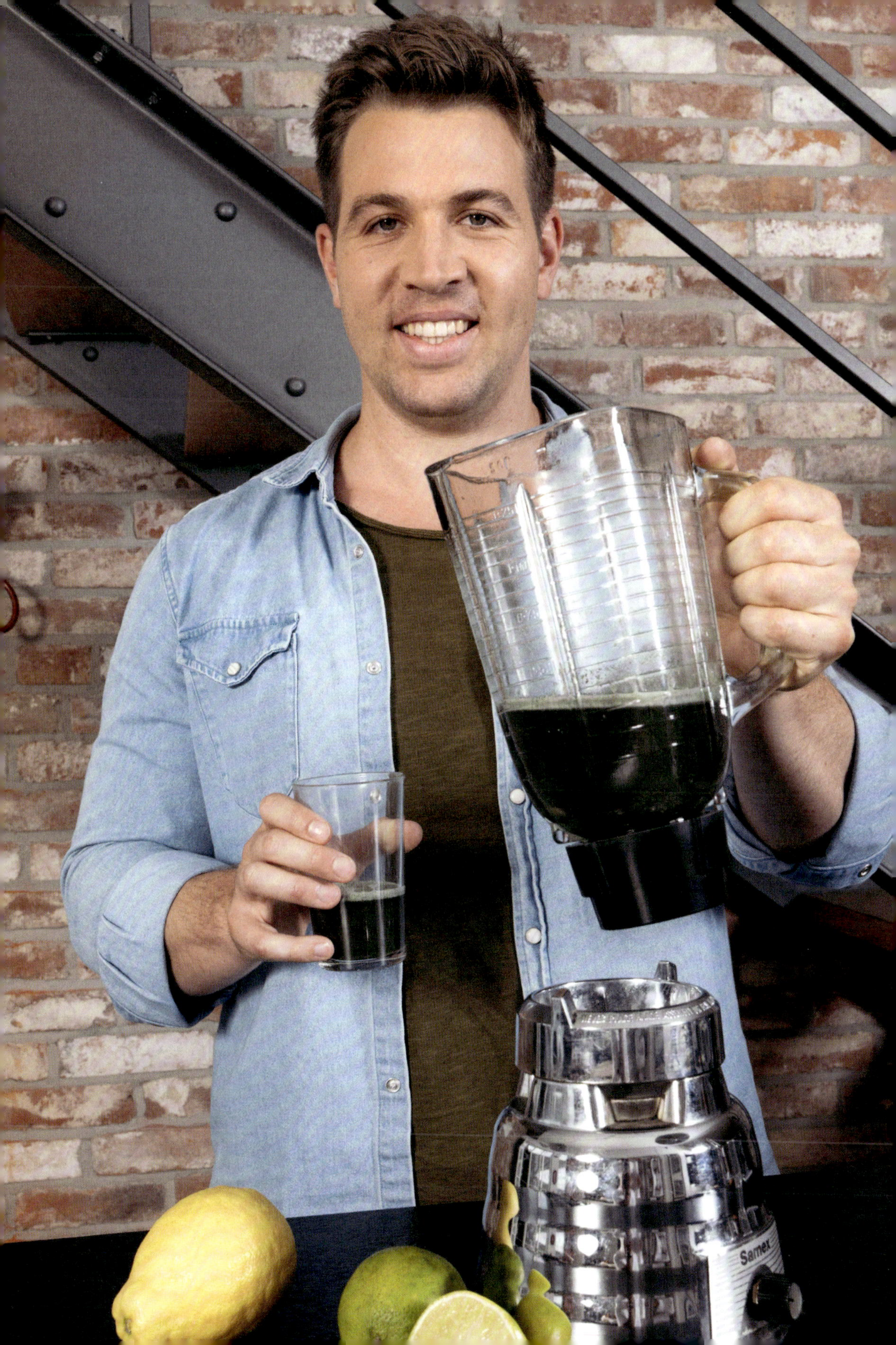
Samex

Danksagung

Zunächst möchte ich Ihnen, liebe Leserinnen und Leser, für Ihre Zeit und Aufmerksamkeit danken. Bücher schreiben (Schreiben allgemein) macht mir ungemein viel Spaß und erfüllt mich, weil ich damit etwas bewirken kann. Ohne Sie wäre dieses Buch daher nicht entstanden. Vielen Dank!

Ein ganz großer Dank geht wie immer an Nicole Janke vom Verlag herbig, die wirklich jedes Mal grandiose Ideen für Buchprojekte aus ihrem Hut zaubert und mich stets gut betreut – bis zum Abschluss. Notfalls sogar durch höchst professionelle Fotoshootings mit einem sehr albernen Martin.

Danke auch an Ulrike Burgi, für die der Begriff Lektorin eigentlich sehr unpassend ist – Zauberin wäre angemessener, wenn ich immer vergleiche, welche Rohtexte sie bekommt und welch wunderschönes Deutsch daraus entsteht.

Ein großer Dank geht auch an Luisa Busato, die uns nicht nur als Model tatkräftig bei den Bildern für dieses Buch unterstützt hat, sondern als ausgebildete Yoga-Lehrerin auch die Texte zu den Yoga-Übungen geschrieben hat. Das war bereits das zweite Buch (nach Zell-Reset), an dem Luisa mitgewirkt hat. Danke Luisa!

Danke an meine Frau Maximiliane, die mich durch alle Höhen und Tiefen der letzten 16 Jahre begleitet hat und immer direkt und indirekt an allem beteiligt ist, was ich so mache. Und die mutig genug war, mit mir ein wunderschönes Zuhause aufzubauen, in dem wir bis in alle Ewigkeit lachen, kuscheln und Wikingerschach spielen können.

Danke an meine Teams von SchnellEinfach-Gesund und EQ, für das schöne Miteinander, das gemeinsame Wachsen, den gegenseitigen Respekt und alles, was wir gemeinsam geschaffen haben!

Vielen Dank auch an Franziska Spindler Fotografie aus Kulmbach für die Erstellung des Titelfotos und so mancher anderer Fotos in diesem Buch.

Abschließend noch ein liebevolles Danke an mich selbst, dass ich immer an meine Träume geglaubt habe und diese auf meine ganz spezielle Art und Weise angegangen bin. Aber niemals allein, immer mit den tollen Menschen, die hier aufgelistet wurden. Danke euch von Herzen!

Bezugsquellen

Eine vollständige Auflistung von Gesundheitsprodukten, die ich selbst nehme und gerne weiterempfehle (meist mit Rabattcodes) finden Sie auf https://schnelleinfachgesund.de/shop/.

Ich berate seit Jahren viele Unternehmen im Gesundheitssektor und probiere eigentlich alles aus, was nicht niet- und nagelfest ist, um einen guten Überblick zu bekommen, aber auch, um zu wissen, was ich empfehlen würde. Die Qualität besonders bei Nahrungsergänzungen kann sehr variieren und ich empfehle, hier nicht zu sparen.

Liste wichtiger Blutwerte (Vollblut-Analyse)

- Blutzucker: Nüchtern-Insulin & -Blutzucker, HbA1c
- Harnsäure
- Nährstoffe: Vitamin C, Vitamin D, Eisen & Ferritin, Magnesium, Zink, Selen
- Hormone: Testosteron, IGF, DHEA, Östradiol, Progesteron
- Gesamteiweiß im Blut
- Hämoglobin
- Schilddrüse: fT3, fT4, TSH, TPO-AK, TR-AK, TG-AK
- Blutfette: LDL-Cholesterin, HDL-Cholesterin, Gesamtcholesterin, Triglyzeride, Omega-3-Index, Omega-6:3-Verhältnis
- Entzündungsmarker: Gamma-GT, hs-CRP, TNF-α, Homocystein, Nitrotyrosin

Quellenverzeichnis

Alexander, D. D., Bailey, W. H., Perez, V., Mitchell, M. E., & Su, S. (September 2013). Air ions and respiratory function outcomes: a comprehensive review. Journal of Negative Results in Biomedicine. doi:10.1186/1477-5751-12-14

Alizadeh, A. M. (Juli 2013). Is oxytocin a therapeutic factor for ischemic heart disease? Peptides. doi:10.1016/j.peptides.2013.04.016

Annese, V. (Mai 2020). Genetics and epigenetics of IBD. Pharmacol Res. doi:10.1016/j.phrs.2020.104892

Antonio, J., Newmire, D. E., & Stout, J. R. (Dezember 2024). Common questions and misconceptions about caffeine supplementation: what does the scientific evidence really show? J Int Soc Sports Nutr. doi:10.1080/15502783.2024.2323919

Auerswald, M. (2024). https://schnelleinfachgesund.de/omega-3-und-vorhofflimmern/.

Beetch, M., Harandi-Zadeh, S., Shen, K., Lubecka, K., & al. (März 2020). Dietary antioxidants remodel DNA methylation patterns in chronic disease. Br J Pharmacol.

Cherry, N. J. (Juni 2003). Human intelligence: the brain, an electromagnetic system synchronised by the Schumann Resonance signal. Med Hypotheses. doi:10.1016/s0306-9877(03)00027-6

Cougnard-Gregoire, A., Merle, B. M., Aslam, T., & al. (Februar 2023). Blue Light Exposure: Ocular Hazards and Prevention – A Narrative Review. Ophthalmology and Therapy. doi:10.1007/s40123-023-00675-3

Crisóstomo, L., Oliveira, P. F. & Alves, M. G. (13. November 2023). A systematic scientometric review of paternal inheritance of acquired metabolic traits. BMC Biology. doi:10.1186/s12915-023-01744-6

Dias, B. G., & Ressler, K. J. (Januar 2014). Parental olfactory experience influences behavior and neural structure in subsequent generations. Nat Neurosci. doi:10.1038/nn.3594

Ghaly, M., & Teplitz, D. (Oktober 2004). The biologic effects of grounding the human body during sleep as measured by cortisol levels and subjective reporting of sleep, pain, and stress. J Altern Complement Med. doi:10.1089/acm.2004.10.767

Gladish, N., Merrill, S., & Kobor, M. (Dezember 2022). Childhood Trauma and Epigenetics: State of the Science and Future. Curr Environ Health Rep. doi:10.1007/s40572-022-00381-5

Habibi, A., Damasio, A., Ilari, B., & al. (Dezember 2018). Childhood Music Training Induces Change in Micro and Macroscopic Brain Structure: Results from a Longitudinal Study. Cereb Cortex. doi:10.1093/cercor/bhx286

Han, H., Wang, Y., Li, T., Feng, C., & al. (Januar 2023). Sleep Duration and Risks of Incident Cardiovascular Disease and Mortality Among People With Type 2 Diabetes. Diabetes Care. doi:10.2337/dc22-1127

Jindal, S. (Januar 1996). Heat shock proteins: Applications in health and disease. Trends Biotechnol. doi:10.1016/0167-7799(96)80909-7

Kamakura, M. (24. April 2011). Royalactin induces queen differentiation in honeybees. Nature. doi:10.1038/nature10093

Kellermann, N. (2013). Epigenetic transmission of Holocaust trauma: can nightmares be inherited? Isr J Psychiatry Relat Sci.

Krol, K. M. (August 2018). Psychological effects of breastfeeding on children and mothers. Bundesgesundheitsblatt Gesundheitsforschung Gesundheitsschutz. doi:10.1007/s00103-018-2769-0

Lacey, J., Corbett, J., Forni, L., Hooper, L., & al. (Mai-Juni 2019). A multidisciplinary consensus on dehydration: definitions, diagnostic methods and clinical implications. Ann Med. doi:10.1080/07853890.2019.1628352

Leusch, F., Neale, P. A., Arnal, C., & al. (August 2018). Analysis of endocrine activity in drinking water, surface water and treated wastewater from six countries. Water Research. doi:10.1016/j.watres.2018.03.056

Lindholm, M. E., Marabita, F., Gomez-Cabrero, D., & al. (Dezember 2014). An integrative analysis reveals coordinated reprogramming of the epigenome and the transcriptome in human skeletal muscle after training. Epigenetics, 9(12). doi:10.4161/15592294.2014.982445

Lindqvist, P. G., Epstein, E., & Landin-Olsson, M. (April 2022). Sun Exposure – Hazards and Benefits. Anticancer Research. doi:10.21873/anticanres 15644

Lindqvist, P. G., Epstein, E., Nielsen, K., & al. (März 2016). Avoidance of sun exposure as a risk factor for major causes of death: a competing risk analysis of the Melanoma in Southern Sweden cohort. Journal of Intern Medicine. doi:10.1111/joim.12496

Luca, S. V., Macovei, I., Bujor, A., & al. (2020, Vol. 60). Bioactivity of dietary polyphenols: The role of metabolites. Critical Reviews Food Science and Nutrition. doi:10.1080/10408398.2018.1546669

Maleki, M., Khelghati, N., & al. (Oktober 2020). Stabilization of telomere by the antioxidant property of polyphenols: Anti-aging potential. Life Science. doi:10.1016/j.lfs.2020.118341

Melnik, B. C., John, S. M., & al. (März 2023). The Role of Cow's Milk Consumption in Breast Cancer Initiation and Progression. Curr Nutr Rep. doi:10.1007/s13668-023-00457-0

Nair, P. S., Raijas, P., Ahvenainen, M., Philips, A. K., Ukkola-Vuoti, L., & Järvelä, I. (Mai 2021). Music-listening regulates human microRNA expression. Epigenetics. doi:10.1080/15592294.2020.1809853

Patrick, R. P., & Johnson, T. L. (Oktober 2021). Sauna use as a lifestyle practice to extend healthspan. Exp Gerontol. doi:10.1016/j.exger.2021.111509

Pulido, R., Hernández-García, M., & Saura-Calixto, F. (Oktober 2003). Contribution of beverages to the intake of lipophilic and hydrophilic antioxidants in the Spanish diet. Eur J Clin Nutr. doi:10.1038/sj.ejcn.1601685

Sahu, M., & Prasuna, J. G. (Jul-Sep 2016). Twin Studies: A Unique Epidemiological Tool. Indian J Community Med. doi:10.4103/0970-0218.183593

Sharma, A., & Pollack, G. H. (Juni 2020). Healthy fats and exclusion-zone size. Food Chemistry. doi:10.1016/j.foodchem.2020.126305

Theworldcounts – chemicals in the human body. (2024). Von https://www.theworldcounts.com/challenges/toxic-exposures/polluted-bodies/chemicals-in-the-human-body abgerufen

van der Rhee, H., de Vries, E., & Coebergh, J. (Dezember 2016). Regular sun exposure benefits health. Med Hypotheses. doi:10.1016/j.mehy.2016.10.011

Wagner, M., & Oehlmann, J. (Mai 2009). Endocrine disruptors in bottled mineral water: total estrogenic burden and migration from plastic bottles. Environmental Science and Pollution Research. doi:10.1007/s11356-009-0107-7

Widmann, M., Nieß, A. M., & Munz, B. (April 2019). Physical Exercise and Epigenetic Modifications in Skeletal Muscle. Sports Med. doi:10.1007/s40279-019-01070-4

wikipedia. (19. September 2024). wikipedia.org/wiki/Trauma.

Yu, S., Wang, D., Guo, Y., & Shen, S. &. (Januar 2023). Numerical study on the distribution of nitric oxide concentration in the nasal cavity of healthy people during breathing. Nitric Oxide. doi:10.1016/j.niox.2022.11.002

Bildnachweis

Mit 26 Fotos von: münch lichtbildnerei, Stuttgart, http://www.muench-lichtbildnerei.com, Seiten 9, 50, 87, 99, 104–109, 114, 131, 145.
Mit 7 Fotos von Franziska Spindler Fotografie, Kulmbach, http://www.franzi-spindler.com, Seiten 35, 61, 92, 99, 123, 127, 136

Mit 26 Illustrationen von Adobe Stock, Seiten 6–7 (©New Africajpeg), 13 (©MegaKobe), 15 (©vitstudio), 16 (©TuMeggy), 17 (©john), 18 (©designua), 19 (©gopixa), 20 (©designua), 22 (©Emanuel-AI), 24 (©designua), 33 (©furyon-AI), 45 (©Pascal Huot), 47 (©Julia), 49 (©Viktor Pravdica), 55 (©Ksenia), 62 (©alter_photo), 66 (©Oliver), 69 (©Chinnapong), 74 (©kochabamba), 81 (©Rido), 89 (©B.G. Photography), 101 (©pk-photos.de), 119 (©Drazen), S. 124 (©Gerber86), 128 (©exclusive-design), 139 (©Halfpoint).

Mit 4 Illustrationen von iStock: Seiten 28 (©Goodboy Picture Company), 60 (©Rawpixel), 65 (©heyjojo19), 79 (©losinstantes).

Mit 6 Illustrationen von shutterstock: Seiten 41 (©Yuliya Machulan), 73 (©alicja neumiler), 86 (©KMNPhoto), 90 (©Rasa Basa), 95 (©CreatoraLab), 110 (©sun ok).

Mit 1 Illustration von Claudia Koller: Seite 57.

Mit 1 Illustration von AURORA: Seite 71.

Impressum

Umschlaggestaltung von Studio Gramisci, München / Sandra Gramisci, unter Verwendung eines Fotos von Franziska Spindler Fotografie, Kulmbach, sowie einer Illustration von Flaticon/Freepik

Unser gesamtes Programm finden Sie unter **kosmos.de/herbig**

MIX
Papier | Fördert gute Waldnutzung
FSC® C110508
FSC www.fsc.org

Gedruckt auf chlorfrei gebleichtem Papier

ISBN 978-3-96859-085-1
Projektleitung: Nicole Janke
Redaktion und Lektorat: Ulrike Burgi, Köln, www.lektorat-burgi.de
Gestaltungskonzept: Janette Schroeder, wortundart.de, Berlin
Gestaltung und Satz: Katrin Kleinschrot, Stuttgart
Produktion: Vanessa Frömmig
Druck und Bindung: Westermann Druck Zwickau GmbH, Zwickau
Printed in Germany / Imprimé en Allemagne